职业教育医学护理类“互联网”创新教材
职业教育校企双元建设新型活页式教材
供护理、助产专业用

临床护理技能实训

主　审　周　琦（成都职业技术学院）
主　编　唐　婵（成都职业技术学院）
缪礼红（成都职业技术学院）
刚海菊（成都职业技术学院）
副主编　冯希源（成都职业技术学院）
魏容容（成都职业技术学院）
赵　丹（成都医学院）
编　委　（按姓氏笔画排列）
王　婧（重庆市中医院）
肖　红（成都市中西医结合医院）
何雪冬（遂宁市中心医院）
邹　宇（成都职业技术学院）
汪丽萍（华中科技大学同济医学院附属协和医院）
张　丹（安岳县人民医院）
张　蝶（成都铁路卫生学校）
武　蓉（成都中医药大学）
郑　佳（华中科技大学同济医学院附属同济医院）
姜　颖（四川护理职业学院）
凌　启（成都职业技术学院）
彭　娜（华中科技大学同济医学院附属协和医院）
覃艳莉（达州中医药职业学院）

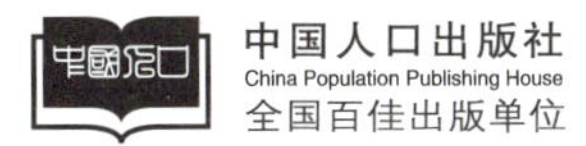

中国人口出版社
China Population Publishing House
全国百佳出版单位

图书在版编目（CIP）数据

临床护理技能实训 / 唐婵，缪礼红，刚海菊主编
. — 北京：中国人口出版社，2023.2
ISBN 978-7-5101-8252-5

Ⅰ. ①临… Ⅱ. ①唐… ②缪… ③刚… Ⅲ. ①护理学
—高等职业教育—教材 Ⅳ. ① R47

中国版本图书馆 CIP 数据核字 (2021) 第 244176 号

临床护理技能实训

LINCHUANG HULI JINENG SHIXUN

唐 婵　缪礼红　刚海菊　主编

责任编辑 杨秋奎
责任印制 林 鑫　任伟英
出版发行 中国人口出版社
印　　刷 涞水建良印刷有限公司
开　　本 787 毫米 ×1092 毫米　1/16
印　　张 18.5
字　　数 461 千字
版　　次 2023 年 2 月第 1 版
印　　次 2023 年 2 月第 1 次印刷
书　　号 ISBN 978-7-5101-8252-5
定　　价 76.00 元

电子信箱 rkcbs@126.com
总编室电话 （010）83519392
发行部电话 （010）83510481
传　　真 （010）83538190
地　　址 北京市西城区广安门南街 80 号中加大厦
邮政编码 100054

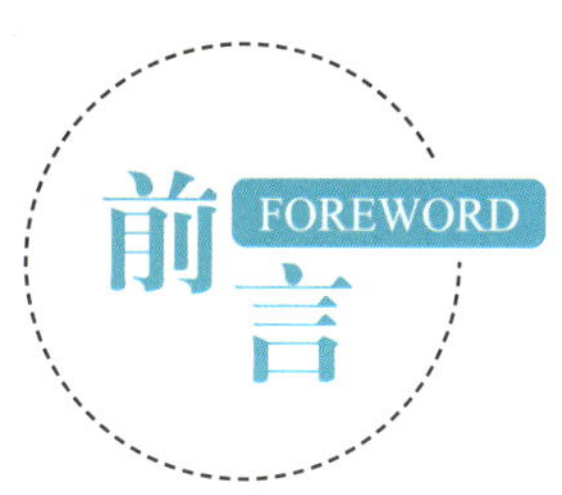

前言

《临床护理技能实训》涵盖临床护理各个领域的核心技能，包括职业防护、基础护理、治疗护理、急危重症护理四个模块。教材本着“以护士职业能力为核心、以临床护理技能为导向”的指导思想实施任务驱动，按照护理工作流程，着重突出护理技能的评估、计划、实施与评价，克服了传统操作重方法轻程序、重技能轻交流的弊端，充分体现了护理工作的整体性与人文性。

本书对内容进行了积极的创新：依托“课程思政”与“双创融合”教学体系改革，在每个任务中设计了“思政导学”与“创新园地”模块，充分体现了教材的思政与创新内涵，通过新冠肺炎疫情下“白衣战士”“最美逆行”等案例，体现了医者仁心、无私奉献、责任担当等职业素养，使思想政治教育有机融入临床护理技能实训教学的全过程。本书在内容编排上，贴近临床护理工作，并力求去粗存精、去旧增新，既能满足新时代临床护理工作的需求，又能体现本专业的新发展；在版面设计上，充分考虑护理技能实践的特点，注重可操作性、可读性，图文并茂，使学习者更易于理解和掌握；并配有“考核标准”和“评价反思”模块，便于学生自我测评，且测评中除了操作技能评价外，还包括沟通能力、人文关怀及应变能力等综合评价。

本书二维码操作说明如下。第一步：扫描任意二维码；第二步：点击“立即注册”，输入手机号码，获取验证码，输入密码，成功注册；第三步：进入主界面，点击底部右侧“我的”，进入“修改资料”，补充完整“姓名、性别、学校”；第四步：扫描本书中任意二维码，登录学习相关教学资源。另外，点击左上角图标，返回主界面，可查看学习记录；点击主界面底部“书架”，选择需要学习的课程，可根据课程内容学习相关课程资源，并做习题练习。

本书在编写过程中，得到了各级领导的大力支持和帮助，在此谨表谢意！同时，感谢所有参与本书编写的护理专家及老师们！

本书难免存在问题和不足，希望广大读者将书中出现的问题及时反馈给编者，以便再版时修正。让我们共同促进我国护理教育事业的发展，为提高我国护理工作水平做出新的贡献！

编　者

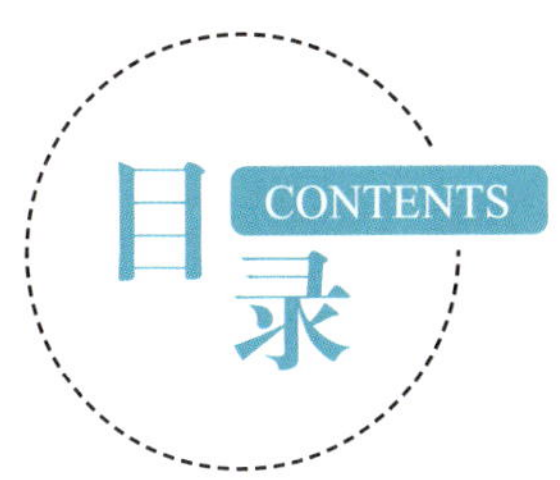
目
CONTENTS
录

模块一 职业防护

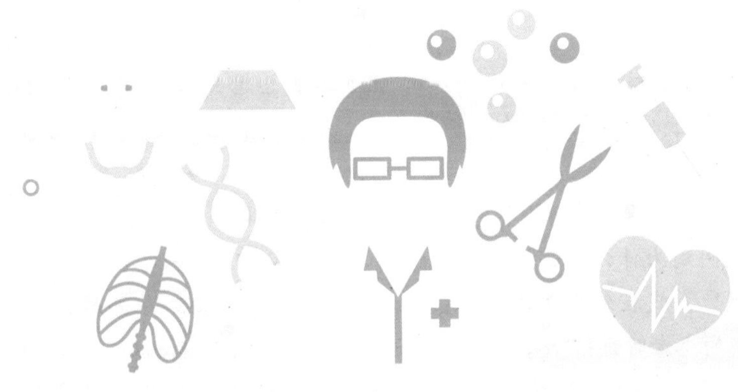

医院是病原微生物比较集中的地方，护士在为患者检查、治疗和护理的过程中，可能会造成护士机体损伤。为保护护士免受损伤或将损伤降至最低，在护理工作中要采取洗手、戴口罩、戴手套、穿隔离衣、穿防护服等一系列防护措施。因此，护士必须熟练掌握有关职业防护的知识与技能，保证自己和患者的安全。

思政导学

生而平凡、战而不凡的白衣天使

己亥末，庚子春，荆楚大疫。染者数万，众惶恐，足不出，举国防，皆闭户，万巷空寂。时天下震动，然九州同心。医者无私、警者无畏，众数万，入疫区，守生死。政医兵者扛鼎逆行为之勇战矣，能者皆竭力。

灾难面前，无数医护人员敢做逆行者，奋战在疫情的第一线，他们是祖国最可爱的人。

吴亚玲是火神山医院重症医学二科的护士，曾参加汶川抗震救灾、援非抗埃的工作。在新冠肺炎疫情发生后，吴亚玲毫不犹豫地递交了“请战书”，她说：“我有疫情处置经验，请组织允许我奔赴一线。”自此，她便走进了火神山医院。

2020 年 2 月 11 日中午，吴亚玲正在武汉火神山医院上班，接到母亲因病在云南昆明去世的消息。12 日上午，吴亚玲母亲遗体即将火化，她泪如雨下，通过视频电话的方式，朝着家的方向深深地鞠了三个躬，见了母亲最后一面。在如此噩耗面前，她为了一线的医护人员不受感染，为了武汉的光明早日来临，为了全国人民早日脱离病魔的爪牙，毅然放弃回家尽孝的机会，怀揣忠心，沉淀悲伤，转身又回到了工作岗位，继续守护她的患者。古人说的“忠孝两难全”可能就是这样。

医护人员上班后不能吃、不能喝、不能去卫生间。大家工作前不喝水，吃点高热量的食物并穿上纸尿裤。穿着防护服会难受、会痒，医护人员总想去抓，但这是坚决不能做的。时间长了，他们鼻梁上、身体上可能会出现皮肤病、压疮，甚至血痕……这就是一线医护人员真实的工作状态。

武汉大学中南医院急诊科护士郭琴此前在工作中被感染新冠肺炎，康复后，她又回到岗位上工作。在被问到为什么不害怕时，她说：“其实，我心里怕极了，但我那么多同事都在医院忙得昏天黑地，我在外面待不住。看我站在那里，患者心安。”郭琴在自己躺过的隔离病床前，护理新的患者时说：“我的出现，即使不说什么，对患者也是一种鼓励。”

（资料来源：中国日报网）

解析：当疫情来临，医护人员无畏逆行，用仁心、仁术作长戟甲胄，用使命、信仰作力量灯塔，与时间赛跑，与病魔较量，用爱点燃患者的希望之灯。他们用满腔的热忱和无私的奉献，诠释了“敬佑生命、救死扶伤、甘于奉献、大爱无疆”的崇高精神，为遏制疫情扩散和保障人民健康做出了重要贡献。

教学目标

【知识目标】

1. 能够说出洗手、戴口罩、戴脱无菌手套、穿脱隔离衣、穿脱防护服的操作方法。
2. 能够归纳洗手、戴口罩、戴脱无菌手套、穿脱隔离衣、穿脱防护服的注意事项。

【技能目标】

能根据患者的情况，采取正确有效的防护措施。

【素质目标】

培养学生防护意识和爱岗敬业、求知、探索的精神。

【思政目标】

增强学生自我保护意识，加强护理工作认同感，在学习过程中增强其自信心。

任务导入

小王是某三甲医院传染病病房的护士，今天上夜班，于下午6时40分来到科室，换好工作服后，准备接班。如果你是小王，你应该做哪些准备工作?

任务分组

职业防护任务分组见表1-1。

表1-1 职业防护任务分组

<table>
<tr><td>班级</td><td colspan="2"></td><td>组号</td><td colspan="2"></td><td>指导教师</td><td></td></tr>
<tr><td>组长</td><td colspan="3"></td><td colspan="2">学号</td><td colspan="2"></td></tr>
<tr><td rowspan="5">组员</td><td colspan="2">姓名</td><td colspan="2">学号</td><td colspan="2">姓名</td><td>学号</td></tr>
<tr><td colspan="2"></td><td colspan="2"></td><td colspan="2"></td><td></td></tr>
<tr><td colspan="2"></td><td colspan="2"></td><td colspan="2"></td><td></td></tr>
<tr><td colspan="2"></td><td colspan="2"></td><td colspan="2"></td><td></td></tr>
<tr><td colspan="2"></td><td colspan="2"></td><td colspan="2"></td><td></td></tr>
<tr><td>任务分工</td><td colspan="7"></td></tr>
</table>

任务分析

（一）标准预防概述

1.定义

标准预防是指在接触患者的血液、分泌物、体液、排泄物、黏膜与非完整皮肤时，必须采取相应的隔离措施。

职业防护理论部分

2.基本特点

（1）既要防止血源性疾病的传播，也要防止非血源性疾病的传播。

（2）双向防护，既防止疾病从患者传至医务人员，又防止疾病从医务人员传至患者。

（二）标准预防的具体措施

（1）工作人员：手、工作服、脸部、眼睛。

（2）锐器、用后的医疗器械、器具。

（三）医务人员四级防护

（1）一般防护：普通门（急）诊、普通病房。

（2）一级防护：发热门（急）诊。

（3）二级防护：隔离留观室和专门病区。

（4）三级防护：为患者实施吸痰、气管切开和气管插管、雾化治疗、诱导痰液的检查、支气管镜、高频震荡通气、复苏操作。

（四）医务人员个人防护措施

1. 洗手与卫生手消毒

（1）洗手。有效洗手可清除手上99%的暂住菌。

医务人员应该在下列情况下洗手：

①直接接触每位患者前后，从同一患者身体的污染部位移动到清洁部位时。

②接触患者黏膜、破损皮肤或伤口前后，接触患者的血液、体液、分泌物、排泄物、伤口敷料等之后。

③穿脱隔离衣前后，摘手套后。

④进行无菌操作，接触清洁、无菌物品前。

⑤接触患者周围环境及物品后。

⑥处理药物或配餐前。

（2）卫生手消毒。医务人员接触污染物品或感染患者后，手常被大量细菌污染，仅一般洗手尚不能达到预防交叉感染的要求，必须在洗手后再进行卫生手消毒。

医务人员在下列情况下必须进行卫生手消毒：

①实施侵入性医疗护理操作前。

②护理免疫力低下的患者或新生儿前。

③接触黏膜、血液、体液和分泌物后。

④接触被致病性微生物污染的物品后。

⑤护理传染患者后。

2.戴帽子和口罩

（1）应根据不同的操作要求，选用不同种类的帽子。帽子分为布制和一次性帽子。

①进入污染区和洁净环境前、进行无菌操作等时，应戴帽子。

②被患者血液、体液污染时，应立即更换。

③布制帽子应保持清洁，每次或每天更换与清洁。

④一次性帽子应一次性使用。

（2）应根据不同的操作要求，选用不同种类的口罩。

①纱布口罩：保护呼吸道免受有害粉尘、气溶胶、微生物及灰尘伤害的防护用品。

②外科口罩：能阻止血液、体液和飞溅物的传播，是医护人员在有创操作过程中佩戴的口罩。

③医用防护口罩：能阻止经空气传播的直径≤ 5 μm感染因子或近距离（<1 m）接触经飞沫传播的疾病而发生感染的口罩。

（3）一般诊疗活动，佩戴一次性普通医用口罩；手术室工作或护理免疫功能低下患者、进行体腔穿刺等操作时，应佩戴一次性医用外科口罩；接触经空气传播或近距离接触经飞沫传播的呼吸道传染患者时，应佩戴医用防护口罩。

（4）口罩应保持清洁，至少每 4 h 更换 1 次，被污染时应及时更换。

（5）佩戴帽子、口罩的注意事项如下。

①洗手后，佩戴清洁口罩、帽子。

②口罩应盖住口、鼻，帽子应遮住全部头发。

③佩戴上口罩后，不可用污染的手触摸口罩。若必须触摸口罩，在触摸前、后都要彻底洗手。

④口罩暂时不戴时，不可任其悬挂在胸前（或下巴），应及时取下并将污染面向内折叠，放于胸前小口袋或小塑料袋内。

⑤离开污染区前，将口罩、帽子放入特定污物袋内，以便集中处理。

3.戴护目镜和防护面罩

（1）戴护目镜。防止患者的血液、体液等具有感染性的物质溅入人体眼部。

（2）戴防护面罩（防护面屏、隔离面罩）。防止患者的血液、体液等具有感染性的物质溅到人体面部。

（3）在下列情况下，应使用护目镜或防护面屏。

①在进行诊疗、护理操作，可能发生患者血液、体液、分泌物等喷溅时。

②近距离接触经飞沫传播的传染患者时。

③为呼吸道传染患者进行气管切开、气管插管等近距离操作，可能发生患者血液、体液、分泌物喷溅时，应使用全面型防护面屏。

（4）佩戴前，应检查有无破损，佩戴装置有无松懈。每次使用后应清洁与消毒。

4.戴手套

戴手套可防止病原体通过医务人员的手传播疾病和污染环境。

（1）应根据不同操作的需要，选择合适种类和规格的手套。

①接触患者的血液、体液、分泌物、排泄物、呕吐物及污染物品时，应戴清洁手套。

②进行手术等无菌操作、接触患者破损皮肤、黏膜时，应戴无菌手套。

（2）戴手套的注意事项包括以下几点。

①戴手套时，应避免手套外面（无菌面）触及任何非无菌物品。

②未戴手套的手不可触及手套的外面，只允许接触手套套口向外翻折的部分。已戴手套的手不可触及未戴手套的手或另一手套的内面。

③操作始终在腰部或操作台面以上水平进行。

④戴手套时或无菌操作中，如手套疑似或确认损坏，应立即更换。

⑤脱手套时，应从手套口往下翻转脱下，不可强拉手指和手套的边缘，以免损坏。如手套上有污迹，应先冲净手套表面污物，再脱下。

5.穿隔离衣

隔离衣是用于保护医务人员避免受到血液、体液和其他感染性物质污染，或用于保护患者避免感染。

（1）穿隔离衣之前，必须清楚隔离区域的划分情况。隔离区域按传染患者所接触的环境分为6种。

①清洁区：凡未被病原微生物污染的区域为清洁区，如更衣室、配餐室、库房、值班室等。

②半污染区：凡有可能被病原微生物污染的区域为半污染区，如医护办公室、病区走廊和化验室等。

③污染区：凡和患者接触、被病原微生物污染的区域为污染区，如病房、厕所、浴室等。

④两通道：指进行呼吸道传染病诊治的病区中的医务人员通道和患者通道。医务人员通道、出入口设在清洁区一端，患者通道、出入口在污染区一端。

⑤缓冲间：指进行呼吸道传染病诊治的病区中的清洁区与潜在污染区之间、潜在污染区与污染区之间设立的两侧均有门的小室，为医务人员的准备间。

⑥负压病房（区）：指通过特殊通风装置，使病房（区）的空气按照由清洁区向污染区流动，使病房（区）的压力低于室外的压力。负压病房（区）排出的空气需经处理，确保对环境无害。

（2）应根据诊疗工作的需要，选用隔离衣。隔离衣应后开口，能遮盖住全部衣服和外露的皮肤。

（3）在下列情况下，应穿隔离衣。

①接触经接触传播的感染性疾病患者时，如传染病患者、多重耐药菌感染患者等。

②对患者实行保护性隔离时，如大面积烧伤患者、骨髓移植患者等的诊疗、护理时。

③可能受到患者血液、体液、分泌物、排泄物喷溅时。

（4）穿脱隔离衣的注意事项：

①穿隔离衣前，要检查隔离衣，以保证无潮湿、无破损；隔离衣长短要合适，应全部遮盖工作服。

②在穿脱隔离衣的过程中，隔离衣的污染面不可碰触清洁面，以及操作者的面部、帽子及

工作服。

③穿好隔离衣后，不得进入清洁区；双手应保持在腰部以上、视线范围以内，避免接触清洁物品。

④隔离衣每日更换，如有潮湿或污染，应立即更换。

6.穿防护服

临床医务人员在接触甲类或按甲类传染病管理的传染病患者时，应穿防护服，以保护医务人员避免受到血液、体液和其他感染性物质污染。

（1）应根据诊疗工作的需要，选用防护服；防护服应符合规定。

（2）穿戴前需要由监督者监督整个过程，准备好个人防护用品，并检查有效期、使用时间和性能。

（3）在下列情况下，应穿防护服。

①临床医务人员在接触甲类或按甲类传染病管理的传染病患者时。

②接触经空气传播或飞沫传播的传染病患者，可能受到患者血液、体液、分泌物、排泄物喷溅时。

（4）穿脱防护服的注意事项。

①穿防护服之前，要检查防护服有无破损。

②穿防护服后，只限在规定区域内进行操作活动。

③穿着防护服时，勿使衣袖触及面部及衣领。

④防护服有渗漏或破损时，应立即更换。

⑤脱防护服时，要注意避免污染。

⑥脱防护服时，只能一个人在一个房间，必须一人脱完出门后，另一人方可进入。避免空气流动，造成空气污染。

⑦脱去的防护用品应放在规定区域。

⑧在污染区为患者进行吸痰、气管切开、气管插管等操作时，应戴防护面罩或全面性呼吸防护器。

⑨在离开安全区进入危险作业区前，可通过上举双臂、弯腰、下蹲等简单动作再次评估所选防护服的合适性。

7.穿鞋套

（1）鞋套应具有良好的防水性能，并一次性使用。

（2）从潜在污染区进入污染区时和从缓冲间进入负压病室时，应穿鞋套。

（3）应在规定区域内穿鞋套，离开该区域时应及时脱掉。发现破损应及时更换。

8.穿防水围裙

（1）防水围裙分为重复使用的围裙和一次性使用的围裙。

（2）可能受到患者的血液、体液、分泌物及其他污染物质喷溅、进行复用医疗器械清洗时，应穿防水围裙。

（3）重复使用的围裙，每次使用后，应及时清洗消毒。遇有破损或渗透时，应及时更换。

（4）一次性使用的围裙应一次性使用，受到明显污染时，应及时更换。

（五）穿戴防护用品应遵循的程序

需要有监督者监督整个过程；准备好个人防护用品并检查有效期、使用时间和性能；如有需要，可以准备好椅子，免水喷手液（最好是感应式、含有过氧化氢的），防水的、可擦拭的高帮鞋子。

（1）从清洁区进入准备间：洗手→戴帽子→戴外科口罩→穿工作衣裤→换工作鞋→戴鞋套→进入准备间。

（2）从准备间进入病房：洗手→戴防水帽子→戴防护口罩→戴护目镜→戴内层手套→穿隔离衣或防护服→穿防水鞋套→戴外层手套→戴面屏→进入病房。

（六）脱防护用品应遵循的程序

需要有监督者监督整个过程；脱去前先检查防护装备上有无患者的分泌物、血液，准备好椅子；在脱去过程的任意环节中若手受到污染，应立即用流动水或含过氧化氢的洗手液洗手；应该在缓冲区脱防护用品，有条件的机构把缓冲区设置 3 间，没条件的设置 2 间或者 1 间。以 2 间为例的程序如下所示。

（1）医务人员离开病房进入第一缓冲间：摘鞋套、消毒双手→摘防护面罩、消毒双手→摘护目镜、消毒双手→脱隔离衣或防护服和外层手套、消毒双手→进入第一缓冲间。用后物品分别放置于专用污物容器内。

（2）从第一缓冲间进入第二缓冲间：脱内层鞋套、消毒双手→脱内层手套、消毒双手→摘口罩、消毒双手→脱帽子、消毒双手→戴口罩→消毒鞋子→洗手→检查后，进入清洁区。

（3）沐浴、更衣→离开清洁区。

任务实施

（一）洗手

职业防护
实践部分

【目的】

洗手是为去除手部皮肤污垢、碎屑及大部分的致病菌，防止感染和交叉感染。

【操作程序】

1. 评估

（1）患者的病情、目前采取的隔离种类。

（2）手污染的程度。

2. 计划

（1）护士准备：着装整洁，剪指甲，取下手表。

（2）用物准备：流动洗手设备、洗手液、擦手纸或干手器、消毒小毛巾。

（3）环境准备：整洁、宽敞、干燥、安全、温湿度适宜。

3. 实施

（1）充分准备。打开水龙头，调节合适的水流和水温。

（2）正确洗手。

①在流动水下充分淋湿双手。

②关上水龙头，取适量洗手液，均匀涂抹双手。

③按七步洗手法（图 1-1）洗手至少 15s。

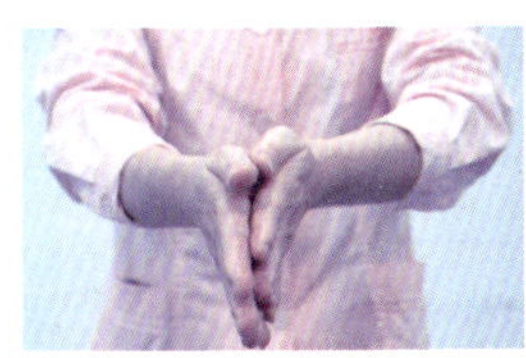
（a）洗手（内）

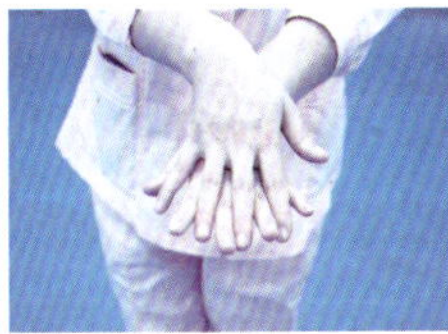
（b）洗手（外）

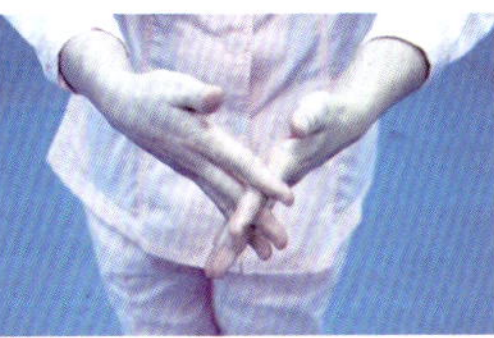
（c）洗手（夹）

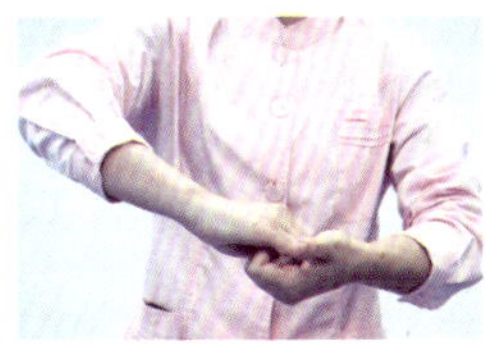
（d）洗手（弓）

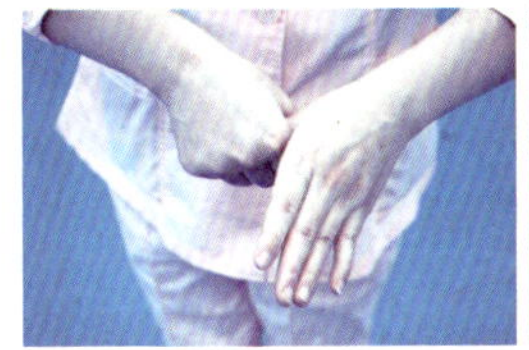
（e）洗手（大）

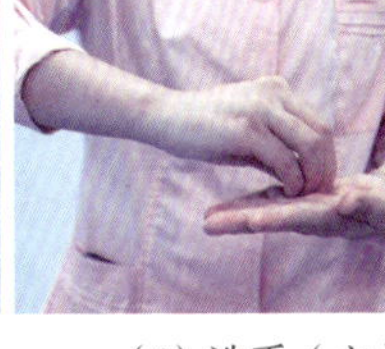
（f）洗手（立）

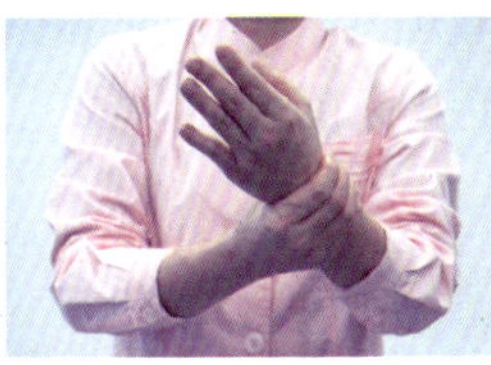
（g）洗手（腕）

图 1-1　七步洗手法

（3）冲洗干净。

打开水龙头，在流动水下冲净双手。

（4）干手护肤。

关闭水龙头，用烘干机烘干双手或擦手纸、消毒毛巾擦干双手，取适量护手液护肤。

4.评价

洗手的方法正确，冲洗彻底，工作服未被溅湿，达到要求。

（二）卫生手消毒

【目的】

卫生手消毒是为预防感染与交叉感染，避免污染清洁物品和无菌物品。

【操作程序】

1.评估

（1）患者的病情、目前采取的隔离种类。

（2）手污染的程度。

2.计划

（1）护士准备：着装整洁，剪指甲，取下手表。

（2）用物准备：流动洗手设备、洗手液、速干手消毒液、擦手纸或干手器、消毒小毛巾。

（3）环境准备：整洁、宽敞、干燥、安全、温湿度适宜。

3.实施

（1）洗手涂剂。

①按七步洗手法洗手并保持手的干燥。

②取速干手消毒液于掌心，均匀涂抹至整个手掌、手背、手指和指缝，必要时增加手腕及腕上 10cm。

（2）揉搓待干。按照七步洗手法的步骤揉搓双手，至少 15s，直至手部干燥。

4.评价

速干手消毒液剂量恰当，揉搓到位，达到要求。

（三）戴帽子和口罩

【目的】

戴帽子能防止头发、头屑飘落或头发被污染；戴口罩能保护患者和工作人员，避免互相传染，防止飞沫污染无菌物品等。

【操作程序】

1.评估

（1）患者的病情、目前采取的隔离种类。

（2）帽子的尺寸、口罩的种类、有效期。

2.计划

（1）护士准备：着装整洁，洗手。

（2）用物准备：清洁口罩、清洁帽子、污物袋。

（3）环境准备：整洁、宽敞、温湿度适宜。

3.实施

（1）戴清洁帽子。选择尺寸合适的帽子，应将头发全部遮住并固定（图 1–2）。

（2）佩戴外科口罩。

①选择合适尺码的口罩。

②佩戴口罩前，应先洗手。

③要让口罩紧贴面部。（口罩有颜色的一面向外，有金属条的一边向上。如口罩没有颜色，应将折纹向下的一面向外）。

④如选用绑带式外科口罩，将口罩的绑带系于头顶及颈后；如选用挂耳式外科口罩，把口罩的橡皮筋绕在耳朵上，使口罩紧贴面部。

⑤把口罩的金属条沿鼻梁两侧按紧，使口罩紧贴面部。

⑥拉开口罩，使口罩完全覆盖口、鼻和下巴（图 1–3）。

（3）佩戴医用防护（N95）口罩。

①首先，将手放在口罩背面与绑带之间，指向口罩鼻夹，让绑带自然下垂。

②将口罩戴在口鼻部位，下面的绑带系在颈后耳际下方，上面的绑带系在脑后耳际上方。

③调整口罩鼻夹，使之紧密贴合鼻部与面部，防止空气沿脸颊与口罩之间的缝隙泄漏。

④在保证舒适、易于呼吸的前提下，将绑带系紧（图 1-4）。

⑤在离开穿戴区或进入隔离区之前，再检查一遍口罩是否有漏气之处。

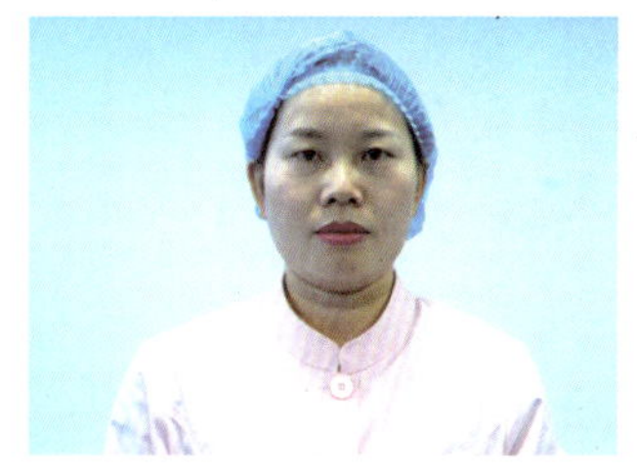

图 1-2 佩戴好帽子后

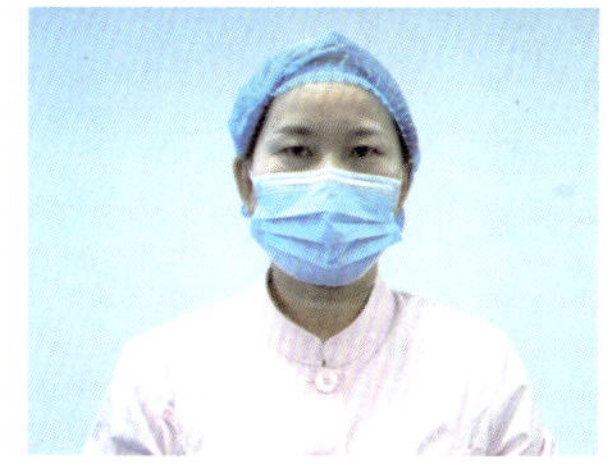

图 1-3 外科口罩佩戴好后

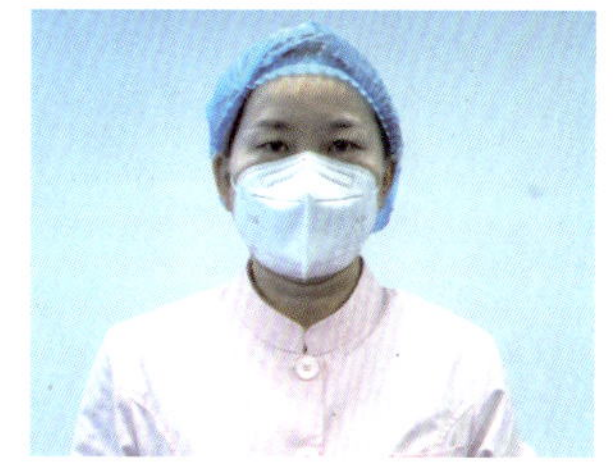

图 1-4 N95 口罩佩戴好后

（4）摘下口罩。

①洗手后，先解开下面的系带，再解开上面的系带。

②用手仅捏住系带丢至医疗废物容器内。

（5）摘下帽子。洗手后取下帽子。

4. 评价

（1）戴帽子和口罩的方法正确。

（2）取下的口罩放置妥当。

（3）保持帽子和口罩的清洁、干燥。

（四）戴护目镜和防护面罩

【目的】

佩戴护目镜和防护面罩能防止患者的血液、体液等具有感染性的物质溅到人体的眼睛和面部。

【操作程序】

1. 评估

（1）患者的病情、目前采取的隔离种类。

（2）护目镜的尺寸、防护面罩的尺寸、有效期。

2. 计划

（1）护士准备：着装整洁，洗手，戴好帽子、口罩。

（2）用物准备：清洁护目镜、清洁面罩、污物袋。

（3）环境准备：整洁、宽敞、温湿度适宜。

3. 实施

（1）检查护目镜和防护面罩有无破损，佩戴装置有无松懈。

（2）戴上护目镜（图 1-5）和防护面罩（图 1-6），调节舒适度。

（3）捏住靠近头部或耳朵的一边摘掉，放入回收或医疗废物容器内。

（4）使用后清洁与消毒。

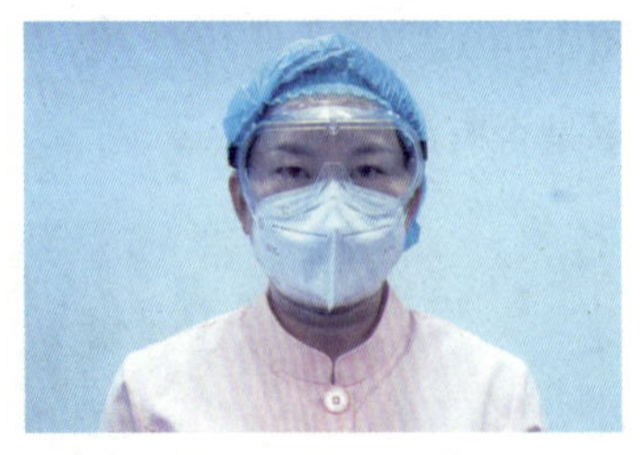
图 1-5　戴护目镜

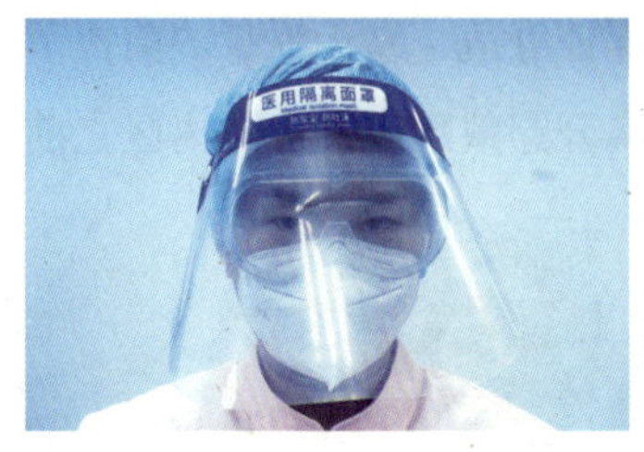

图 1-6　戴防护面罩

4. 评价

（1）戴护目镜和防护面罩方法正确。

（2）取下的护目镜和防护面罩放置妥当。

（五）戴手套

【目的】

执行某些无菌操作或接触无菌物品时，须戴无菌手套，以保护患者及操作者免受感染。

【操作程序】

1. 评估

（1）操作环境是否清洁宽敞。

（2）无菌手套的型号及有效期。

2. 计划

（1）护士准备：着装整洁，修剪指甲，洗手，戴口罩。

（2）用物准备：无菌手套。

（3）环境准备：温湿度适宜，光线充足，整洁、干燥、宽敞。

3. 实施

（1）核对开包。

①检查并核对无菌手套的型号、有效期，包装是否完整、干燥。

②将手套放在清洁、干燥的桌面打开。

（2）戴好手套。

①分次取戴（图 1-7）。

a. 一手掀起口袋的开口处外层，另一手捏住手套翻折的部分（手套内面）取出手套，对准五指戴上。

b. 同法，取出另一只手套，用已戴着无菌手套的手指插入另一只手套的翻折内面，将手套戴好。

c. 将手套的翻折处套在工作衣袖外面。

d. 双手交叉调整手套的位置，检查是否漏气。

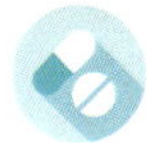

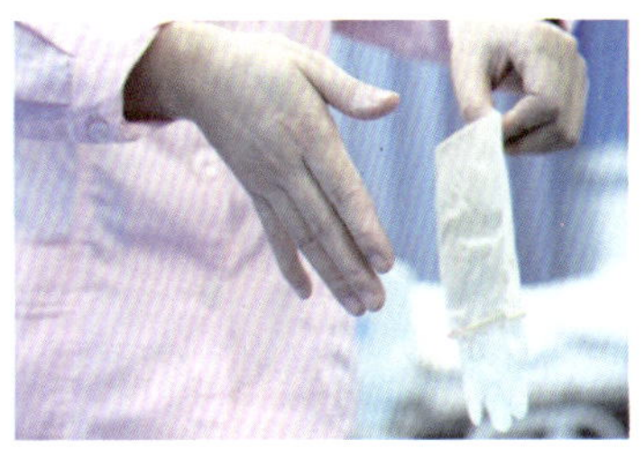

（a）分次取手套

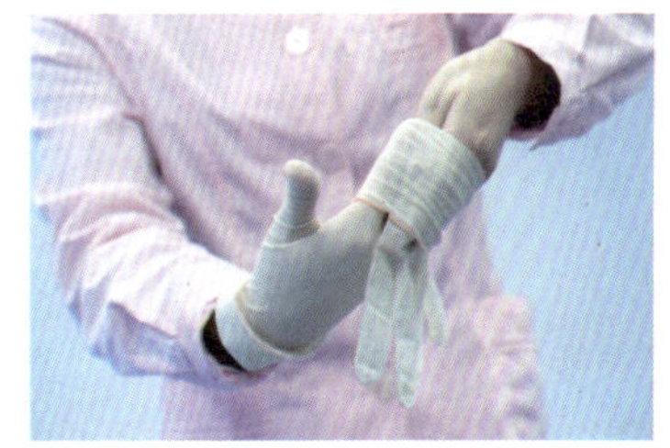

（b）戴手套

图 1-7 分次取戴

②一次取戴（图 1-8）。

a.两手同时掀起口袋的开口处外层，持手套翻折的部分同时取出一双手套。

b.将两只手套五指对准，一手捏住其中一只手套翻折的部分，一手对准手套五指戴上。再以戴着无菌手套的手指插入另一只手套的翻折内面，同法将手套戴好。

c.将手套的翻折处套在工作衣袖外面。

d.双手交叉调整手套的位置，检查是否漏气。

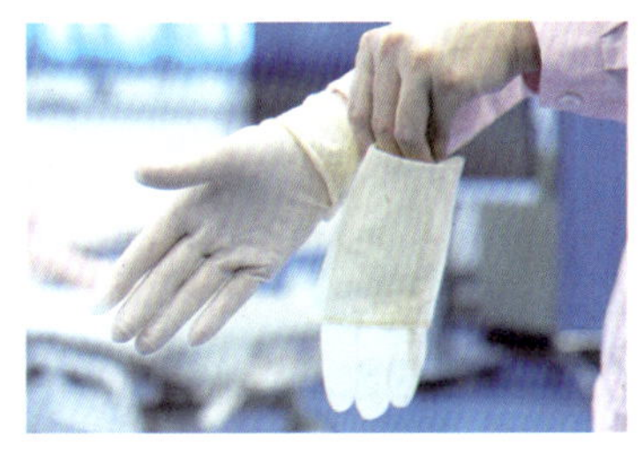

（a）一次取手套

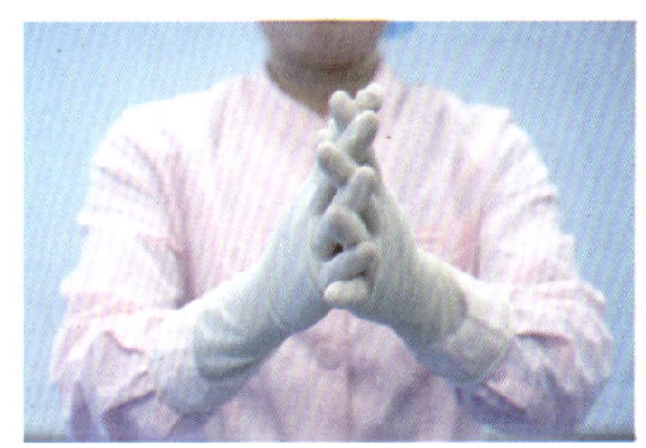

（b）交叉调整手套

图 1-8 一次取戴

（3）脱下手套。

①用戴着手套的手捏住另一只手套污染面的边缘将手套脱下（图 1-9）。

②用已脱下手套的手插入另一只手套清洁面（内面）的边缘，将手套翻转脱下（图 1-10）。

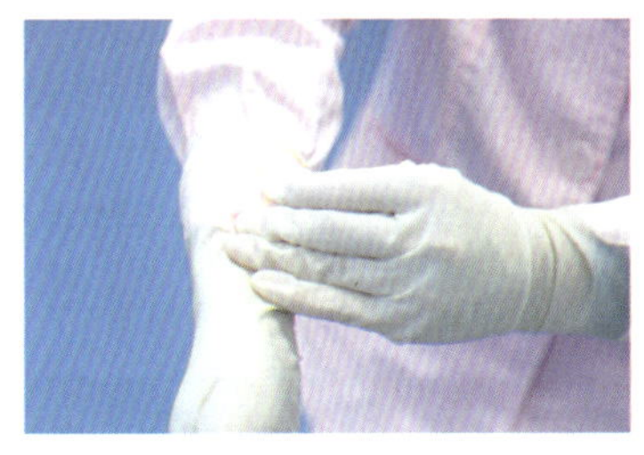

图 1-9 脱一只手套

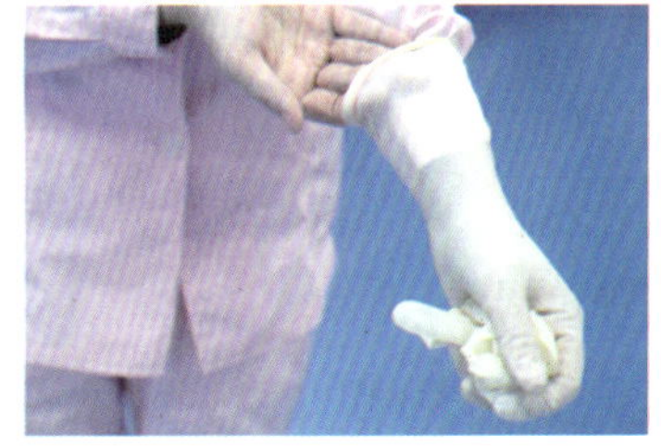

图 1-10 脱另一只手套

（4）整理用物。

①用手捏住手套的里面丢至医疗废物容器内。一次性手套应一次性使用。

②洗手，脱口罩。

4.评价

（1）取、戴无菌手套无污染。

（2）戴、脱手套时未强行拉扯，手套无破损，污染面未接触皮肤。

（六）穿脱隔离衣

【目的】

隔离衣能保护患者和工作人员，避免其受血液、体液和其他感染性物质的污染；防止病原体的传播，避免交叉感染。

【操作程序】

1. 评估

（1）操作环境是否清洁宽敞。

（2）患者病情、目前采取的隔离种类。

2.计划

（1）护士准备：着装整洁，修剪指甲，洗手，戴帽子、口罩卷袖过肘（冬季卷过前臂中部）。

（2）用物准备：隔离衣、挂衣架、刷手及洗手设备、污物袋。

（3）环境准备：温湿度适宜，整洁、安全、宽敞。

3.实施

（1）穿隔离衣。

①核对取衣。

a.检查隔离衣，确定隔离衣的清洁面。

b.手持衣领取下隔离衣，清洁面面向自己，将衣领两端向外折齐，露出肩袖内口（图1-11）。

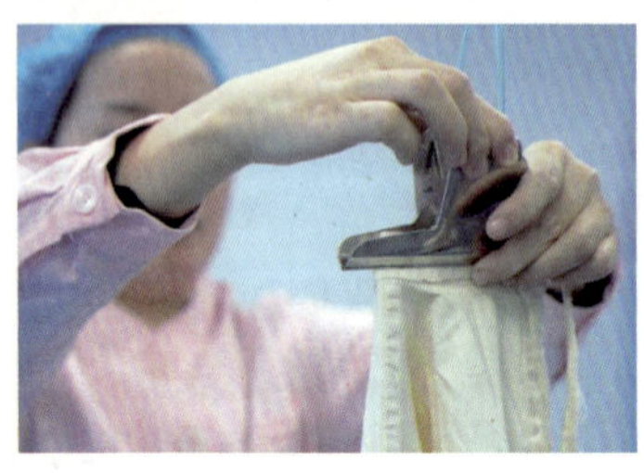

（a）取下隔离衣

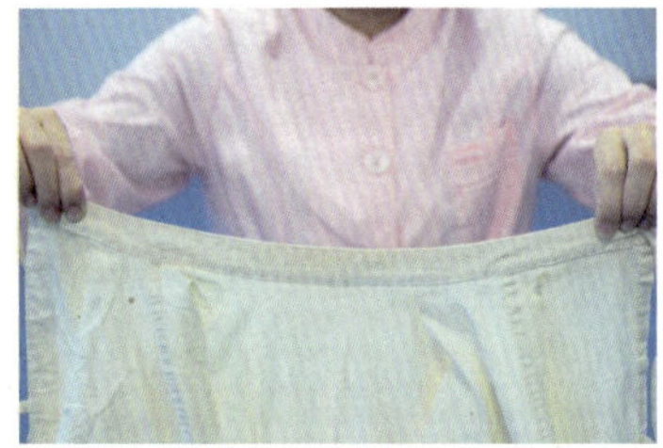

（b）展开隔离衣

图1-11　取下并展开隔离衣

②穿好衣袖。一手持衣领，另一手伸入袖内，举起手臂，将衣袖穿上，换手持衣领，同法穿好另一袖（图1-12）。

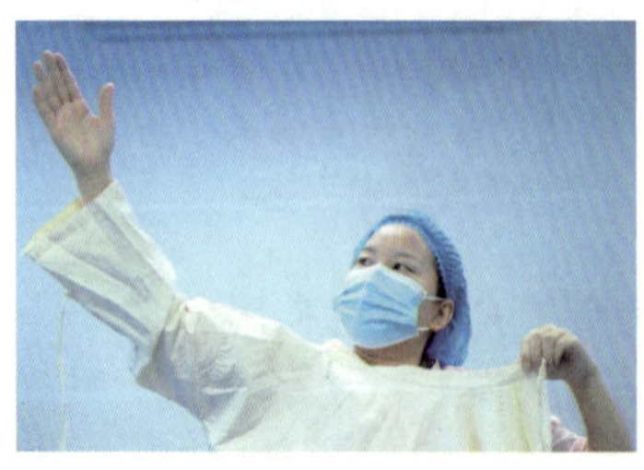

（a）穿一个衣袖

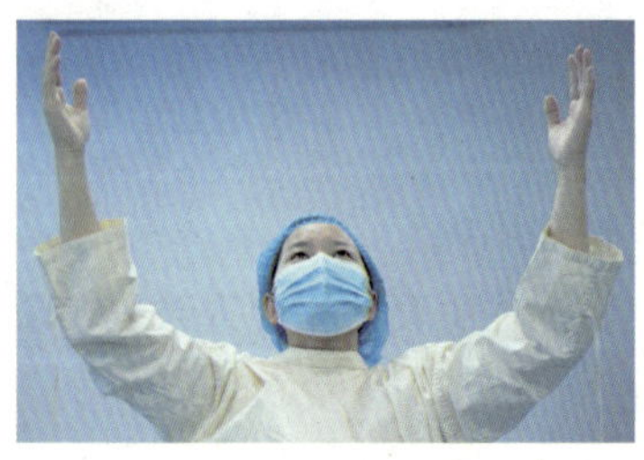

（b）穿好两个衣袖

图1-12　穿衣袖

③系好衣领。两手持衣领由前向后理顺领边，系上领带（图 1－13）。系领子时污染的袖口不可触及衣领、面部和帽子。

④扣好袖口。扣好袖口或系上袖带（图 1－14）。需要时套上橡皮圈束紧袖口。

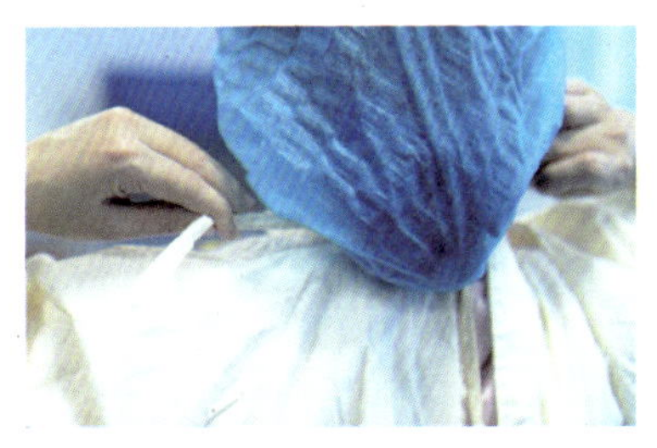

图 1－13 系衣领

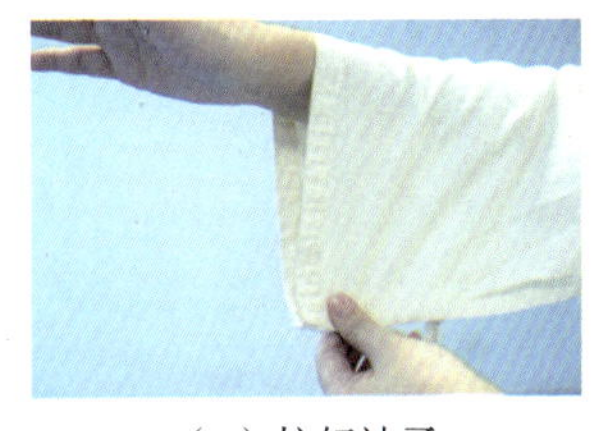

（a）拉好袖子

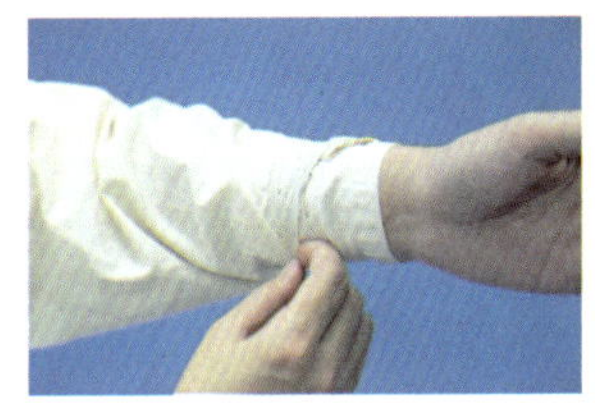

（b）系好一只袖口

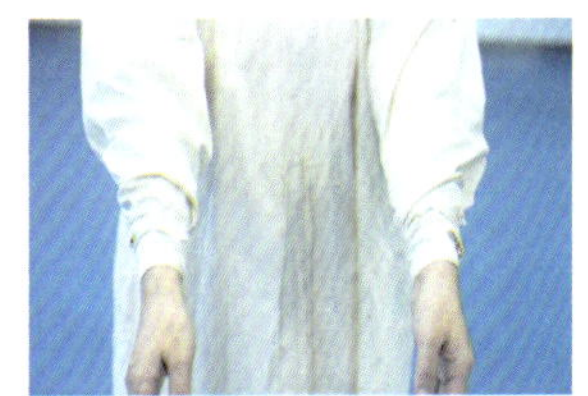

（c）系好两只袖口

图 1－14 系袖口

⑤系好腰带（图 1－15）。

a.解开腰带后，自一侧衣缝顺带向下约 5cm 处将隔离衣后身向前拉，到衣边则捏住，再依上法将另一边捏住。

b.两手在背后将隔离衣的后开口处边缘对齐，同时向一侧折叠，一手按住折叠处，另一手松开前面的腰带活结将腰带在背后交叉，回到前面打一活结，系好。

c.穿好隔离衣后，双臂保持在腰部以上，视线范围内。不得进入清洁区，避免接触清洁物品。

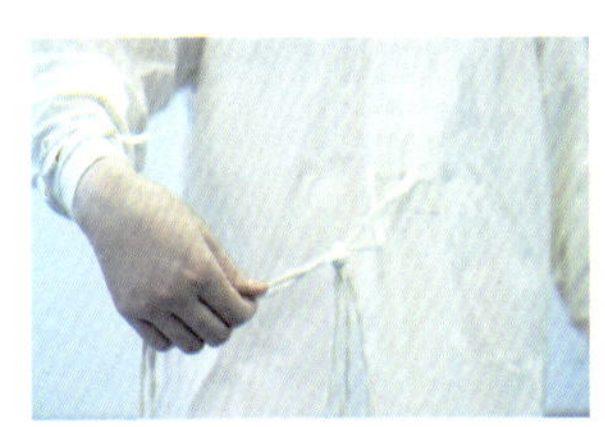

（a）解开腰带

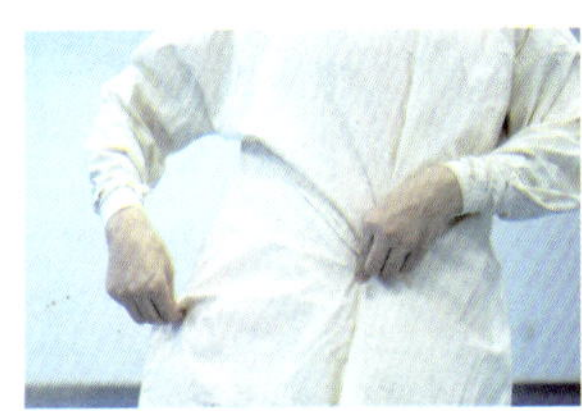

（b）找右侧衣边缘

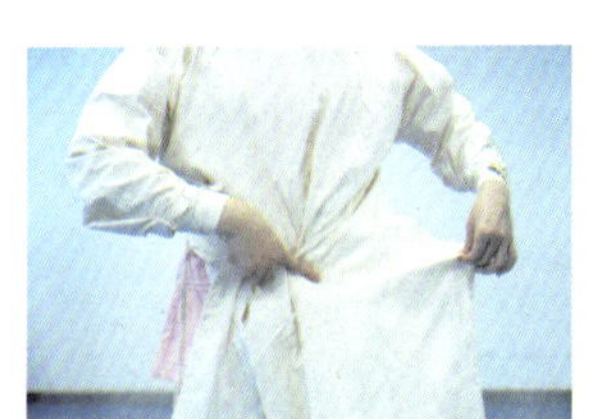

（c）找左侧衣边缘

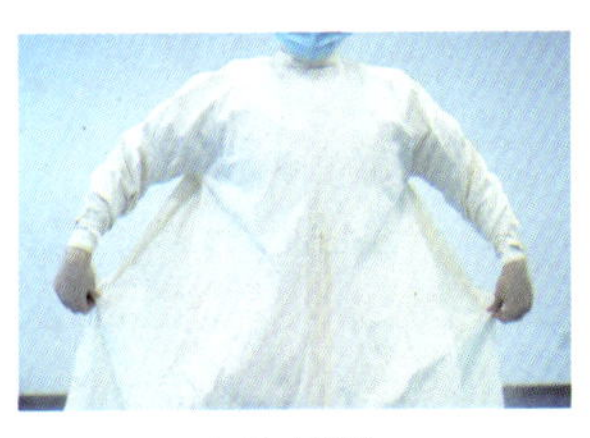

（d）展开

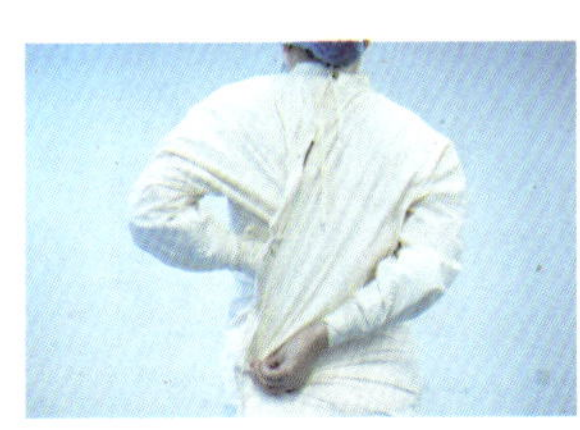

（e）背后折叠

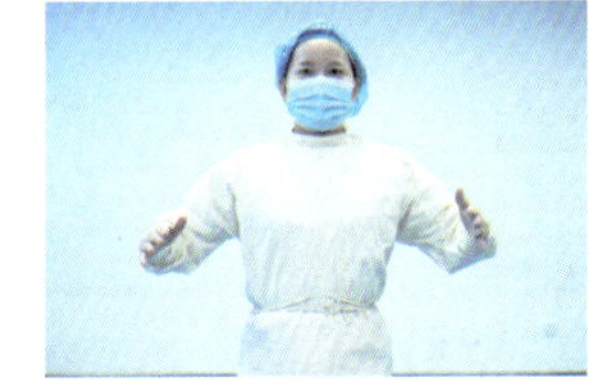

（f）系好腰带

图 1－15 系好腰带

（2）脱隔离衣。

①松开腰带。解开腰带，并在前面打一活结。

②解开袖口（图 1－16）。解开袖口后，向外翻折，使袖口部分向外翘起，在肘部将部分衣袖塞入工作衣袖内，露出双手。衣袖不可污染手及手臂。

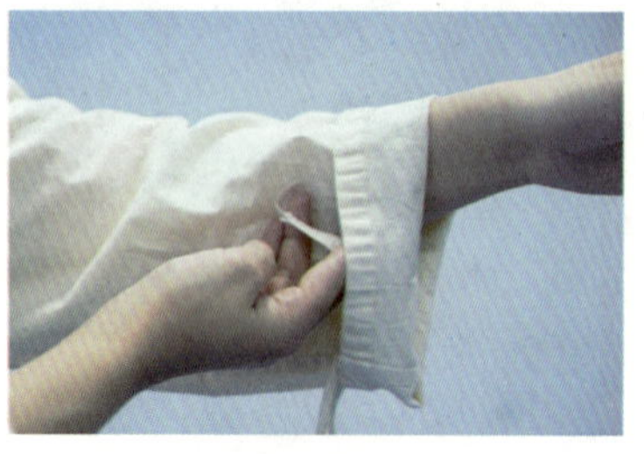
（a）袖口向外

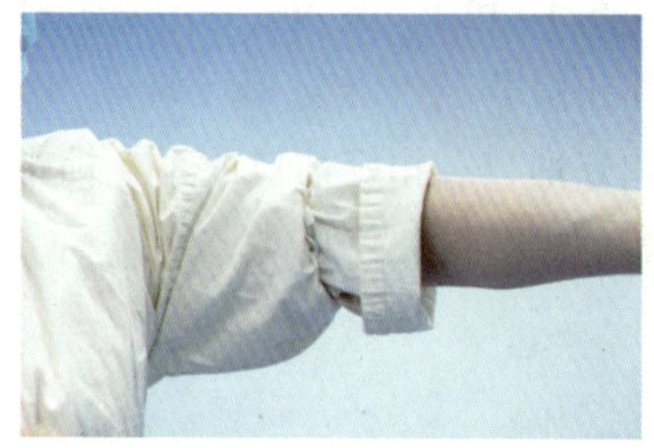
（b）塞衣袖

图 1－16　解开袖口

③消毒双手。

a. 消毒液浸泡双手 5 min。

b. 使用刷手法刷洗双手：用刷子取洗手液，按前臂、腕部、手背、手掌、手指、指缝、指甲顺序彻底刷洗，刷洗范围应超过被污染的范围。刷洗每个手臂 30 s、各 2 遍，共计 2 min。

④冲洗擦干。

a. 打开水龙头，用流水冲净双手，保持腕部低于肘部，以使污水从前臂流向指尖。

b. 用小手巾自上而下擦干双手，或用烘干机吹干。

⑤解开衣领。用清洁的手解开衣领，保持衣领清洁。

⑥脱袖挂放（图 1－17）。

a. 刷手后用清洁的手伸入另一侧袖口内，拉下衣袖过手。用同样的方法拉下另一侧衣袖。双手逐渐从袖管中退至衣肩，再一手握住两肩缝，撤另一只手。

b. 双手持领，将隔离衣两边对齐，挂在衣钩上。注意挂在半污染区的隔离衣清洁面向外。挂在污染区的隔离衣则污染面向外。

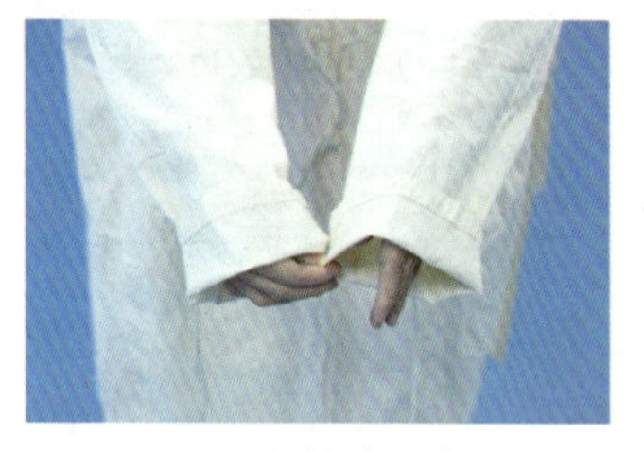
（a）拉袖过手

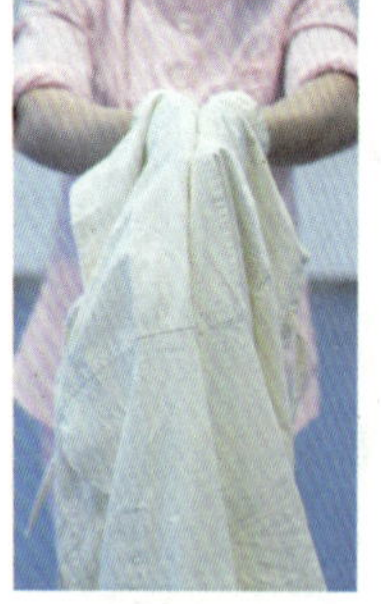
（b）对齐肩缝

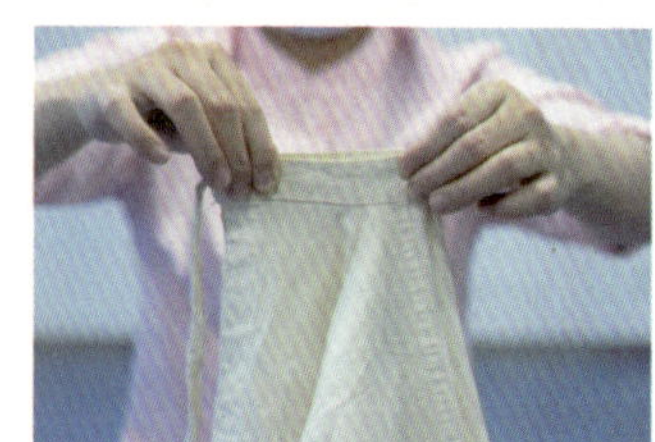
（c）对齐衣领

图 1－17　脱袖挂放

⑦再次洗手。按卫生消毒法洗手。

4. 评价

（1）隔离观念强，操作者、环境、物品均无污染。

（2）手的消毒方法正确，冲洗干净，未溅湿隔离衣。

（七）穿脱防护服

【目的】

防护服能保护工作人员，避免其受血液、体液和其他感染性物质的污染；防止病原体的传播，避免交叉感染。

【操作程序】

1.评估

（1）操作环境是否清洁宽敞。

（2）患者病情，目前采取的隔离种类。

2.计划

（1）护士准备：着装整洁，修剪指甲，洗手，戴帽子。

（2）用物准备：帽子、医用防护口罩、防护服、防水护目镜、防水面罩、防水鞋套、无菌手套、免洗消毒液、污物袋、浸泡消毒液等防护用品及诊疗操作所需的用品。

（3）环境准备：区分清洁区、潜在污染区、污染区、两通道、缓冲间、负压病房。

3.实施

（1）准备室准备（图1－18）。

①洗手。

②戴帽子：帽子应遮住全部头发。

③戴口罩：一次性外科口罩。

④换工作服，一般为上下装；换工作鞋。

⑤穿内层鞋套。

（2）进入清洁区操作。

①洗手。

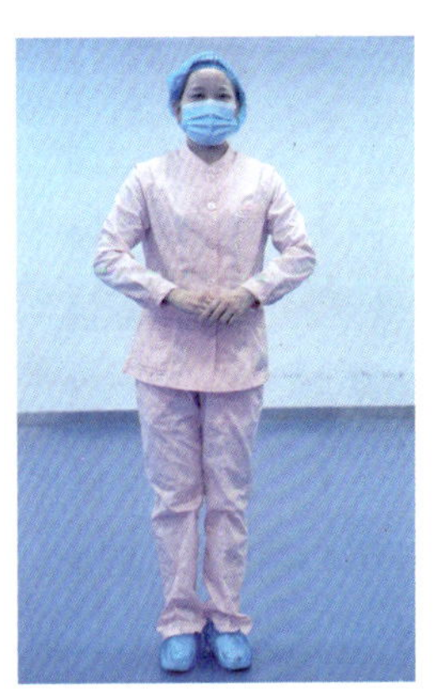

图1－18 准备室准备

②戴帽子：有松紧带的一面向后，注意将碎发整理进帽子。

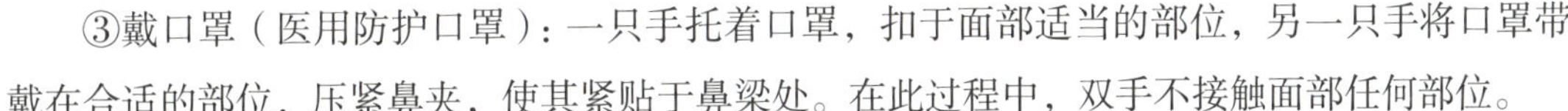

③戴口罩（医用防护口罩）：一只手托着口罩，扣于面部适当的部位，另一只手将口罩带戴在合适的部位，压紧鼻夹，使其紧贴于鼻梁处。在此过程中，双手不接触面部任何部位。

④戴防水护目镜：戴好护目镜后固定好固定带，将其置于面部和眼睛上方，并调整至合适位置。

⑤戴内层手套（手部有皮肤破损时必须戴）。

⑥穿防护服（连体或分体防护服）：应遵循先穿下衣，再穿上衣，然后戴好帽子，最后拉上拉链的顺序（图1－19）。

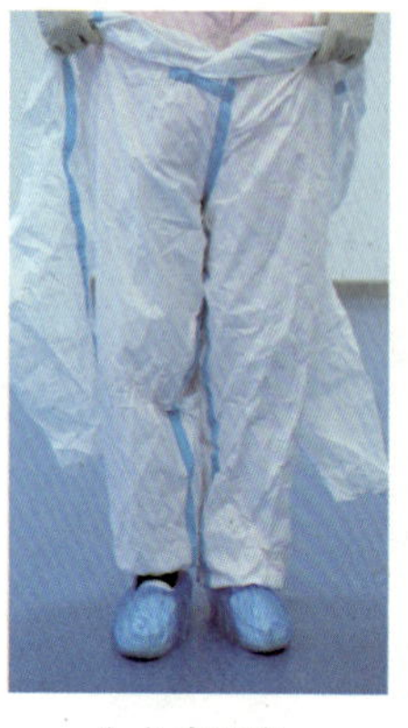
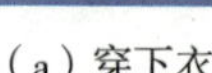

（a）穿下衣

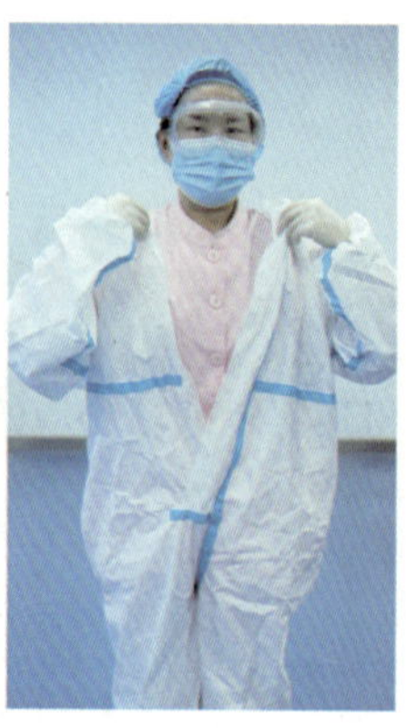

（b）穿上衣

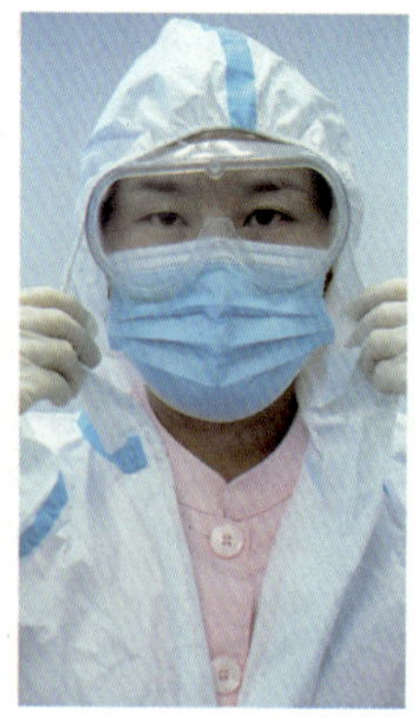

（c）戴帽子

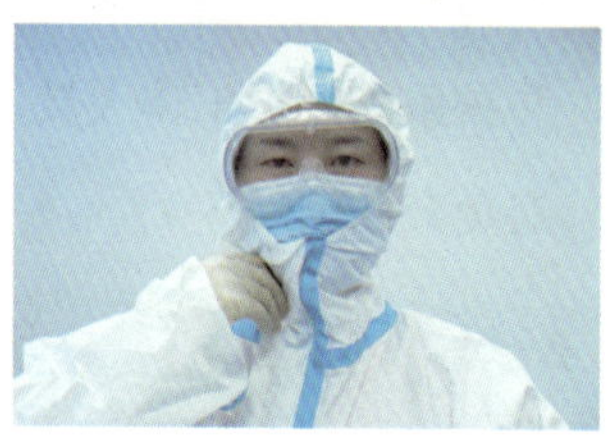

（d）拉好拉链

图 1－19　穿防护服

⑦穿外层防水鞋套：至少套到小腿以上，并系好带子，防止鞋套脱落或移位（图 1－20）。

⑧戴外层手套，将手套套在防护服袖口外面（图 1－21）。

⑨戴面屏：进行容易产生气溶胶的操作时，可以选择全面型自动送风过滤器面屏（图 1–22）。

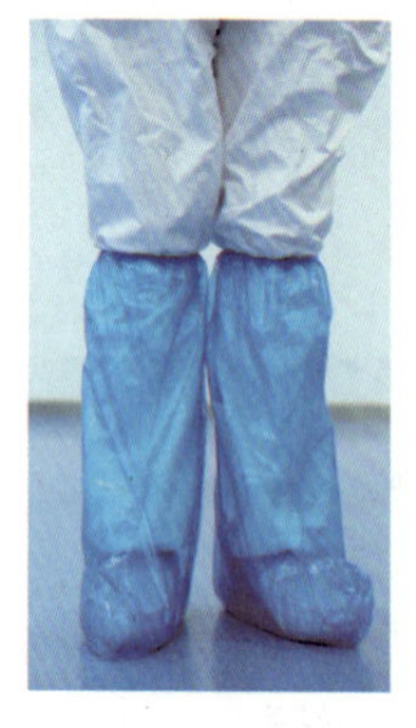

图 1－20　穿好外层防水鞋套

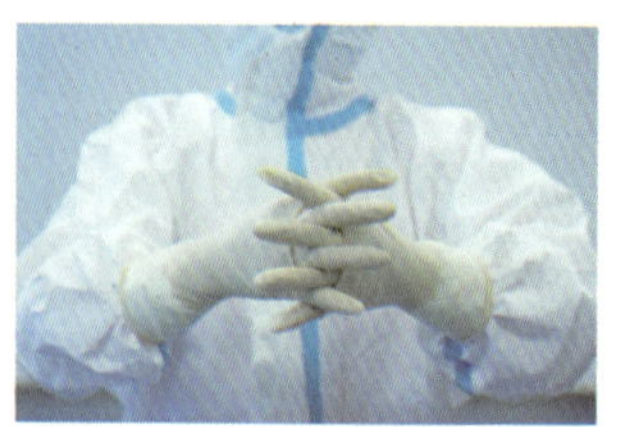

图 1－21　戴好外层手套

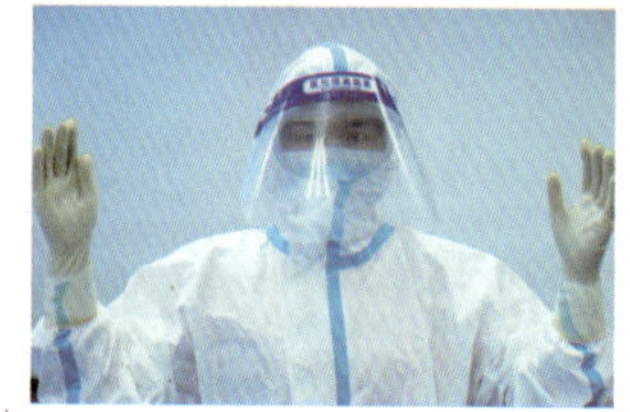

图 1－22　戴好面屏

（3）进入病房操作。

（4）出病房，进入第一缓冲区。

①脱外层鞋套，消毒双手。

②脱外层手套，消毒双手。

③摘防护面罩，消毒双手：捏住靠近头部或耳朵的一边摘下，弃于医疗废物容器中或放入消毒液中浸泡。

④脱防护服，消毒双手。

a. 脱分体防护服时应先将拉链拉开。向上提拉帽子，使帽子脱离头部。脱袖子、上衣，将污染面向里放入医疗废物袋。脱下衣，由上向下边脱边卷，把污染面包裹在里面，脱下后置于医疗废物袋。

b. 脱连体防护服时，先将拉链拉到底，再向上提拉帽子，使帽子脱离头部，脱袖子；将污染面包裹在里面，由上向下边脱边卷，直至全部脱下放入医疗废物袋内（图 1－23）。

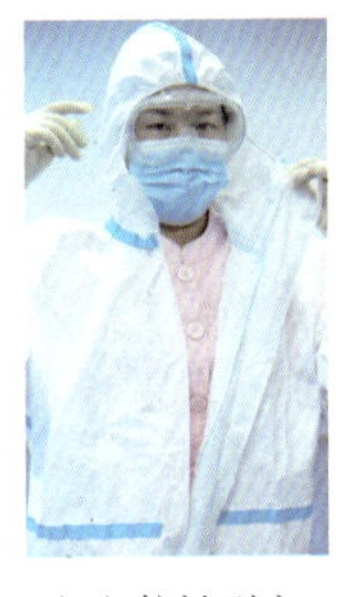
（a）拉链到底

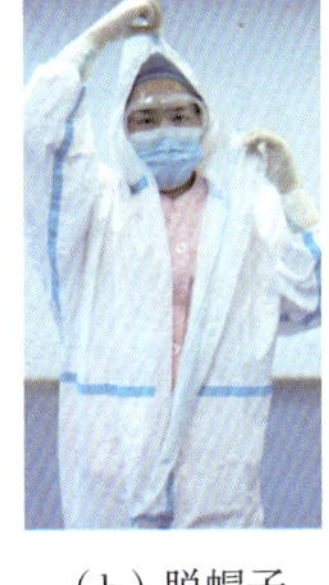
（b）脱帽子

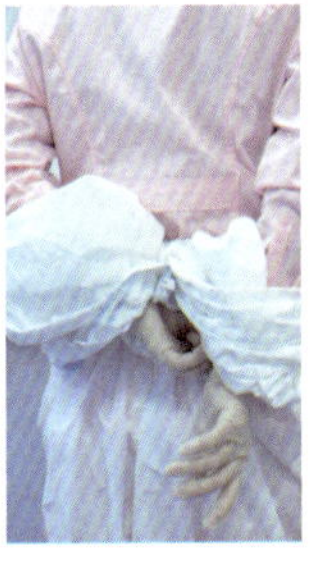
（c）脱袖子

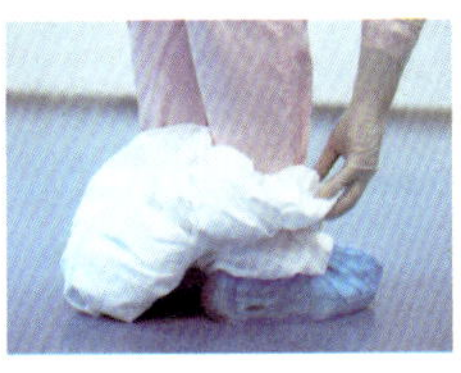
（d）脱裤子

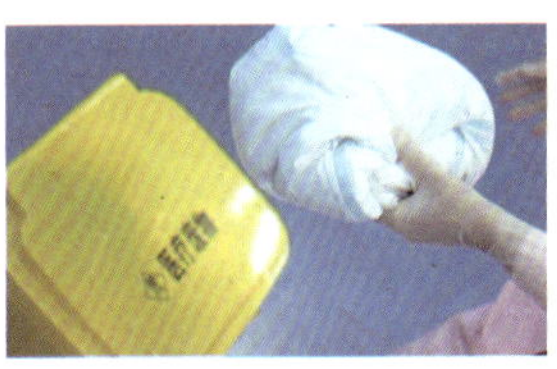

（e）包裹并放入医疗废物袋

图 1-23 脱连体防护服

⑤脱外层口罩，消毒双手。

⑥脱内层手套，消毒双手。

⑦戴手套。

（5）进入第二缓冲区。

①脱内层鞋套，消毒双手。

②脱护目镜，消毒双手。

③脱内层口罩，消毒双手。

④脱内层帽子，消毒双手。

⑤脱手套，消毒双手。

（6）出门。

①消毒鞋子：双脚在消毒鞋垫上踩几下。

②洗手：按七步洗手法清洗双手。

③戴清洁口罩。

④检查：和监督者一起检查全身有无患者的分泌物、血液等，以及是否有潮湿处等。

病例会诊

职业防护案例分析

2020 年春节前后，湖北省武汉市发现多起病毒性肺炎病例，均诊断为病毒性肺炎/肺部感染。2020 年 1 月 30 日晚，世界卫生组织（WHO）宣布，将新型冠状病毒疫情列为国际公共卫生紧急事件（PHEIC）。2021 年 3 月，西安市第八医院封闭隔离病区检验师，意外暴露造成偶发感染；2021 年 6 月，广州医科大学附属市八医院 1 名病理科技师和 1 名急诊科医生被感染；2021 年 7 月，清远市人民医院 1 名感染科护士护理境外输入病例被感染；2021 年 7 月，郑州市第六人民医院的多名医生、护士、保洁员被感染；2021 年 7 月，无锡市第五人民医院 1 名护士被感染；2021 年 8 月，南京市公共卫生医疗中心的 1 名 ICU 护士抢救危重患者被感染；2021 年 8 月，扬州大学附属医院发热门诊的 3 名医生被感染。

请思考：作为医护人员，我们应该如何做好职业防护？

知识拓展

“提灯女神”南丁格尔

在对和平持久的追求中，曾经涌现出许多杰出的人物。他们忠于理想，不畏惧强暴，不计得失。他们卓越的事迹和高尚的心灵，温暖着所有爱好和平的人，坚定着人们对于和平的信念，鼓舞着人们为争取和平而努力。

1820 年，南丁格尔出生于意大利一个富有的家庭，后来全家迁居到英国。她的父母希望她学习文学艺术。南丁格尔说：“摆在我面前的只有三条路：一是成为文学家；二是结婚当主妇；三是当护士。”她不顾父母的反对，毅然选择了第三条道路。

19 世纪 50 年代，英国、法国、土耳其和俄国爆发了克里米亚战争，英国战地的战士死亡率高达 42%。南丁格尔主动申请，自愿成为战地护士。她率领 38 名护士抵达前线，在战地医院服务。她竭尽全力排除各种困难，为伤病员解决必需的生活用品和食品，对他们进行认真的护理。仅仅半年左右的时间，伤病员的死亡率就下降到 2%。每个夜晚，她都手执油灯巡视，伤病员们亲切地称她为“提灯女神”。战争结束后，南丁格尔回到英国，被人们推崇为民族英雄。

1860 年，南丁格尔用政府奖励的 4 000 多英镑创建了世界上第一所正规的护士学校。随后，她又创办了助产士及济贫院护士培训班，被人们誉为现代护理教育的奠基人。

1910 年，南丁格尔逝世。为表达对她的敬仰，人们把她的生日——5 月 12 日定为“国际护士节”。

（资料来源：百度百科）

创新园地

根据兴趣分组，每组 8~10 人，选择一种防护用品进行研究。通过查阅收集资料，对现有的防护用品进行改良（或发明新的防护用品），使之操作更方便，更能保护自己。通过反复穿戴与讨论，说出现有产品的缺点，并提出改良计划（表 1-2）。

表 1-2　职业防护用品创新研究

专业		班级		指导教师	
项目成员（姓名）					

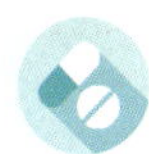

续表

产品设计背景	
产品现状分析	
产品方案设计及分析	
产品设计创新点	
产品实施计划	
产品可行性分析	
总结	

▲ 考核标准

穿脱隔离衣和穿脱防护服的操作流程考核标准分别见表 1-3 和表 1-4。

表 1-3 穿脱隔离衣操作流程考核标准（满分 100 分）

班级　　　　　　　　姓名　　　　　　　　学号　　　　　　　　成绩

项目	操作标准	分值	扣分标准	扣分	自评	互评	教师评价
素质要求（3 分）	1. 报告姓名、操作项目，语言流畅，仪表大方，轻盈矫健	2	紧张、不自然，语言不流畅	1			
	2. 衣、帽、鞋整洁，着装符合要求	1	衣、帽、鞋不整洁	1			

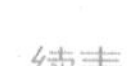
续表

项目	操作标准	分值	扣分标准	扣分	自评	互评	教师评价
评估要求（7分）	1.环境评估：病室是否整洁、宽敞、光线明亮、温湿度适宜	2	未评估	2			
			评估不全	1			
	2.患者评估： （1）患者病情、临床表现、治疗及护理情况； （2）患者目前采取的隔离种类、隔离措施	2	未评估	2			
			评估不全	1			
	3.用物评估： 洗手液或肥皂、毛巾/纸巾/暖风吹手设备、流动自来水设备、盛污物容器、无菌帽子、无菌手套、刷手及洗手设备、消毒的擦手毛巾、清洁隔离衣（挂于输液架上）、污物袋	3	物品准备不全，每缺1项	1			
洗手（22分）	1.洗手前取下手表，卷袖过肘，用肘或适宜方法打开水龙头，湿润双手，涂洗手液或肥皂	2	1处不符合要求	1			
	2.洗掌心：掌心相对，手指并拢相互揉搓	2	1处不符合要求	1			
	3.洗手背：手心对手背沿指缝相互揉搓，两手交替	2	漏洗一侧	2			
			1处不符合要求	1			
	4.洗指缝：掌心相对，双手交叉沿指缝互相揉搓	2	1处不符合要求	1			
	5.洗指背：弯曲各指关节，在另一掌心旋转揉搓，两手交替	2	漏洗一侧	2			
			1处不符合要求	1			
	6.洗拇指：一手握另一手大拇指旋转揉搓，两手交替	2	漏洗一侧	2			
			1处不符合要求	1			
	7.洗指尖：指尖在掌心中转动揉搓，两手交替	2	漏洗一侧	2			
			1处不符合要求	1			
	8.洗手腕：螺旋式擦洗手腕（腕上10 cm），交替进行	2	漏洗一侧	2			
			1处不符合要求	1			
	9.流动水冲洗干净	2	未用流动水冲洗	2			
			有泡沫，未冲洗干净	1			

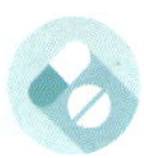

续表

项目	操作标准	分值	扣分标准	扣分	自评	互评	教师评价
洗手（22分）	10.关闭水龙头：用肘或适宜方法关闭水龙头，防止手再次污染	2	关闭方法不当	1			
			手再次污染	2			
	11.用毛巾/一次性纸巾/暖风吹手，用设备擦/吹干双手	2	未擦干双手	2			
			1处不符合要求	1			
戴帽子（2分）	戴好帽子：将头发全部遮住并固定	2	未遮住头发	1			
戴口罩（8分）	1.检查口罩包装是否完整，拆包装	1	未检查	1			
	2.将口罩深色面朝外，浅色面朝内，口罩鼻夹在上方	2	方向错误	2			
	3.将口罩下方系带系于颈后，上方系带系于头顶中部	2	系法错误	2			
	4.将双手指尖放在鼻夹上，从中间位置开始，用手指向内按压，逐步向两侧移动，根据鼻梁形状塑造鼻夹，以致完全贴合	2	未完全贴合	1			
	5.根据颜面部形状，调整系带的松紧度，检查闭合性	1	未检查	1			
穿隔离衣（24分）	1.取下饰物，卷袖过肘	2	未取下饰物、未卷袖	2			
	2.取出隔离衣，手持衣领，将隔离衣污染面向外	2	污染面未向外	2			
	3.将衣领向外反折，对齐肩缝，露出袖笼	2	手碰触清洁面	1			
			肩缝未对齐	1			
	4.左手伸入袖内向上抖，右手将衣领向上拉，露出全手	3	清洁面疑似污染	1			
			清洁面污染	2			
	5.依上法穿好另一袖子	2	清洁面疑似污染	1			
			清洁面污染	2			
	6.两手上举，将衣袖尽量展开	1	抖动衣袖时碰触到周围物品	1			
	7.两手持衣领由领子中央顺边缘向后，系好领扣	4	持衣领由中央顺边缘向后时污染	2			
			未系好领扣	2			
	8.系好袖口	2	未系好袖口	2			

续表

项目	操作标准	分值	扣分标准	扣分	自评	互评	教师评价
穿隔离衣（24分）	9.用手将隔离衣的两边向前拉，直到看到两侧边缘	2	每污染1处	1			
	10.捏住两侧边缘面在背后对齐，向一侧方向按压折叠	2	捏住两侧边缘面时未对齐	1			
			折叠时污染	1			
	11.系好腰带，两臂屈肘	2	未系好腰带	1			
			两臂未屈肘	1			
戴、脱手套（11分）	1.检查手套外包装是否完好，有无潮湿、破损，检查手套型号、有效期	1	检查漏1项	1			
	2.打开手套，持手套反折部分向前、向上取出手套，拇指相对，一手伸入手套内戴好，未戴手套的手不可触及手套外面	3	污染1次	3			
	3.已戴好手套的手伸入另一手套的反折部分辅助另一只手戴好。已戴手套的手，不能接触未戴手套的手臂和非无菌物	3	污染1次	3			
	4.戴好手套的双手合拢调整，举在胸前无菌区域范围内，开始操作	3	污染1次	3			
	5.操作完毕脱手套，置于医疗垃圾桶内	1	丢弃错误	1			
脱隔离衣（15分）	1.解开腰带在前面打活结	1	腰带落地	1			
	2.解开袖口，在肘部将部分衣袖塞入工作服衣袖下，暴露双手及前臂	2	未暴露双手及前臂	2			
	3.刷手两遍，每遍刷手时间不少于1 min（口述：刷手两遍）；用小毛巾擦干手	2	每遍刷手时间少于1 min	1			
			隔离衣溅湿	1			
			未口述	1			
	4.解开衣领	1	手触及隔离衣的污染面	1			
	5.一手伸入另一袖内拉下衣袖过手	2	未用清洁手拉袖口内的清洁面	2			
	6.用衣袖遮盖的手握另一衣袖的外面将袖子拉下	2	手碰触到隔离衣污染面	2			

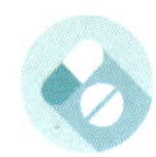

续表

项目	操作标准	分值	扣分标准	扣分	自评	互评	教师评价
脱隔离衣（15分）	7.两手于袖内退出	2	手碰触到隔离衣污染面	2			
	8.手持衣领，污染面向内卷好，投入污衣袋内。将帽子、口罩放于指定位置	2	污染面未向内卷	1			
			未放入指定位置	1			
	9.洗手，脱口罩	1	未洗手	1			
评价质量（8分）	1.程序正确，动作规范，操作熟练	2	程序错误，动作不规范	2			
	2.完成时间不超过 12 min	2	每超时 1 min	1			
	3.无菌观念强	2	无菌观念不强	2			
	4.操作无污染	2	清洁物品污染	2			

表 1-4 穿脱防护服操作流程考核标准（满分 100 分）

班级　　　　姓名　　　　学号　　　　成绩

项目	操作标准	分值	扣分标准	扣分	自评	互评	教师评价
素质要求（3分）	1.报告姓名、操作项目，语言流畅，仪表大方，轻盈矫健	2	紧张、不自然，语言不流畅	1			
	2.衣、帽、鞋整洁，着装符合要求	1	衣、帽、鞋不整洁	1			
评估要求（7分）	1.环境准备：区分清洁区、潜在污染区、污染区、两通道、缓冲间、负压病房	2	未评估	2			
			评估不全	1			
	2.患者评估： （1）患者病情、临床表现、治疗及护理情况； （2）患者目前采取的隔离种类、隔离措施	2	未评估	2			
			评估不全	1			
	3.用物评估：防护服、清洁帽子、防护口罩、防水护目镜、防水面罩、防水鞋套、无菌手套、免洗消毒液、污物袋、浸泡消毒液	3	物品准备不全，每缺 1 项	1			

续表

项目	操作标准	分值	扣分标准	扣分	自评	互评	教师评价
准备（4分）	1.七步洗手法洗手	2	1处不符合要求	1			
	2.更换工作服、工作鞋	2	未更换工作服	1			
			未更换工作鞋	1			
进入清洁区（26分）	1. 七步洗手法洗手	2	漏掉1个部位	2			
	2. 戴帽子：有松紧带的一面向后，注意将碎发整理进帽子	2	不符合要求	2			
	3.戴防护口罩： （1）先将下面松紧带拉至头后方，再拉好上面一根松紧带； （2）一只手托着口罩，扣于面部适当的部位，另一只手将口罩带戴在合适的部位，有金属片的一边朝上，口罩应完全覆盖口鼻和下颌； （3）用两手食指将鼻梁上的金属片沿鼻梁两侧摁紧，使口罩紧贴面部； （4）佩戴好后深呼吸检查（漏气实验）是否紧密	6	不符合要求	5			
			未检查紧密性	1			
	4.穿内层鞋套	2	未穿	2			
	5. 戴手套： （1）打开手套，持手套反折部分向前向上取出手套，拇指相对，一手伸入手套内戴好； （2）已戴好手套的手伸入另一手套的反折部分辅助另一只手戴好	2	不符合要求	2			
	6.穿防护服（连体或分体防护服）： （1）从下肢往上穿，穿好后拉好拉链，粘贴好拉链前面的胶条； （2）防护服腿部要包住脚踝，穿好后检查密封性	4	不符合要求	4			
	7.穿外层防水鞋套：至少套到小腿以上，并系好带子，防止鞋套脱落或移位	2	不符合要求	2			

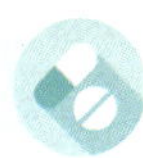

续表

项目	操作标准	分值	扣分标准	扣分	自评	互评	教师评价
进入清洁区（26分）	8.戴外层手套，将手套套在防护服袖口外面	2	不符合要求	2			
	9.戴护目镜和（或）面屏。进行容易产生气溶胶的操作时，可以选择全面型自动送风过滤器面罩	2	不符合要求	2			
	10.检查：可通过上举双臂、弯腰、下蹲等简单动作再次评估所选防护服的合适性。检查完毕后，进入病房进行操作	2	未检查	2			
进入第一缓冲区（20分）	1.脱外层鞋套，消毒双手： （1）确保缓冲区没人后，一只脚脱外层鞋套弃于病房医疗废物袋内； （2）另一只脚迈进第二缓冲区，脱外层鞋套弃于缓冲区医疗废物袋内； （3）用免洗手消毒液快速消毒双手	6	未询问有没有人	2			
			不符合要求	2			
			未消毒双手	2			
	2.摘护目镜和（或）防护面罩，消毒双手： （1）捏住护目镜和（或）防护面罩的头带（注意不要碰到自己的头发或皮肤），从后面取下护目镜和（或）防护面罩，摘下，弃于医疗废物容器中或放入消毒液中浸泡； （2）用免洗手消毒液快速消毒双手	6	不符合要求	6			
			未消毒双手	2			
	3.脱防护服和外层手套，消毒双手。 （1）脱分体防护服。 ①先将拉链拉开；向上提拉帽子，使帽子脱离头部；脱袖子、上衣，将污染面向里放入医疗废物袋； ②脱下衣，由上向下边脱边卷，污染面包裹在里面；手套和防护服一起脱下后置于医疗废物袋。 （2）脱连体防护服。先将拉链拉到底；向上提拉帽子，使帽子脱离头部；脱袖子，将污染面包裹在里面，由上向下边脱边卷，手套和防护服一起脱下，放入医疗废物袋内 （3）用免洗手消毒液快速消毒双手	8	触碰防护服的外侧	2			
			手套未和防护服一起脱下	2			
			不符合要求	2			
			未消毒双手	2			

续表

项目	操作标准	分值	扣分标准	扣分	自评	互评	教师评价
进入第二缓冲区（16分）	1.脱内层鞋套，消毒双手： （1）脱下鞋套丢弃在医疗废物袋内； （2）消毒双手	4	不符合要求	2			
			未消毒双手	2			
	2.脱内层手套，消毒双手： （1）将手套脱下，丢弃在医疗废物袋内； （2）消毒双手	4	不符合要求	2			
			未消毒双手	2			
	3.脱防护口罩，消毒双手： （1）抓住口罩的尾部将系带或松紧带取下，丢弃在医疗垃圾箱中； （2）消毒双手	4	不符合要求	2			
			未消毒双手	2			
	4.脱帽子，消毒双手： （1）头向前倾斜，从头顶摘下帽子，不要触碰皮肤或者头发等处，脱下的帽子丢弃在医疗废物袋内； （2）用免洗手消毒液快速消毒双手	4	不符合要求	2			
			未消毒双手	2			
出门离开（12分）	1.消毒鞋子：双脚在消毒鞋垫上踩几下	2	未消毒	2			
	2.洗手：按七部洗手法清洗双手	2	未消毒双手	2			
	3.戴清洁口罩	2	未戴口罩	2			
	4.检查：和监督者一起检查全身有无患者的分泌物、血液等，检查是否有潮湿处等	2	未检查	2			
	5.沐浴：洗澡时间必须长于 30 min，要认真清洗鼻孔	2	未沐浴	2			
	6.更换清洁的衣物，并对换下的衣物进行消毒处理	2	未消毒处理	2			
评价质量（12分）	1.程序正确，动作规范，操作熟练	4	程序错误，动作不规范	4			
	2.无菌观念强	4	无菌观念不强	4			
	3.操作无污染	4	清洁物品或人体污染	4			
总分							

评价反思

职业防护操作评价与反思见表 1-5。

表 1-5 职业防护操作评价与反思

小组成员操作观察与记录
自我操作反思

课后练习

职业防护课后练习见表 1-6。

表 1-6 职业防护课后练习

课程名称	临床护理技能实训	专业		码上刷题
学习任务	模块一 职业防护	班级		
学习内容	职业防护措施	姓名		
1. 护理新型冠状病毒肺炎的患者需要采取哪些护理措施？				
2. 在哪些情况下需要洗手？哪些情况下需要卫生手消毒？				
3. 在哪些情况下需要穿隔离衣？哪些情况下需要穿防护服？				

（唐婵）

模块二

基础护理

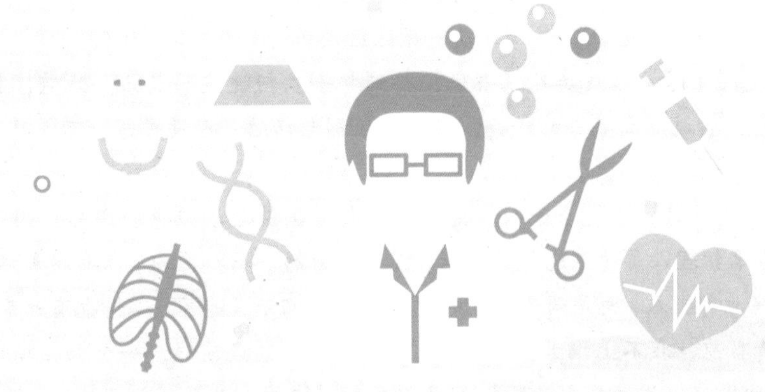

住院患者由于身体抵抗力下降，容易感染和诱发各种并发症。了解患者的基本情况，保持其口腔、皮肤的清洁，给予其均衡的饮食和充足的营养，协助患者恢复并维持正常的排泄功能，及时准确地评估患者的生命体征，能有效预防其感染和并发症的发生。因此，护士必须熟练掌握有关基础护理的知识和技能，使患者保持舒适，预防并发症的发生。

任务一　口腔护理

思政导学

隔离病区的女护士剃光头：只为更好地“战斗”

“我就剃了个头，真的没啥……”得知自己的“光头照”引起大众关注后，杭州市桐庐县第一人民医院感染科护士赵晨华很意外。自新型冠状病毒肺炎（简称新冠肺炎）疫情发生以来，赵晨华作为该院第一批进入隔离病区的护士，已连续奋战 144 h。

“因为我原本的头发长度比较尴尬，扎不起来，穿着防护服工作的时候，头发总是容易滑到帽子外面。”因此，为了避免交叉感染、节省穿防护服的时间，赵晨华跟妈妈商量了下，把头发剃光了。

“剃头还是要跟妈妈说一下的，不然直接一个光头出现在她面前，她会受到惊吓……”赵晨华笑道。

剃光头是一种决心，面对来自大家的关心，赵晨华说：“只是为了工作，为了减少自己感染的风险，我想安安全全回家。”而此前，她已经连续 6 天奋战在一线。

1 月 21 日凌晨 1 时，赵晨华晚班下班，接到护士长何晓波的电话。此前，护士长何晓波曾单独找赵晨华聊过隔离病房的任务，赵晨华接到电话后，也没多想，回复只有简单的两个字：“好的。”

1 月 21 日上午 9 时，赵晨华进入隔离病房工作。医院启动应急状态后，因感染科人手短缺，抽不出 3 名护理人员达到轮值的要求，因此当时的隔离病区内，只有赵晨华一名护士。

赵晨华是河北邯郸人，也是两个孩子的妈妈。过年回不了老家，心情也有一瞬间很难过，但一想到“疫情当前，我不上谁上？”她便毫不犹豫地站到最前线，一个人在隔离病房 24 h 连轴转。“我身体很好，正好派上用场”“我已经接触过患者，为了不让其他护士多一分危险，我决定直到这些患者的结果检测出来，再找人替我。”赵晨华说。

在隔离病房护理期间，每天上午 8 时 30 分左右，赵晨华需要做进入隔离病房的准备。“一定要先吃好饭，上好厕所，因为一进去，不知道什么时候会出来。防护服、口罩资源都非常紧张，我不想浪费。”

穿好防护服，拿上医疗器械和家属要带给患者的物品，赵晨华就进入隔离病房了。给患者发放食物、输液、采集检测标本、收拾医疗和生活垃圾、打扫卫生……一系列工作完成后，赵晨华的护目镜上已全是雾气，后背也都被汗水浸湿。

穿上防护服，又闷又热，等待的时间也变得煎熬。赵晨华说："刚开始，病房里都没有凳子，累了就靠墙站一会儿，或者直接坐在地上。"连续值班 6 天，最多的时候，她同时护理过 8 位隔离患者。

"不仅是身体上的压力，当时心理其实也是有压力的。因为检测结果还没有出来，不知道患者是否真的感染上病毒。"赵晨华说。所幸，当时的患者检测结果基本都是阴性。

"我很久没见妈妈了，我要妈妈抱……""你要远一点和妈妈讲话"。1 月 26 日晚，刚从隔离病房出来的赵晨华回到家，想看一眼许久不见的孩子，但她只敢站在楼下，远远望着楼上的两个孩子。讲了几句话后又匆匆返回单位，继续奋战在抗击疫情的第一线。

想起 8 岁的女儿和 6 岁的儿子趴在窗口，说想让妈妈抱的画面，赵晨华声音哽咽。

连续值班后，赵晨华原本有几天假期可以休息。"这两天在家，每天看着新闻，如坐针毡，不做点啥感觉我心里过不去。"因此，赵晨华又申请提前结束假期，回到一线继续"战斗"。

（资料来源：新浪新闻）

解析：此次事件中的很多女护士，无论是基于使命召唤，还是基于规则要求，或是为了自身安全，都选择了自愿剃光头、奔赴一线的行为。在这个过程中，她们放弃了自己的形象，放弃了对家庭的责任，她们就是我们心中最美的逆行者。

教学目标

【知识目标】

1.能够说出常用漱口溶液的名称及作用。

2.能够归纳口腔护理的操作流程和注意事项。

【技能目标】

根据患者的情况，能采取正确有效的口腔护理措施。

【素质目标】

培养学生具有爱伤观念、安全意识。

【思政目标】

培养学生的人际沟通能力及严谨求实的工作态度，使其具有爱伤观念，确保患者安全。

任务导入

王奶奶，女，76 岁，1 年前因摔倒导致脑卒中，右侧肢体失去自理能力，现因高血压入院，检查：生命体征平稳，口唇发干、口臭，右侧颊部有一白色溃疡点，约 0.2 cm×0.2 cm。

请你观察患者的口腔情况，采取合适的方法进行口腔护理。

任务分组

口腔护理任务分组见表 2-1。

表 2-1　口腔护理任务分组

班级		组号		指导教师	
组长			学号		
组员	姓名	学号	姓名	学号	
任务分工					

任务分析

（一）一般口腔护理

口腔护理理论部分

一般口腔护理适用于能自己完成口腔清洁的患者。全部自理的患者，由护士提供必要的口腔清洁与保养的健康指导；部分自理的患者，由护士协助完成口腔卫生的清洁。

1.口腔清洁用具的选择

（1）牙刷的选择。应选择刷头较小、能在口腔内灵活运动，刷毛软硬适中、表面光滑的牙刷。一般每 3 个月更换 1 次。

（2）牙膏的选择。应选用无腐蚀性、刺激性小的牙膏。药物牙膏能抑制细菌生长，应根据口腔环境适当选用。牙膏不宜固定品种，应轮换使用。

2.刷牙的方法

（1）上、下颤动刷牙法。将牙刷毛面轻放于牙齿及牙龈沟上，刷毛与牙齿呈 45°，以快速环形来回颤动刷牙，每次刷 2~3 颗牙齿，刷完一个部位后再刷相邻部位。前排牙齿的内侧面可用牙刷毛面的顶端震颤刷牙；刷上下咬合面时，刷毛与牙齿平行来回刷洗；刷完牙齿后再刷舌面。

（2）上、下竖刷法。将牙刷毛面置于牙冠与牙龈交界处，沿牙齿方向轻微加压并顺牙缝纵向刷洗，牙齿的外侧面、内侧面及上下咬合面都应刷洗干净，舌面由里向外刷洗（图 2-1）。

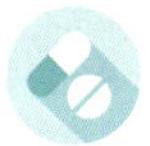

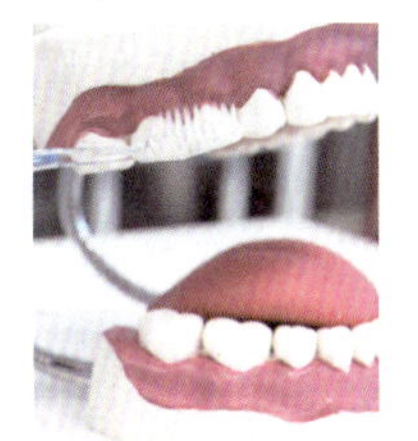

（a）外侧面牙齿刷洗法

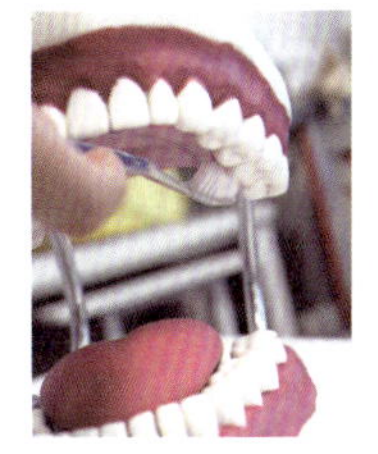

（b）内侧面牙齿刷洗法

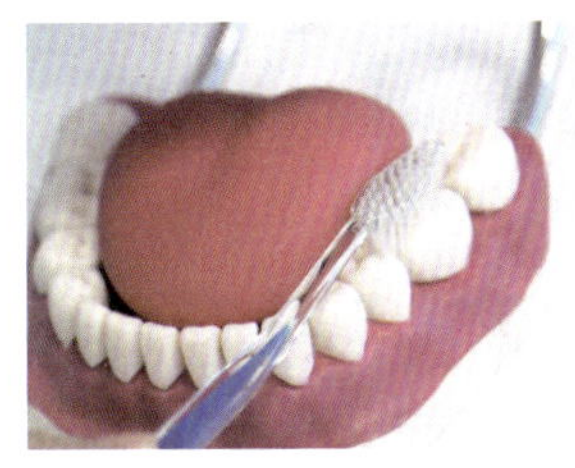

（c）咬合面牙齿刷洗法

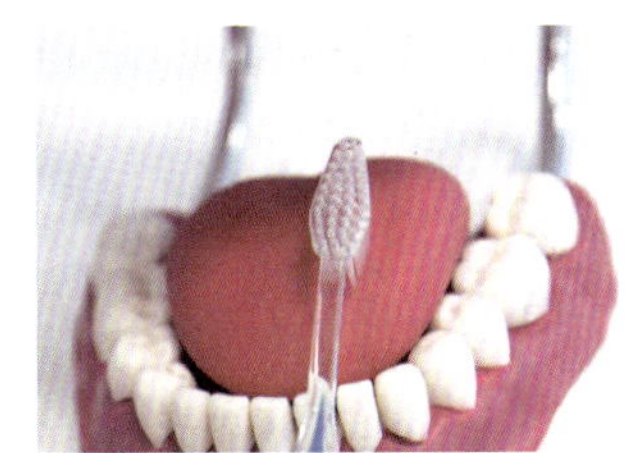

（d）舌头表面刷洗法

图 2-1 刷牙方法

（3）刷牙的注意事项：

①每天刷牙至少 2 次，每次刷牙时间不少于 3 min；

②睡前清洁口腔，因为细菌容易在口腔静止的环境中繁殖；

③口腔清洁包括舌的保健；

④牙刷每 3 个月更换 1 次，能够保证其较好的性能与清洁。

3. 牙线剔牙法

牙线剔牙对牙齿、牙龈损伤较小，并且清理得干净。牙签线、尼龙线、丝线均可剔牙。每日 2 次，餐后立即剔牙更好。

（1）牙签线：直接将牙线嵌入牙齿之间，用力弹出即可（图 2-2）。

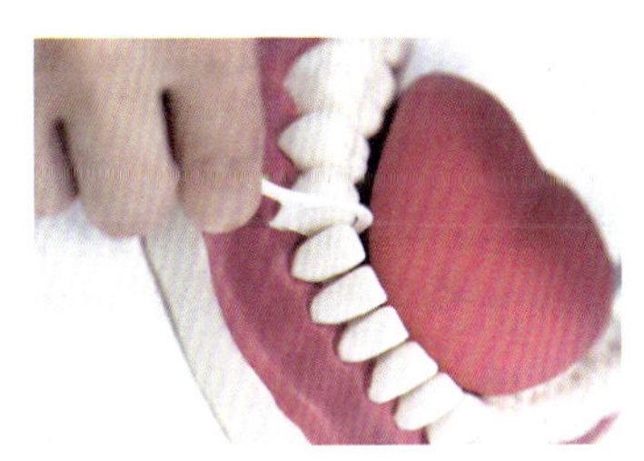

图 2-2 牙签线剔牙

（2）尼龙线：将牙线缠绕在两手中指第一关节，食指和拇指持牙线以拉锯式将牙线嵌入两齿之间，然后用力弹出，每个牙缝反复数次，直至清洁为止。

4. 义齿的清洁与护理

义齿也会积聚食物残渣，产生牙菌斑和牙结石，所以需要每天清洁与护理。为增进咀嚼功能和保持良好的口腔外观，义齿应该白天佩戴，晚上取下，使牙床得以休养。每天至少刷洗或擦拭义齿 2 次，取下的义齿放于冷开水中保存，每日换水 1 次，义齿不可浸入热水或乙醇等消毒液中，以免变色、变形和老化。

（二）特殊口腔护理

特殊口腔护理是指根据患者病情和口腔情况，采用恰当的口腔护理溶液，运用特殊的护理手段，为患者清洁口腔的方法。常用于高热、昏迷、危重、禁食、鼻饲、口腔疾患、大手术、血液病、大剂量放疗和化疗及自理能力缺陷的患者。一般每天2~3次，如病情需要，可酌情增加次数。

1.漱口溶液的选择

不同漱口溶液的作用见表2-2。

表2-2 不同漱口溶液作用

漱口溶液	作用
生理盐水	清洁口腔，预防感染
朵贝尔（复方硼酸）溶液	轻度抑菌，消除口臭
0.02%呋喃西林溶液	清洁口腔，广谱抗菌
1%~3%过氧化氢溶液	抗菌防臭
1%~4%碳酸氢钠溶液	真菌感染
2%~3%硼酸溶液	防腐抑菌
0.1%醋酸溶液	铜绿假单胞菌感染
0.08%甲硝唑溶液	厌氧菌感染

2.操作时的注意事项

（1）清洁口腔时动作轻柔，特别是对凝血功能差的患者。

（2）昏迷患者吞咽反射迟钝或消失，口腔护理时禁忌漱口，棉球不宜过湿，以免溶液被吸入呼吸道，发生误吸；患者不能自行张口，需用张口器时，应从臼齿处放入；清点棉球数量，每次夹取一个棉球，防止将棉球遗留在口腔内。

（3）传染病患者的用物处理按消毒隔离原则处理。

（4）擦洗口腔的顺序：依次擦洗牙齿左外侧面、右外侧面、左上内侧面、左上咬合面、左下内侧面、左下咬合面、左颊部、右上内侧面、右上咬合面、右下内侧面、右下咬合面、右颊部、硬腭、舌面及舌下，至少需要15个棉球。

（5）长期使用抗生素的患者，应观察口腔黏膜有无真菌感染。

（6）如有活动义齿应先取下，用牙刷刷净义齿各面，用冷水冲洗干净，待患者漱口后戴上。

任务实施

特殊口腔护理

口腔护理实践部分

【目的】

（1）清除口腔内残留物质，保持口腔清洁，预防口腔感染等并发症的发生。

（2）通过湿润口腔，防止口腔黏膜干燥及口唇干裂，维持口腔的正常功能。

（3）通过观察口腔黏膜、舌苔、牙龈等处的变化及特殊的口腔气味。可以提供病情的动态信息。如口腔有氨臭味，提示肝昏迷的先兆；糖尿病酮症酸中毒患者，口腔里有烂苹果味；等等。

【操作程序】

1.评估

（1）患者的身心状态。

（2）患者的口腔情况。

（3）患者的自理能力、心理接受程度及合作程度。

2.计划

（1）患者准备：了解特殊口腔护理的意义，并且积极配合。

（2）护士准备：洗手、戴口罩，熟悉口腔卫生的相关知识，向患者解释特殊口腔护理的重要性。

（3）用物准备：治疗盘内准备治疗碗 2 个、棉球数个、弯血管钳 1 把、直镊 1 把、弯盘 1 个、治疗巾 1 块、纱布 2 块、压舌板 1 个；治疗盘外备漱口溶液。

（4）环境准备：环境清洁，空气清新，去除不良刺激。

3.实施

（1）核对解释：对于意识不清者，应向其家属解释。

（2）安置体位：侧卧或仰卧、半坐卧，头偏向护士。

（3）开包整理：打开口腔护理包，合理摆放用物。

（4）铺巾置盘：铺治疗巾于患者颌下及胸前，弯盘置于口角旁（图 2–3）。

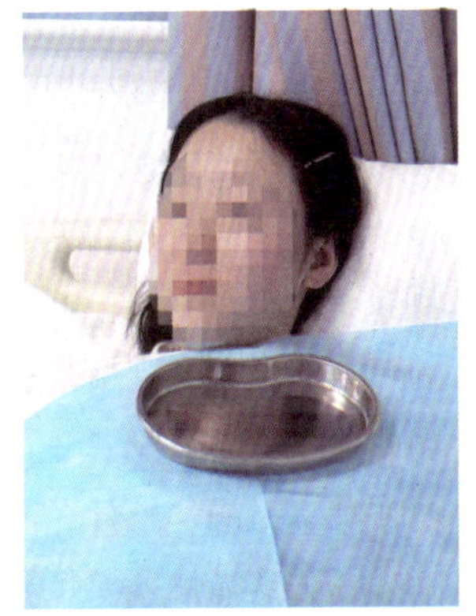

图 2–3 铺巾置盘

（5）湿润口唇：用湿棉签或湿棉球湿润患者口唇。

（6）观察口腔。

①嘱患者张口，不能张口者使用开口器。

②一手用压舌板撑开口腔颊部，一手持手电筒观察口腔中有无出血、炎症、溃疡、特殊气味。有活动义齿取下，放于冷水中。

（7）协助漱口：清醒者用吸水管漱口，嘱其不要咽下，漱口后吐在弯盘中，帮助其擦干口角；无吸吮能力者用注射器接软管帮助漱口；昏迷者禁忌漱口。

（8）擦洗口腔：依次擦洗牙齿左外侧面、右外侧面、左上内侧面、左上咬合面、左下内侧面、左下咬合面、左颊部、右上内侧面、右上咬合面、右下内侧面、右下咬合面、右颊部、硬腭、舌面及舌下。

（9）协助漱口：擦洗完毕，协助漱口后，用纱布擦去水渍。

（10）观察涂药：再次观察口腔，有溃疡需涂药，口唇干裂涂液状石蜡或润唇膏。

（11）清点整理：再次清点棉球的数量，撤去用物，取舒适体位，整理床单元，清理用物。

（12）洗手记录：洗手，记录执行时间和患者的反应。

4.评价

（1）患者口唇润泽，清洁舒适，有感染、出血、溃疡及时处理，擦洗时无口腔黏膜及牙龈损伤。

（2）操作规范，动作轻巧。

（3）护患沟通有效，患者主动配合，获得口腔卫生保健知识与技能。

病例会诊

口腔护理案例分析

第三次全国口腔健康流行病学调查结果显示，我国中年人和老年人龋齿患病率分别高达88.1%和98.4%，牙周健康率分别为14.5%和14.1%。口腔疾病使很多中老年人过早丧失咀嚼功能，还可能引起或加重心脏病、胃病、糖尿病、心血管疾病和关节疾病及并发症，严重危害身体健康。

请思考：针对老年人的不同情况，应如何保持其口腔清洁？

知识拓展

怎样保护牙齿

牙齿是人类身体最坚硬的器官。一般而言，牙齿呈白色，质地坚硬。牙齿的不同形状适用于不同用途，包括撕裂、磨碎食物。牙齿是动物天生的自卫武器。人类语言发音与口中前排的上下牙齿密切相关，牙齿的整洁还关系到个人的形象和社会地位。下面就来介绍一下怎样保护牙齿。

（1）养成定时刷牙的习惯。每天比较合理的是早晚各刷牙1次，对于牙齿很有好处。在刷牙时要注意控制在3 min，一般饭后3~5 min刷牙比较适宜。在刷牙时不可过度用力，顺着牙缝上下刷比较好。

（2）根据情况进行窝沟封闭。窝沟封闭是指不损伤牙体组织，将窝沟封闭材料涂布于牙冠咬合面、颊舌面的窝沟点隙，当它流入并渗透窝沟后固化变硬，形成一层保护性的屏障，覆盖在窝沟上，能够阻止致龋菌及酸性代谢产物对牙体的侵蚀，以达到预防窝沟龋的方法。一般在孩子五六岁时做比较好，能很好地起到保护牙齿的作用。

（3）每天进行叩齿。叩齿就是空口咬牙，是一种较常见的牙齿保健方法，现代医学认为这样可增加牙齿的自洁作用，发挥咀嚼运动所形成的刺激，增强牙体本身的抵抗力。每天叩齿2~3次，每次15 min。

（4）不要过多吃甜食。过多吃甜食容易产生蛀牙，应多吃蔬菜和水果，可以增强口腔黏膜的抗病能力，同时对牙齿起到机械洗刷和摩擦的作用。

（5）适当使用漱口水。每隔3 d使用1次含氟的漱口水，漱口水可以深入牙膏难以企及的牙缝深处，清除牙垢和牙菌斑。但是无须多用，漱口水漱口后需要彻底冲洗干净。

（6）不要过分美白牙齿。牙齿健康就好，不要过分追求美白。大部分美白产品都是化学药物，会使牙齿变脆。健康的牙釉质本来就是淡黄色的，过分洁白反而有害。

创新园地

根据兴趣分组，每组8~10人，对牙具、假牙清洁器、假牙护理盒、口腔护理液、漱口液、牙膏等口腔用品进行研究。通过查阅收集资料，对现有的产品进行改良（或发明新的产品），使之操作更方便，更有助于牙齿健康和日常生活。通过反复试用与讨论，说出现有产品的缺点，并提出改良计划（表 2-3）。

表 2-3 口腔护理用品创新研究

<table>
<tr><td>专业</td><td></td><td>班级</td><td></td><td>指导教师</td><td></td></tr>
<tr><td rowspan="5">项目成员（姓名）</td><td></td><td></td><td></td><td></td><td></td></tr>
<tr><td></td><td></td><td></td><td></td><td></td></tr>
<tr><td></td><td></td><td></td><td></td><td></td></tr>
<tr><td></td><td></td><td></td><td></td><td></td></tr>
<tr><td></td><td></td><td></td><td></td><td></td></tr>
<tr><td>产品设计背景</td><td colspan="5"></td></tr>
<tr><td>产品优缺点对比</td><td colspan="5"></td></tr>
<tr><td>产品设计原理</td><td colspan="5"></td></tr>
<tr><td>产品设计创新点</td><td colspan="5"></td></tr>
<tr><td>产品实施计划</td><td colspan="5"></td></tr>
<tr><td>产品测试报告</td><td colspan="5"></td></tr>
<tr><td>总结</td><td colspan="5"></td></tr>
</table>

考核标准

特殊口腔护理操作流程考核标准见表 2-4。

表 2-4 特殊口腔护理操作流程考核标准（满分 100 分）

班级 姓名 学号 成绩

项目	操作标准	分值	扣分标准	扣分	自评	互评	教师评价
素质要求（2 分）	1.报告姓名、操作项目，语言流畅，仪表大方，轻盈矫健	1	紧张不自然，语言不流畅	1			
	2.衣、帽、鞋整洁，着装符合要求	1	衣、帽、鞋不整洁	1			
评估要求（15 分）	1.环境评估：病室整洁、宽敞，光线明亮，温湿度适宜	1	未评估	1			
	2.患者评估：确认医嘱，核对床号、姓名、腕带，向患者做好解释工作，评估病情、口腔情况、自理能力	3	未核对 未询问患者 未检查口腔	1 1 1			
	3.护士评估： （1）七步洗手法洗手，戴口罩； （2）了解口腔护理的目的	3	未洗手或洗手不规范	1			
			未戴口罩	1			
			不熟悉口腔护理的目的	1			
	4.用物评估： 备物：一次性口腔护理包或无菌口腔护理包。无菌口腔护理包内放治疗碗 2 个（内放棉球、压舌板、弯血管钳、镊子）、弯盘、治疗巾、纱布；无菌口腔护理包外放温开水、漱口溶液、吸水管、棉签、液状石蜡（或润唇膏）、手电筒、口腔溃疡用药；必要时备开口器（口述）	8	缺或多 1 项用物	1			
实施步骤（68 分）	1.将用物携至床旁桌上，辨识患者并解释	2	未辨识患者	1			
			解释不合理，态度欠妥	1			
	2.根据患者情况采取侧卧或仰卧、半坐卧，头偏向护士	2	体位不合适	2			
	3.检查并打开口腔护理包，用物摆放合理	2	未检查	1			
			摆放不合理	1			
	4.取治疗巾围于衣领下及枕上（双层保护枕头），弯盘放于口角旁	2	治疗巾放置不合理	1			
			弯盘放置不正确	1			
	5.用湿棉签或湿棉球湿润患者口唇	2	未湿润口唇	2			

续表

项目	操作标准	分值	扣分标准	扣分	自评	互评	教师评价
实施步骤（68分）	6.用手电筒、压舌板检查口腔有无出血、溃疡及活动义齿（口述：取出义齿）	2	未检查口腔	1			
			未口述取出义齿	1			
	7.清醒者用吸水管漱口，无吸吮能力者用注射器接软管帮助其漱口（口述），擦口角	2	未漱口或未口述	2			
			未擦口角	1			
	8. 浸湿棉球，清点棉球	2	棉球湿度不适宜	1			
			未清点棉球	1			
	9.嘱患者张口，用压舌板撑开左侧颊部，咬合上下齿	2	未正确使用压舌板	2			
	10.用血管钳夹取棉球，沿牙缝纵向擦洗牙齿左上外侧面、左下外侧面，由内洗向门齿	4	夹取棉球方法不正确	2			
			动作不准确、不轻巧	2			
	11.同10中方法擦洗右外侧面	4	夹取棉球方法不正确	2			
			动作不准确、不轻巧	2			
	12.（不用压舌板）嘱患者张开上、下齿，按顺序擦洗牙齿左上内侧、左上咬合面、左下内侧、左下咬合面，均由内洗向门齿（其中，左上内侧、左下内侧应沿牙缝纵向擦洗，咬合面应螺旋擦洗）	6	与患者交流欠佳	2			
			操作方法不正确	2			
			顺序不正确	2			
	13.以弧形擦洗左侧颊部（用压舌板）	2	擦洗方法不正确	2			
	14.同12、13中方法擦洗右侧	8	同12、13的扣分标准	8			
	15.擦洗硬腭部、舌面及舌下（口述：勿触及咽部，以免引起恶心）	6	漏擦1处	2			
			未口述	2			
	16.擦洗完毕，协助患者用吸水管吸漱口水（温开水）漱口，用纱布拭去患者口角处的水渍	4	未漱口	2			
			未及时用纱布拭干口角	2			
	17.用手电筒检查口腔（口述：观察口腔是否擦洗干净，有无炎症、溃疡等，如有溃疡涂口腔溃疡用药）	4	检查不到位	2			
			口述不正确	2			
	18.口唇干燥涂液状石蜡或润唇膏（口述）	2	未口述	2			

续表

<table>
<tr><th>项目</th><th>操作标准</th><th>分值</th><th>扣分标准</th><th>扣分</th><th>自评</th><th>互评</th><th>教师评价</th></tr>
<tr><td rowspan="7">实施步骤（68分）</td><td rowspan="3">19.撤去弯盘并清点棉球，撤去治疗巾</td><td rowspan="3">4</td><td>未及时撤去治疗巾</td><td>2</td><td rowspan="3"></td><td rowspan="3"></td><td rowspan="3"></td></tr>
<tr><td>未及时撤去弯盘</td><td>1</td></tr>
<tr><td>未清点棉球</td><td>1</td></tr>
<tr><td rowspan="4">20.安置患者躺卧舒适，整理床单元；分类整理用物（如为非一次性口腔护理包，应倒掉棉球，其他包内物品回包）；洗手后放回保留物品，记录</td><td rowspan="4">6</td><td>未安置患者躺卧舒适</td><td>1</td><td rowspan="4"></td><td rowspan="4"></td><td rowspan="4"></td></tr>
<tr><td>未整理床单元</td><td>2</td></tr>
<tr><td>未分类整理用物</td><td>2</td></tr>
<tr><td>未洗手放回物品</td><td>1</td></tr>
<tr><td rowspan="9">评价质量（15分）</td><td>1.操作中所用棉签、棉球均放于弯盘内</td><td>2</td><td>污物放置不合理</td><td>2</td><td></td><td></td><td></td></tr>
<tr><td>2.每个棉球只用1次</td><td>1</td><td>未按要求换棉球</td><td>1</td><td></td><td></td><td></td></tr>
<tr><td rowspan="5">3.程序、手法正确，操作熟练，动作轻巧</td><td rowspan="5">7</td><td>顺序颠倒</td><td>1</td><td rowspan="5"></td><td rowspan="5"></td><td rowspan="5"></td></tr>
<tr><td>动作粗暴</td><td>1</td></tr>
<tr><td>物品掉地</td><td>1</td></tr>
<tr><td>手法不正确</td><td>2</td></tr>
<tr><td>口腔未清洁</td><td>2</td></tr>
<tr><td>4.沟通恰当，指导正确，态度和蔼</td><td>3</td><td>指导不到位</td><td>3</td><td></td><td></td><td></td></tr>
<tr><td>5.完成时间10 min（从打开口腔护理包至整理床单元）</td><td>2</td><td>每超时1 min</td><td>1</td><td></td><td></td><td></td></tr>
<tr><td colspan="5">总分</td><td></td><td></td><td></td></tr>
</table>

评价反思

特殊口腔护理操作评价与反思见表2-5。

表2-5 特殊口腔护理操作评价与反思

小组成员操作观察与记录

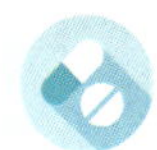

续表

自我操作反思

课后练习

口腔护理课后练习见表 2-6。

表 2-6 口腔护理课后练习

课程名称	临床护理技能实训	专业		码上刷题
学习任务	模块二 基础护理	班级		
学习内容	口腔护理	姓名		
1. 请阐述特殊口腔护理的适应证。				
2. 请阐述口腔护理漱口液的选择原则。				
3. 请阐述特殊口腔护理的操作步骤及注意事项。				

（张蝶）

任务二　皮肤护理

思政导学

最美"天使印记"

突如其来的新型冠状病毒肺炎疫情，仅湖北投入抗疫一线的医护人员就已经超过了17万。在这汹涌的疫情中，他们每天穿着层层叠叠的防护设备工作近10 h。而他们的面部在经历数小时防护设备的挤压后，会出现不同程度勒痕，这些需要几个小时才能褪去的印记，被他们笑称是"天使印记"。

对于很多一线的医护人员来说，他们无法等到这些"天使印记"自然消退，又会再次穿戴上口罩、面罩和防护服重返"战场"。

时间长了，这些"天使印记"会让他们皮肤破皮、起水疱、化脓……这些都会增加他们的痛苦和感染的风险。

很多时候我们会忘记，这些医护工作者也是一个普通人，但他们从来没有退缩过，他们一次又一次地坚持、微笑，为自己、为同事、为患者加油打气！

有了这些可爱的普通人，我们一定能战胜这次疫情！让我们记住这些有着特殊印记的美丽脸庞！

（资料来源：腾讯网）

解析：看好自己是前提、是根本，看好他人是职责、是义务。疫情来临，医务人员是接触病患频率最高的群体，也是最容易被感染的群体。为了他人健康，他们不顾自身安危，救死扶伤。谁不爱美，但她（他）们却在此次疫情中，让责任、让职责战胜了自己的爱美之心。这些"天使印记"值得我们永远铭记。他们是我们的白衣天使，是守护我们的忠诚卫士。

教学目标

【知识目标】

1.能够说出皮肤护理的基本理论知识，归纳皮肤护理的要点及注意事项。

2.能够归纳压疮的好发因素及预防压疮的方法。

【技能目标】

能为不同的患者提供恰当的皮肤护理方式。

【素质目标】

培养学生理论联系实践的创新精神和爱岗敬业的职业道德。

【思政目标】

培养学生不怕脏、不怕累的精神，增加学生的民族荣誉感。

任务导入

王奶奶，女，76 岁，1 年前因摔倒导致脑卒中，右侧肢体失去自理能力，现因高血压入院，检查：生命体征平稳，髋部皮肤出现一约 2 cm×2 cm的创面，组织发黑、恶臭，有脓性分泌物。

请你观察患者的皮肤情况，采取合适的方法对其进行皮肤护理。

任务分组

皮肤护理任务分组见表 2–7。

表 2–7 皮肤护理任务分组

<table>
<tr><td>班级</td><td></td><td>组号</td><td></td><td>指导教师</td><td></td></tr>
<tr><td>组长</td><td colspan="2"></td><td>学号</td><td colspan="2"></td></tr>
<tr><td rowspan="5">组员</td><td>姓名</td><td>学号</td><td>姓名</td><td colspan="2">学号</td></tr>
<tr><td></td><td></td><td></td><td colspan="2"></td></tr>
<tr><td></td><td></td><td></td><td colspan="2"></td></tr>
<tr><td></td><td></td><td></td><td colspan="2"></td></tr>
<tr><td></td><td></td><td></td><td colspan="2"></td></tr>
<tr><td>任务分工</td><td colspan="5"></td></tr>
</table>

任务分析

（一）淋浴与盆浴

皮肤护理理论部分

淋浴与盆浴适用于患者全身状况良好，病情较轻，生活能够自理，允许离床自行沐浴的患者。根据病情选择合适的洗浴方式。

淋浴与盆浴的注意事项如下。

（1）沐浴应在进食 1 h后进行。

（2）防止患者受凉、晕厥、烫伤、滑倒摔伤等意外情况发生。

（3）女性月经期间、妊娠 7 个月以上的孕妇禁用盆浴；衰弱、创伤和患心脏病需卧床休息的患者，不宜盆浴和淋浴。

（4）传染病患者洗浴，应根据病种、病情按消毒隔离原则处理。

（5）水温在 40~45 ℃，室温在 22~26 ℃。

（6）门外挂牌提示室内有人，不闩门；盆浴者浸泡时间不超过 20 min。

（二）床上擦浴

床上擦浴适用于病情较重、长期卧床、活动受限（使用石膏、骨牵引等）等生活不能自理而导致无法自行沐浴的患者。根据患者病情、生活自理能力及皮肤完整性等，选择温水擦浴的时间。一般 2~3 天擦洗 1 次。

床上擦浴的注意事项如下。

（1）护士操作时，应遵循节力原则。脱衣时先脱近侧，后脱远侧，穿衣时先穿远侧，后穿近侧。如有外伤，先脱健肢，后脱患肢；先穿患肢，后穿健肢。

（2）根据水温和擦洗部位，及时更换或添加热水。清洗会阴时应换水、换盆、换毛巾。

（3）擦洗过程中，注意观察病情变化及皮肤状况。

（4）操作时，注意保护患者隐私，维护其尊严。

（5）女性患者会阴部采用冲洗法，乳房采用环形手法自中心向外擦洗，擦净乳房下部皮肤皱褶。

（6）面部擦洗顺序：眼部（内眦到外眦）、额部、颊部、鼻翼、人中、耳后、下颌部、颈部。

（7）擦洗背部时，用 50% 乙醇按摩背部。

（8）擦洗四肢时，应从远心端至近心端擦洗，可促进静脉血液回流。

（三）背部护理

背部护理的注意事项如下。

（1）遮挡患者。

（2）注意保暖，避免受凉。调节室温 22~24 ℃，水温 40~45 ℃。

（3）若受压部位皮肤出现红、肿情况，则不能按摩，以防皮肤破损，引起感染。

（4）按摩力度适中，由轻到重，由重到轻，50% 乙醇于手掌涂匀，手掌紧贴骶尾部皮肤沿脊柱向上环形按摩至肩胛部，再从肩胛部至骶尾部（图 2-4），以防损伤皮肤组织。

（5）在背部护理中，注意与患者进行有效沟通。

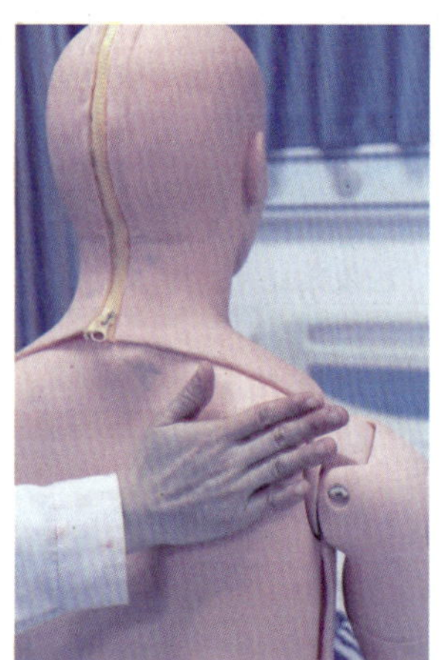

图 2-4　背部按摩

（四）压疮的预防和护理

压疮是由于局部组织长期受压而致的血液循环障碍和持续缺血缺氧而致的营养障碍所引起的软组织溃烂和坏死。引起压疮最常见的原因是皮肤及软组织受压，故压疮也称为压力性溃疡。

1. 压疮发生的原因

（1）力学因素。

①压力：局部组织遭受持续性的垂直压力是引起压疮的最主要原因。单位面积承受的压力越大，造成组织损伤需要的时间就越短。

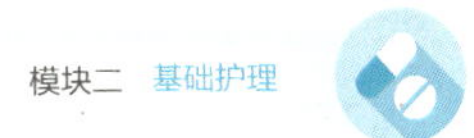

②摩擦力：摩擦易使皮肤表皮擦伤，加之潮湿污秽的刺激，增加压疮发生的可能性。

③剪切力：剪切力是由两层组织相邻表面间的滑行，产生的相对移位所引起的，是由摩擦力和压力相加而成。与体位有密切关系。如半坐卧位患者身体下滑时，骶尾部皮肤受到剪切力作用，使血管扭曲变形，加重血液循环障碍。

（2）皮肤经常受潮湿或摩擦因素刺激。皮肤长时间受到汗液、大小便等分泌物的刺激，使表皮的耐摩擦能力下降，易破溃和感染。

（3）全身营养不良或水肿。营养摄入不足，消耗过多，造成负氮平衡和低蛋白水肿，使皮肤的抵抗力下降，损伤修复能力下降。同时，皮下脂肪缺乏，骨突处缺少软组织保护，均会促进压疮的形成。

（4）受限制的患者。如卧床患者长时间不能随意变换体位，受压局部发生血液循环障碍，形成组织损伤。又如使用石膏、夹板等矫形器具时，衬垫不当，松紧不适宜，石膏内表面凹凸不平，致使局部组织长期受压，形成压疮。

2.压疮的好发部位

压疮多发生在缺乏脂肪组织保护、无肌肉包裹或肌层较薄的骨隆突处及受压部位。卧位不同，受压点不同，好发部位亦不同。

（1）仰卧位易发生于枕骨粗隆、肩胛部、肘部、脊椎体隆突处、骶尾部、足跟处，最常发生于骶尾处。

（2）侧卧位易发生于耳部、肩峰、肋部、髋部、膝关节内外侧及内外踝处。

（3）俯卧位易发生于下颌或颊部、耳郭、肩峰、肋缘突出部、髂前上棘、膝部和足趾等位置。

（4）坐位易发生于坐骨结节处。

3.压疮的预防措施

预防压疮，要求护士在工作中做到“七勤”：勤观察、勤翻身、勤按摩、勤擦洗、勤整理、勤更换、勤交班。

（1）避免局部组织长期受压。

①定时翻身，减轻组织的压力。翻身的间隔时间视病情及受压处皮肤情况而定，一般每2 h翻身1次，必要时1 h翻身1次，并建立床头翻身记录卡。

②保护骨隆突处和支持身体空隙处。患者在各种卧位时，应采用软枕或其他设施架空骨突处，支持身体空隙处。

③对使用石膏、夹板、牵引固定的患者，要检查衬垫是否平整，位置是否适当，松紧是否适宜；还应随时观察局部和肢端皮肤颜色、温度改变。

（2）避免摩擦力和剪切力。

①坐位、半坐卧位的体位正确，及时纠正和防止下滑。

②翻身、更换床单时，避免推、拖、拉的动作。

③不使用掉瓷的便盆，以免擦伤皮肤。

（3）避免局部皮肤受刺激。保护患者皮肤和床单的清洁干燥是预防压疮的重要措施。

①保持床铺清洁、干燥、平整，无皱折、无渣屑。

②保持皮肤清洁，每日温水擦洗2遍。多汗者清洗擦干后，适当使用爽身粉。

③大小便失禁者，应及时更换尿垫，温水清洗擦干，涂油保护。

④皮肤不可直接接触橡胶单和塑料布。

（4）促进局部血液循环。定期为长期卧床的患者进行温水擦浴，促进血液循环；每日应进行全范围关节运动；患者变换体位后对受压局部进行按摩，以改善血液循环，起到预防压疮的作用。按摩方法分为全背按摩和受压处局部按摩。

①经常检查受压部位，温水清洗并按摩。

②全背按摩时，两手掌蘸少许50%乙醇，从骶尾部开始，沿脊柱两侧向上按摩，力量应由轻到重至足够刺激肌肉组织为宜。

③受压局部按摩时，蘸少许50%乙醇，以手掌大小鱼际部分紧贴皮肤，作环形按摩，动作应稍轻。局部已发生反应性充血时，不主张按摩，以免加重组织损伤，可用拇指指腹轻柔按摩损伤周边组织。

④指导卧床患者进行主动肢体活动，不能活动者应帮助进行被动活动。

（5）改善机体营养状况。鼓励患者进食，应给患者营养丰富和易消化的高蛋白、高热量、高维生素饮食。不能进食者给予鼻饲或静脉补充营养。

（6）健康教育。对易发生压疮的高危人群及其家属，应讲解压疮发生的原因和危险因素，使其学会预防压疮的方法。

4.压疮分期与临床表现

（1）淤血红润期：受压部皮肤出现红、肿、热、麻木或有触痛。

（2）炎性浸润期：受压表面呈紫红色，皮下产生硬结，皮肤因水肿而变薄；表皮有水疱形成，极易破溃；破溃后可显露出潮湿的疮面，患者有疼痛感。

（3）浅度溃疡期：表皮水疱逐渐扩大、破溃，真皮层创面有黄色渗出液；组织感染、化脓，脓液流出后，形成溃疡，患者感觉疼痛加剧。

（4）坏死溃疡期：感染向周围及深部扩展，可深达骨面；坏死组织发黑，脓性分泌物增多，有臭味；若细菌及毒素侵入血液循环，可并发败血症和脓毒血症，危及生命。

5.压疮的治疗与护理

压疮发生后，应积极治疗原发病，增加全身营养，加强局部治疗和护理。

（1）淤血红润期。此期应加强护理措施，及时去除致病因素，增加翻身次数，避免摩擦、潮湿和排泄物的刺激，加强营养，增强机体的抵抗力。

（2）炎性浸润期。此期应注意保护皮肤，防止感染。除继续加强以上措施外，对未破损的小水疱应减少摩擦，防止破裂感染，促进其自行吸收；大水疱需用无菌注射器抽出水疱内的液体，不必剪去表皮，直接涂消毒液，再以无菌敷料包扎。可用紫外线、红外线烤灯配合理疗。

（3）浅度溃疡期。此期护理原则是清洁创面。仍需解除压迫，应尽量保持局部清洁、干燥。可用鹅颈灯照射创面，还可采用新鲜的鸡蛋内膜、纤维蛋白膜、骨胶原膜等贴于创面，1~2 d更换1次外敷料，以促进创面的愈合。如创面有感染时，轻者可用生理盐水或0.02%呋喃西林溶液清洗创面，再用无菌凡士林纱布及敷料包扎，1~2 d更换敷料1次；重者可用优琐溶液、0.1%~0.3%依沙吖啶溶液清洁创面。对于溃疡较深、引流不畅者，应用3%过氧化氢溶液冲洗，以抑制厌氧菌生长。根据细菌培养和药敏试验选用药物外敷，并按外科换药处理。

（4）坏死溃疡期。此期护理原则是除腐生新，促进愈合。除继续加强浅度溃疡期的治疗和护理外，还应采取清创术清除焦痂和腐肉，处理伤口潜行和窦道，减少无效腔，保护暴露的骨骼、肌腱和肌肉。对于保守治疗效果不佳者可采取外科手术治疗，必要时行植皮手术。

任务实施

（一）淋浴与盆浴

皮肤护理
实践部分

【目的】

（1）去除皮肤污垢，使患者感觉舒适。

（2）促进皮肤的血液循环，增强排泄功能；预防并发症。

（3）观察皮肤有无异常。

（4）缓解肌肉的紧张度。

【操作程序】

1.评估

（1）辨识患者。

（2）患者病情、意识状态、心理状态及合作程度。

（3）患者的皮肤清洁度及自理能力。

2.计划

（1）患者准备：了解沐浴的目的和注意事项，愿意合作。

（2）护士准备：衣帽整洁，洗手，戴手套。

（3）用物准备：毛巾2条、浴巾、浴皂或沐浴液、清洁衣裤、拖鞋，必要时备椅子。

（4）环境准备：室温22~26 ℃、水温40~45 ℃，浴室有信号铃、扶手，地面有防滑设施。

3.实施

（1）核对解释。

①携用物至患者床旁，核对床号、姓名，解释淋浴或盆浴的目的。

②向患者交代注意事项、水温的调节方法、信号铃的使用方法。

（2）护送入浴。携带用物，送患者进入浴室，调节室温在22~26 ℃，水温在40~45 ℃，防止摔倒、着凉和烫伤。

（3）协助入浴。开排气扇，门外挂牌提示室内有人，不锁门；患者可取坐位；让患者自己清洗，不能完成的部分护士协助；盆浴者浸泡时间不超过20 min；洗浴完毕，擦干身上的水，穿上干净的衣裤。

（4）观察浴后。观察患者浴后的情况。

（5）整理记录。协助患者整理沐浴用物，取下门外示意牌，洗手，记录。

4.评价

（1）患者淋浴或盆浴后感到清洁、舒适，且安全、无意外发生。

（2）护患沟通有效，患者获得有关皮肤护理的知识。

（二）床上擦浴

【目的】

（1）去除皮肤污垢，使患者舒适。

（2）促进皮肤的血液循环，增强排泄功能；预防并发症。

（3）观察皮肤有无异常。

（4）缓解肌肉的紧张度。

【操作程序】

1.评估

核对床号、姓名、腕带，向患者做好解释工作，评估病情、皮肤情况、自理能力。

2.计划

（1）护士准备：洗手、戴口罩，熟悉床上擦浴的相关知识，向患者解释床上擦浴的重要性。

（2）用物准备：沐浴露、润肤露、手套式小毛巾2条、浴巾1条、大毛巾2条、清洁衣裤1套、手部消毒液、盆2个、水杯、吸水管、梳子、一次性手套5双、消毒湿巾、纸尿裤。

（3）患者准备：了解特殊皮肤护理的意义，并积极配合。

（4）环境准备：环境清洁，空气清新，去除不良刺激。

3.实施

（1）洗手，辨识患者并解释，介绍在场人员。

（2）将用物携至床旁，进行表面消毒。

（3）关闭门窗，调节室温，拉好围帘，合理放置治疗车，将床调至工作高度，拉上对侧床栏。

（4）洗手，提供饮水帮助患者采取舒适体位，测试水温是否合适。

（5）洗脸：不用清洁剂，头下铺放清洁毛巾，按照眼睛—脸—耳朵的顺序清洗2遍。然后用头下毛巾把脸擦干，询问患者是否擦干了，是否需要使用润肤露。

（6）脱上衣：边脱上衣，边询问患者的感受。铺毛巾于患者胸前腿上，盆里放沐浴剂。

（7）擦洗对侧的手臂：擦洗2次，擦干2次，擦护肤霜2次，要注意与患者的交流，一般患者往上用力、往下不用力。

（8）擦洗胸腹部：胸部从上往下擦洗 2 遍，注意女性的乳房下的褶皱和腋下是否有污垢或伤口。腹部要顺时针轻轻地擦洗，可以缓解患者便秘。然后用毛巾擦干 2 遍，特别是皮肤褶皱处，防止褶皱性皮炎，询问患者是否擦干。

（9）擦洗近侧的手臂：同法擦洗近侧手臂，注意不要让患者的手碰到自己的身体。

（10）擦洗背部：从下往上擦洗 2 遍，询问患者是否擦干。可以请求患者一起跟着做深呼吸或者让患者唱歌，要跟患者具体说吸气、呼气等；可以让患者举起双手，锻炼手臂，注意清洗颈部；可以一直从下往上，也可以从下往上打圈擦洗。如果给患者背部擦药，则要戴手套。

（11）穿上衣：注意每一个动作都要与患者进行沟通，衣服要卷起来，不能碰到纸尿裤。

（12）擦洗腿部：先擦洗对侧腿。不能从前面直接抬起患者的脚，要从后面抬起，从下往上擦洗 2 遍，不能碰到纸尿裤，帮助腿的运动和抬高，做肌肉锻炼，防止血栓和肌肉萎缩。擦干 2 遍，询问患者是否擦干，擦少量身体乳，不能一次太多。穿弹力袜的患者此时不擦身体乳，晚上脱下时再擦。同法擦洗近侧腿。

（13）擦洗双足：擦洗对侧脚，消毒双手，戴乳胶手套，避免传染灰指甲，垫毛巾于脚下，注意患者肢体不能接触床。按足后跟 3 s，观察血液循环。从下往上，先脚底后脚背，最后擦洗脚趾。注意观察患者的表情，特别敏感的不擦第二次脚趾，注意擦洗一排脚趾头下方，清洗 2 遍。擦干，并询问是否擦干。同法擦洗近侧脚。擦完脚的小毛巾和手帕都弃去。擦身体乳，注意不擦脚趾里面。询问是否需要穿袜子。脱手套，消毒双手。给患者补充水分，预防脱水与呛咳，注意水杯不能放在床头柜上，盆里水溅出会污染水杯。

（14）擦洗会阴部：换盆、换水、换毛巾，如果只有一个盆，盆要从里向外消毒。铺毛巾于手下，用手试水温。操作者和助手都要求消毒双手，戴上手套，将被子放在桌子、床尾或椅子上。脱内裤，打开纸尿裤，使患者翻身侧卧，如纸尿裤上有大便，则先用干净卫生纸擦干，然后用消毒湿巾擦净臀部，再将纸尿裤向内卷起丢掉，脱去手套，消毒双手。协助患者半卧，换新的手套、毛巾，依次擦洗对侧大腿外侧—中间下腹部—近侧大腿外侧 2 次至擦洗干净，然后用新毛巾的一部分擦干。立双膝部，从上往下擦洗对侧大腿内侧和近侧大腿内侧，然后擦干，涂少量身体乳。

对于男性患者，左手托住龟头压住包皮往后推，右手环形擦洗龟头，从睾丸到肛门的方向擦洗阴茎、睾丸，注意更换毛巾的部位，每个部位擦洗 2 遍，然后擦干，如毛巾粘有粪便应立即更换，预防尿道感染的发生。

对于女性患者，先擦洗阴唇，方法为一手合上阴唇，另一手从会阴向肛门轻轻擦洗阴唇外黏膜。再擦洗尿道口和阴道口，方法为一手分开阴唇暴露尿道口和阴道口，另一手从会阴向肛门轻轻擦洗阴唇、阴蒂及阴道口周围皮肤，注意更换毛巾的部位。每个部位擦洗 2 遍至擦洗干净，然后用清洁毛巾擦干。

（15）擦洗臀部：翻身侧卧，擦洗背部臀下纸尿裤包裹范围。从下往上擦皮肤，擦洗腿—臀—背，避开肛门。最后擦肛门，再丢弃手套毛巾，用毛巾擦干。臀部必须擦身体乳。卷身下大浴巾，向前推患者，脱手套，消毒双手，戴手套，臀下垫纸尿裤，患者仰卧。取下大浴巾，穿好纸尿裤，穿内裤。翻身穿和整理侧面。患者仰卧。脱手套，消毒双手。

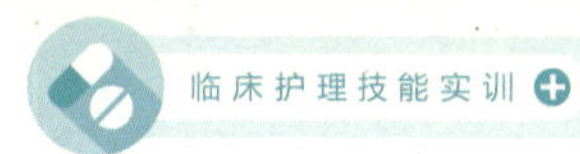

（16）整理床单元：取下枕头，患者翻身侧卧，拉开近侧床单，整理，重新铺床单。拉起近侧床栏，操作者转至对侧，同法操作。最后患者仰卧。数到3，两人一起抬向床头。在床尾拍松枕头，垫于头颈下。注意床单干净无褶皱，枕头、枕巾干净，注意床垫类型。

（17）梳头：垫一次性治疗巾于头下，托住患者头部梳头，左手托，右手梳。取下治疗巾。患者侧卧或取坐位。女性可在两侧扎辫子，不要置于脑后，为患者盖好被子。

（18）饮水：给患者喝水，进行用物处理，消毒所有的瓶子（沐浴露等）。打开窗户，询问患者的需求，满足患者需求（打开电视或将电话放置其身边等）。

（19）将床设置回原位，呼叫铃易于触及位置，交代有问题请呼叫护士，感谢配合，洗手，记录，离开。

4.评价

（1）操作中洗手、更换手套时机正确。

（2）每个部位都擦洗干净。

（3）程序、手法正确，操作熟练，动作轻巧。

（4）沟通恰当，指导正确，态度和蔼。

（三）背部护理

【目的】

（1）促进血液循环，预防压疮等并发症的发生。

（2）增强内分泌与神经系统的功能，提高机体免疫力和抗病能力。

（3）减轻组织的压迫，缓解肌肉组织紧张与疲劳。

（4）观察患者的一般状况，满足其生理及心理需求。

【操作程序】

1.评估

（1）病情、意识状态、卧床时间等。

（2）患者的肢体活动能力、自理能力。

（3）皮肤的清洁度，对预防压疮知识的了解程度。

2.计划

（1）护士准备：衣帽整洁，洗手，戴口罩。

（2）患者准备：了解背部按摩的目的、方法，愿意合作。

（3）用物准备：浴巾、毛巾、脸盆、热水（40~45℃）、50%乙醇、润滑剂、清洁衣裤。屏风、要备便器及盖布。

（4）环境准备：关闭门窗，调节室温为22~24℃，用屏风或挂帘遮挡患者。

3.实施

（1）操作准备：核对姓名、床号，取侧卧位背对护士、脱上衣，露背部。

（2）擦洗背部：脸盆放在床尾椅上倒入热水至2/3满，测水温以患者舒适为宜，浸湿毛巾依次擦洗后颈、肩部、背部、臀部。

（3）按摩背部：取50%乙醇于手掌涂匀，手掌紧贴骶尾部皮肤沿脊柱向上环形按摩至肩胛部，再从肩胛部至骶尾部，由轻到重，由重到轻。

（4）整理，记录。

4.评价

（1）患者舒适、安全，且无意外发生。

（2）护患沟通有效，患者了解了压疮的知识。

病例会诊

皮肤护理案例分析

李奶奶由于意外摔倒导致股骨骨折，需绝对卧床休息。由于正值夏季，天气炎热，李奶奶的皮肤清洁问题愁坏了家人，于是求助你对李奶奶进行生活照护。

请思考：作为护理人员，你将如何保持李奶奶的皮肤清洁？

知识拓展

南丁格尔奖的由来

南丁格尔奖是红十字国际委员会为表彰在护理事业中做出卓越贡献人员的最高荣誉奖，于1907年由国际红十字组织在第八届国际红十字大会上设立。英国人弗洛伦斯·南丁格尔在1854年至1856年的克里米亚战争中首创了护理工作先河。她将个人的安危置之度外，以人道、博爱、奉献的精神为伤兵服务。该奖每2年颁发1次，每次最多50名。南丁格尔奖章是镀银的。正面有弗洛伦斯·南丁格尔肖像及"纪念弗洛伦斯·南丁格尔，1820年至1910年"的字样。反面镌刻有"永志人道慈悲之真谛"，中间刻有奖章持有者的姓名和颁奖日期，由红白相间的绶带将奖章与中央饰有红十字的荣誉牌连接在一起。同奖章一道颁发的还有1张羊皮纸印制的证书。

南丁格尔奖获奖条件

1991年，红十字国际委员会布达佩斯代表大会通过的弗洛伦斯·南丁格尔奖章规则第二条规定，奖章可颁发给男女护士和男女志愿护理工作人员在平时或战时做出如下突出成绩者："具有非凡的勇气和献身精神，致力于救护伤病员、残疾人或战争灾害的受害者；如有望获得奖章的人在实际工作中牺牲，可以追授奖章。"

创新园地

选择自己感兴趣的皮肤护理相关内容进行分组，每组8~10人。如通过查阅文献、自身体验等方式，设计一套能够预防压疮的产品；通过自身感受、实践等方式，为患者设计一种舒适的床上擦浴方法；设计关于预防压疮、擦浴等注意事项的有趣且易记的标识（表2-8）。

表 2-8　皮肤护理相关内容创新研究

<table>
<tr><td>专业</td><td></td><td>班级</td><td></td><td>指导教师</td><td></td></tr>
<tr><td rowspan="5">项目成员
（姓名）</td><td></td><td></td><td></td><td colspan="2"></td></tr>
<tr><td></td><td></td><td></td><td colspan="2"></td></tr>
<tr><td></td><td></td><td></td><td colspan="2"></td></tr>
<tr><td></td><td></td><td></td><td colspan="2"></td></tr>
<tr><td></td><td></td><td></td><td colspan="2"></td></tr>
<tr><td>产品设计背景</td><td colspan="5"></td></tr>
<tr><td>产品优缺点对比</td><td colspan="5"></td></tr>
<tr><td>产品设计原理</td><td colspan="5"></td></tr>
<tr><td>产品设计创新点</td><td colspan="5"></td></tr>
<tr><td>产品实施计划</td><td colspan="5"></td></tr>
<tr><td>产品测试报告</td><td colspan="5"></td></tr>
<tr><td>总结</td><td colspan="5"></td></tr>
</table>

考核标准

床上擦浴考核标准见表 2-9。

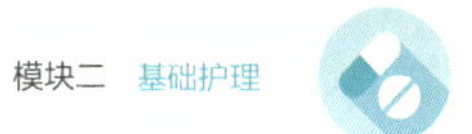

表 2-9 床上擦浴考核标准（满分 100 分）

班级　　　　　　　　　　姓名　　　　　　　　　　学号　　　　　　　　　　成绩

项目	操作标准	分值	扣分标准	扣分	自评	互评	教师评价
素质要求（2分）	1.报告姓名、操作项目，语言流畅，仪表大方，轻盈矫健	1	紧张不自然，语言不流畅	1			
	2.衣、帽、鞋整洁，着装符合要求	1	衣、帽、鞋不整洁	1			
评估要求（12分）	1.环境评估：病室整洁、宽敞，光线明亮，温湿度适宜	1	未评估	1			
	2.患者评估：确认医嘱；核对床号、姓名、腕带，向患者做好解释工作；评估患者病情、皮肤情况、自理能力	2	未核对解释	1			
			未检查皮肤	1			
	3.护士评估： （1）七步洗手法洗手，戴口罩； （2）了解床上擦浴的目的	2	未洗手	1			
			未戴口罩	1			
	4.用物评估： 备物：沐浴露、润肤露、手套式小毛巾2条、浴巾1条、大毛巾2条、清洁衣裤1套、手消毒液、盆2个、水杯、吸水管、梳子、手套5双、消毒湿巾、纸尿裤	7	缺或多1项用物	1			
实施步骤（74分）	1.洗手，辨识患者并解释，介绍在场人员	2	未辨识患者	1			
			解释不合理	1			
	2.将用物携至床旁，进行表面消毒	2	未消毒	2			
	3.关闭门窗，调节室温，拉好围帘	2	未关门窗	1			
			室温不合适	1			
	4.合理放置治疗车，将床调至工作高度，拉上对侧床栏	2	治疗车放置不合理	1			
			未调高度、拉床栏	1			
	5.洗手，提供饮水，帮助患者采取舒适体位	2	未饮水	1			
			患者体位不舒适	1			
	6.测试水温是否合适	2	未测试水温	2			
	7.洗脸（不用清洁剂）：头下铺放清洁毛巾，按照眼睛—脸—耳朵的顺序清洗2遍。然后用头下毛巾把脸擦干，询问患者是否擦干了，是否需要使用润肤露	3	顺序不正确	1			
			未擦干	1			
			未询问是否擦干	1			
	8.边脱患者上衣，边询问其感受。铺毛巾于患者胸前腿上，盆里放清洁剂	2	未询问患者的感受	1			
			未放清洁剂	1			
	9.擦洗对侧的手臂：擦洗2次，擦干2次，擦护肤霜2次，要注意与患者的交流，一般患者往上用力、往下不用力	4	未擦干	2			
			未擦护肤霜	2			

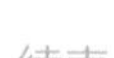

续表

项目	操作标准	分值	扣分标准	扣分	自评	互评	教师评价
实施步骤（74分）	10.擦洗胸腹部：胸部从上往下擦洗2遍，注意女性乳房下的褶皱和腋下是否有污垢或伤口；腹部要顺时针轻轻擦洗，可以防止患者便秘。然后用毛巾擦干2遍，特别是皮肤褶皱处，防止褶皱性皮炎，询问患者是否擦干	4	未擦洗干净	2			
			未擦干	2			
	11.擦洗近侧的手臂：同9方法擦洗近侧手臂，注意不要让患者的手碰到自己的身体	4	未擦干	2			
			未擦护肤霜	2			
	12.擦洗后背：从下往上擦洗2遍，询问是否擦干。可以请求患者跟着一起做深呼吸或者让患者唱歌，要跟患者具体说吸气、呼气等；可以让患者举起双手，锻炼手臂。注意清洗颈部。可以一直从下往上，也可以从下往上打圈擦洗。如果给患者背部擦药要戴手套	4	未擦洗干净	2			
			未擦干	2			
	13.穿上衣：注意每一个动作都要与患者进行沟通，衣服要卷起来，不能碰到纸尿裤	4	与患者交流欠佳	2			
			衣服未卷起	2			
	14.擦洗对侧腿：不能从前面直接抬起患者的脚，要从后面抬起，从下往上擦洗2遍，不能碰到纸尿裤，帮助腿的运动和抬高，做肌肉锻炼，防止血栓和肌肉萎缩。擦干2遍，询问是否擦干，擦少量身体乳，不能一次太多。穿弹力袜的患者不擦身体乳，晚上脱下时再擦	4	擦洗方法不正确	2			
			未擦干	2			
	15.擦洗近侧腿：同14方法	4	擦洗方法不正确	2			
			未擦干	2			
	16.擦洗双足：消毒双手，戴乳胶手套，避免传染灰指甲。先擦洗对侧脚。垫毛巾于脚下，注意患者肢体不能接触床。按足后跟3 s，观察血液循环。从下往上，先脚底后脚背，最后擦洗脚趾。注意观察患者的表情，特别敏感的不擦第二次脚趾，注意擦洗一排脚趾头下方，清洗2遍。擦干，并询问是否擦干。同法擦洗近侧脚。擦完脚的小毛巾和手帕都弃去。擦身体乳，注意不擦脚趾里面。询问是否需要穿袜子。脱手套，消毒双手	6	未戴手套	2			
			未擦洗干净	2			
			未擦干	2			
	17.补充水分：抬高床头给患者喝水，预防呛咳。注意水杯不能放在床头柜上，因为盆里水溅出会污染水杯	2	未喝水	1			
			水杯放置不正确	1			

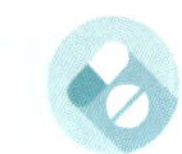

续表

项目	操作标准	分值	扣分标准	扣分	自评	互评	教师评价
实施步骤（74分）	18.擦洗会阴部：换水、盆、毛巾，如果只有一个盆，盆要从里向外消毒。铺毛巾，用手试水温，消毒双手，戴手套。要求助手也戴手套，将被子放在桌子、床尾或椅子上。脱内裤，打开纸尿裤，使患者翻身侧卧，如纸尿裤上有大便，则先用干净卫生纸擦干，然后用消毒湿巾擦净臀部，再将纸尿裤向内卷起丢掉，脱去手套，消毒双手。协助患者平卧，换新的手套、毛巾，依次擦洗对侧大腿外侧—中间下腹部—近侧大腿外侧2次至擦洗干净，然后用新毛巾的一部分擦干。立双膝部，从上往下擦洗对侧大腿内侧和近侧大腿内侧，然后擦干，涂少量身体乳 对于男性患者，左手托住龟头压住包皮往后推，右手环形擦洗龟头，从睾丸到肛门的方向擦洗阴茎、睾丸，注意更换毛巾的部位。每个部位擦洗2遍，然后擦干，如毛巾粘有粪便应立即更换，预防尿道感染的发生 对于女性患者，先擦洗阴唇，方法为一手合上阴唇，另一手从会阴向肛门轻轻擦洗阴唇外黏膜。再擦洗尿道口和阴道口，方法为一手分开阴唇暴露尿道口和阴道口，另一手从会阴向肛门轻轻擦洗阴唇、阴蒂及阴道口周围皮肤，注意更换毛巾的部位。每个部位擦洗2遍至擦洗干净，然后用清洁毛巾擦干	8	未换水、盆、毛巾	1			
			未试水温	1			
			未消毒双手	1			
			未戴手套	1			
			脱手套时机不正确	1			
			未擦洗干净	1			
			漏掉擦洗部位	1			
			擦洗顺序不正确	1			
	19.擦洗臀部：翻身侧卧，擦洗背部臀下纸尿裤包裹范围。从下往上擦皮肤，擦洗腿—臀—背，避开肛门。最后擦肛门，再丢弃手套毛巾，用毛巾擦干。臀部必须擦身体乳。卷身下大浴巾，向前推患者，脱手套，消毒双手，戴手套，臀下垫纸尿裤，患者仰卧。取下大浴巾，穿好纸尿裤，穿内裤。翻身穿和整理侧面。患者仰卧。脱手套，消毒双手	4	未擦洗干净	1			
			擦洗漏掉部位	1			
			脱手套时机不正确	1			
			擦洗顺序不正确	1			

续表

项目	操作标准	分值	扣分标准	扣分	自评	互评	教师评价
实施步骤（74分）	20.整理床单元：取下枕头，患者翻身侧卧，拉开近侧床单，整理，重新铺床单。拉起近侧床栏，操作者转至对侧，同法操作。最后患者仰卧。数到3，两人一起抬向床头。在床尾拍松枕头，垫于头颈下。注意床单干净无褶皱，枕头、枕巾干净，注意床垫类型	2	整理不干净	1			
			未拍松枕头	1			
	21.梳头：垫一次性治疗巾于头下，托住患者头部梳头，左手托，右手梳。取下治疗巾。患者侧卧或取坐位。女性可在两侧扎辫子，不要置于脑后。为患者盖好被子	2	未梳头	2			
	22.饮水：给患者喝水，进行用物处理，消毒所有的瓶子（沐浴露等）。打开窗户，询问患者的需求，满足患者需求（打开电视或将电话放置其身边等）	3	未饮水	1			
			用物处理不到位	2			
	23.将床设置回原位，呼叫铃易于触及位置，交代有问题请呼叫护士，感谢配合。洗手，记录，离开	2	未还原床	1			
			未洗手记录	1			
评价质量（12分）	1.操作中洗手、更换手套时机正确	2	更换时机不合理	2			
	2.每个部位都擦洗干净	4	一个部位未擦洗干净	2			
	3.程序、手法正确，操作熟练，动作轻巧	4	顺序颠倒	1			
			动作粗暴	1			
			物品掉地	2			
	4.沟通恰当，指导正确，态度和蔼	2	指导不到位	2			
总分							

评价反思

床上擦浴操作评价与反思见表2-10。

表2-10　床上擦浴操作评价与反思

小组成员操作观察与记录

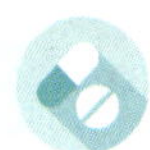

续表

自我操作反思

课后练习

皮肤护理课后练习见表 2-11。

表 2-11 皮肤护理课后练习

课程名称	临床护理技能实训	专业		码上刷题
学习任务	模块二　基础护理	班级		
学习内容	皮肤护理	姓名		
1. 床上擦浴的注意事项有哪些？ 2. 压疮的病理分期分为几期？每一期的临床表现是什么？ 3. 在临床护理中，如何有效地预防压疮？				

（魏容容）

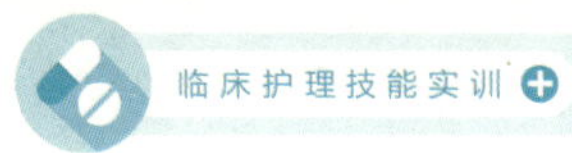

任务三　生命体征的观察与护理

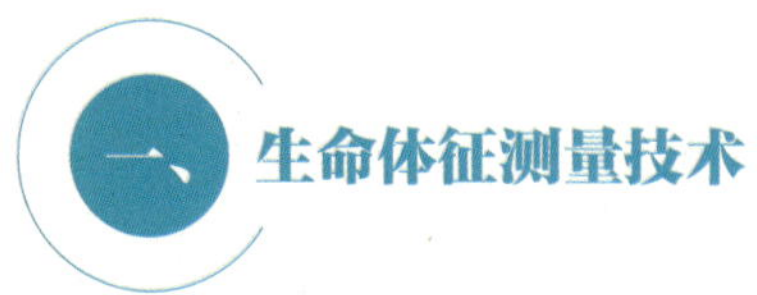

一、生命体征测量技术

思政导学

“白衣天使”庞雪球：连续30天奋战，累倒在抗疫一线的“最美防疫人”

在新型冠状病毒肺炎疫情防控这场没有硝烟的战争中，广大医务工作者义无反顾、日夜奋战，展现了救死扶伤、医者仁心的崇高精神。化州市疾病预防控制中心护士长庞雪球已经52岁了，但她依然连续30多天奋战在疫情防控一线，终因体力不支，晕倒在工作岗位上。她的无私奉献和大爱精神赢得了社会各界赞誉，称她是“最美防疫人”。

抗击疫情是责任，更是使命。自广东省化州市疫情防控阻击战打响以来，已在护士长岗位上奋战18年的庞雪球主动请缨，亲赴前线。她用坚守和奉献为疫情防控筑起一道健康防线。

在市疫情防控健康隔离点，庞雪球主要担任对隔离人员和对隔离场所的环境进行新冠病毒核酸检测采样工作。2021年6月9日中午，虽然骄阳似火，气温灼热，但庞雪球依然在隔离点坚持进行采样工作。当在五楼收集到第24份样本时，身穿厚厚防护服的她突然感觉到严重不适，在苦苦坚持一会儿后，无力地昏倒在地。

据了解，化州市中医院副院长彭文安、市疾控中心主任李兆通及其他医护人员也及时赶到现场和市疾控中心职业病防治科科长陈春梅一起，迅速对昏倒在地的庞雪球展开抢救。待情况稳定后，立即用救护车把庞雪球送往市中医院的内一科进行救治。

化州市广大党员干部群众纷纷对连续奋战在疫情防控一线、累倒在工作岗位的庞雪球点赞，称她是化州“最美防疫人”。庞雪球累倒的当天，分管卫健系统及新冠病毒防控工作的副市长莫燕先后两次打电话进行慰问。市防控指挥办、市卫健局等单位领导也通过微信发来赞扬信。6月10日，化州市卫健局副局长林瑜带领慰问组到医院探望，市疾控中心工会也派出慰问组前往医院送上慰问金，庞雪球的同事与众多社会志愿者团队代表也到医院看望鼓励。对前来探望的领导和同事，躺在病床上的庞雪球感动之余也深表歉意，她说，大家工作都这么忙还来看我，我特别感动，我只希望自己赶紧康复，回到工作岗位上去，只要疫情不退，我就要继续奋战。庞雪球朴素平实的言语，彰显了一名医务工作者的坚守和初心。

（资料来源：化州市融媒体中心）

解析：像这样持续作战的一线护士太多太多了，他们冒着生命危险默默地在抗疫一线工作着，坚定地履行自己的职责。虽然很苦、很累，心理压力很大，但没有人放弃，他们誓要奋斗到战胜病毒、获得胜利的那一天！

教学目标

【知识目标】

说出测量体温、脉搏、呼吸、血压的具体操作方法；归纳测量脉搏、呼吸、血压时的注意事项。

【技能目标】

能根据患者的情况，动态监测体温、脉搏、呼吸和血压的变化。

【素质目标】

养成良好的职业素养，能有效地做好病情监测工作。

【思政目标】

学生具有奉献精神（舍小家为大家），热爱护理行业，具有职业认同感。

任务导入

男性，23 岁，大学生，发热、咳嗽 5 天。患者 5 天前洗澡受凉后，出现寒战，体温高达 39 ℃，伴咳嗽、咳痰，诊断为肺部感染。入院后需要测量生命体征，这时候你作为科室的护士，你应该怎么做？

任务分组

生命体征测量技术任务分组见表 2-12。

表 2-12 生命体征测量技术任务分组

<table>
<tr><td>班级</td><td></td><td>组号</td><td></td><td>指导教师</td><td></td></tr>
<tr><td>组长</td><td colspan="2"></td><td>学号</td><td colspan="2"></td></tr>
<tr><td rowspan="5">组员</td><td>姓名</td><td>学号</td><td>姓名</td><td colspan="2">学号</td></tr>
<tr><td></td><td></td><td></td><td colspan="2"></td></tr>
<tr><td></td><td></td><td></td><td colspan="2"></td></tr>
<tr><td></td><td></td><td></td><td colspan="2"></td></tr>
<tr><td></td><td></td><td></td><td colspan="2"></td></tr>
<tr><td>任务分工</td><td colspan="5"></td></tr>
</table>

任务分析

（一）生命体征概述

生命体征的观察与护理理论部分

生命体征（vital signs）是体温、脉搏、呼吸、血压的总称，是机体内活动的客观反映，是衡量机体健康状况的重要指标。

（二）生命体征的具体内容

1.体温

（1）概念。体温（temperature，T）分为外周体温（口腔、腋窝、鼓膜、股动脉）与核心体温（肺动脉、直肠、膀胱与直肠），一般所说的体温是指身体核心温度。体温是通过大脑和丘脑下部的体温调节中枢，调节和神经体液的作用，使产热和散热保持动态平衡的过程。保证机体处于恒定的体温是新陈代谢和生命活动正常进行的必要条件，通常用摄氏度（℃）作为单位进行记录。

（2）正常值范围。体温正常值范围见表2-13（℉为华氏度单位）。

表2-13　体温正常值范围

部位	平均值	正常值范围
口腔	37.0 ℃（98.6 ℉）	36.3~37.2 ℃（97.3~99.0 ℉）
腋下	36.5 ℃（97.7 ℉）	36.0~37.0 ℃（96.8~98.6 ℉）
直肠	27.5 ℃（99.5 ℉）	36.5~37.7 ℃（97.7~99.9 ℉）

（3）影响因素。

①个体差异或年龄因素。少数人可低于36 ℃，也有的人可高于37 ℃，如老年人代谢率较低，其体温可能会略低于青年人。

②环境因素。长期在热环境下工作，盛夏，或衣着过多，机体散热减少，体温可高于正常。

③性别因素。成年女子在两次月经之间排卵，排卵后的体温较排卵前高0.3~0.5 ℃。许多妇女怀孕后，体温高于孕前。这些现象是由于体内孕激素水平升高所致。

④运动或进食因素。剧烈运动、重体力运动、劳累、进食后由于机体产热增加，因而体温高于正常。

⑤手术。许多较大手术后1~2 d，无创口感染，体温会升高，一般不超过38 ℃，这是机体对创伤的反应，可持续3~5 d。

以上这些体温变化，是人体在内外环境变化下的正常反应，一般不需要治疗。

（4）体温计的种类（图2-5）。

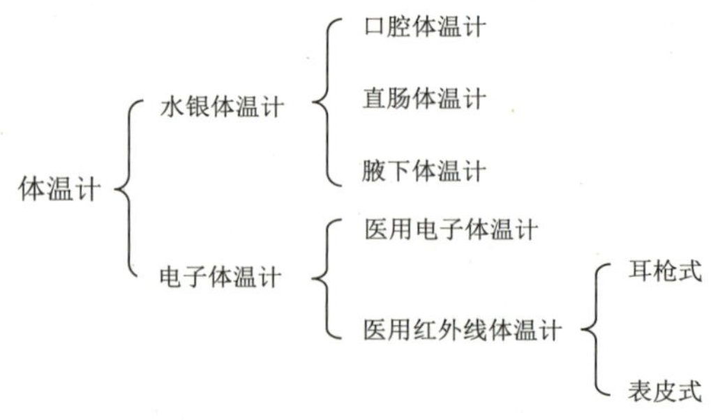

图2-5　体温计种类

2.脉搏

（1）概念。脉搏（pulse，P）指动脉的搏动。心脏搏动所引起的压力变化使主动脉管壁发生振动，沿着动脉管壁向外周传递，形成脉搏。正常情况下脉搏和心率是一致的，记录为次/分。

（2）正常值范围。正常成人脉搏为60~100次/分，通常为70~80次/分，平均约为72次/分；胎儿110~160次/分；婴儿120~140次/分；幼儿90~100次/分；学龄期儿童80~90次/分。

（3）影响因素。受到年龄、性别、生理状况、训练水平和体育运动等因素的影响。

3.呼吸

（1）概念。呼吸（respiration）是指机体与外界环境之间气体交换的过程。正常成人安静时呼吸1次为6.4 s为最佳，每次吸入和呼出的气体量大约为500 mL，称为潮气量。

（2）正常值范围。正常成年人每分钟呼吸16~20次，呼吸与脉搏的比是1∶4，即每呼吸1次，脉搏搏动4次；小儿呼吸比成人快，每分钟可达20~30次；新生儿的呼吸频率每分钟可达44次。

（3）影响因素。

①生理因素。年龄、性别、情绪、环境地理（环境温度、含氧量等）因素。

②病理因素。呼吸过速（tachypnea）指呼吸频率超过24次/分，见于发热、疼痛、贫血、甲状腺功能亢进及心力衰竭等。呼吸过缓（bradypnea）指呼吸频率低于12次/分，呼吸浅慢见于麻醉剂或镇静剂过量和颅内压增高等。呼吸频率伴随着呼吸深度的变化：呼吸浅快，见于呼吸肌麻痹、严重鼓肠、腹水和肥胖等；当情绪激动或过度紧张时，亦常出现呼吸深快，并有过度通气的现象，此时动脉血二氧化碳分压降低，引起呼吸性碱中毒；当严重代谢性酸中毒时，亦出现深而慢的呼吸，见于糖尿病酮中毒和尿毒症酸中毒等。

4.血压

（1）概念。血管内血液对血管壁的侧压力就是血压（blood pressure，BP），通常所说的血压指动脉血压。

（2）正常值范围。血压的分类见表2-14。

表2-14 血压的分类

分类	收缩压/mmHg	和（或）	舒张压/mmHg
理想血压	＜120	和	＜80
正常血压	＜130	和	＜85
正常高值	130~139	和（或）	85~89
1级高血压	140~159	和（或）	90~99
2级高血压	160~179	和（或）	100~109
3级高血压	180	和（或）	110

（3）影响因素。

①年龄：收缩压从 35 岁起开始升高，舒张压从 30 岁起开始升高。

②气候冷热变化：血压是随天气的冷热变化而波动的，高血压患者的血压波动尤其大。

③昼夜节律：受睡眠与活动的影响，睡眠时血压下降，活动时血压上升。

④精神和体力活动：运动、饱餐、生气、激动、做梦、大便时血压都可能升高，而休息、安静、心平气和时血压平稳正常。

⑤生活方式：吸烟、饮酒、摄入食盐过高、超重肥胖、熬夜等。

⑥药物：使用糖皮质激素、口服避孕药、麻黄素、保太松、喘息定等。

（4）血压计的类型。血压计的种类有很多，如汞柱式血压计、表式血压计、电子血压计等（图 2-6）。

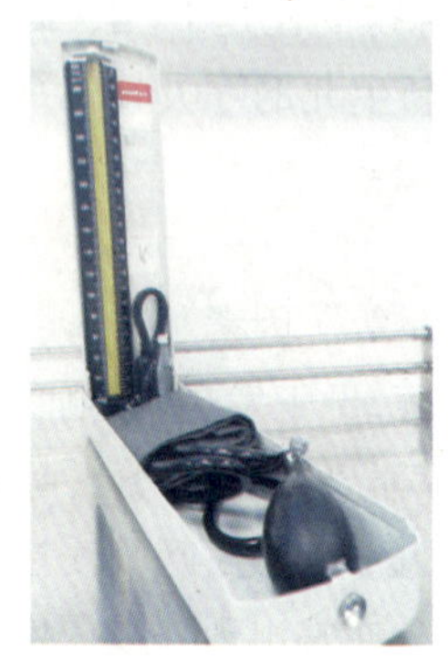

（a）汞柱式血压计

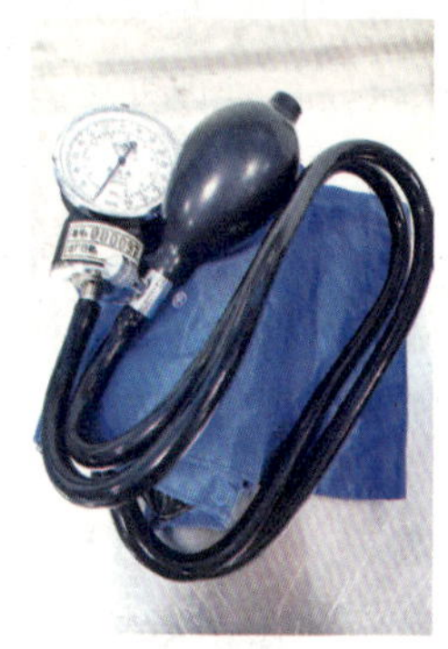

（b）表式血压计

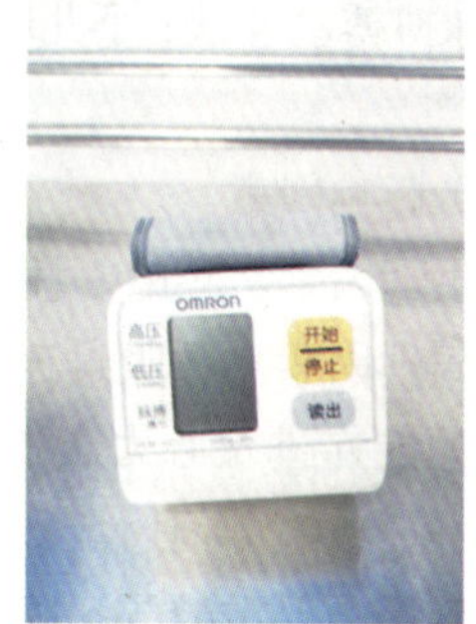

（c）电子血压计

图 2-6　血压计种类

（三）生命体征测量的简要步骤

着装规范→洗手、剪指甲→携用物至床旁→核对患者→评估并解释→摆放体位→擦干腋下→放置水银体温计于患者腋窝→嘱患者屈臂夹紧腋窝→测量患者脉搏→测量呼吸→测量血压→摆放患者体位→缠袖带→关闭气囊注气→放气→监听数值→驱尽袖带内空气→关闭水银槽开关→关闭血压计→整理床单元→洗手记录。

（四）生命体征测量的注意事项

1. 体温测量的注意事项

（1）测量前 20~30 min 要避免以下情况：剧烈运动、进食、喝冷热水、沐浴或者进行冷热敷，如有上述情况，需间隔 30 min 后再测量。

（2）测量时如选用水银温度计，应检查有无破损，水银柱顶端应该在 35 ℃以下。

（3）使用干毛巾擦拭腋窝且保证夹紧腋窝后水银前端处于密闭空间。

（4）口腔测温 20~30 min 前不要进食，包括饮用热水或冷饮。

（5）发现体温与病情不相符时，应该重复测量，必要时做肛温、口温对照。

2. 脉搏测量的注意事项

（1）测量前保持情绪稳定，减少活动。

（2）不可用拇指诊脉，以免拇指小动脉搏动与患者脉搏相混淆。

（3）为患者测量脉搏应选择健侧肢体。

3. 呼吸测量的注意事项

（1）由于呼吸受意识的控制，在测量呼吸时应不让患者察觉。

（2）异常呼吸者及婴儿测量应达到 1 min。

（3）呼吸微弱患者，可用少许棉花放置在患者的鼻孔前，观察棉花纤维被吹动的次数。

4. 血压测量的注意事项

（1）测量血压时应做到“四定”，即定时间、定部位、定体位、定血压计。

（2）测量血压一般尽量选择安静时，患者在测量血压前不要喝茶、咖啡、酒等容易引起心脏兴奋的饮料，测量前静坐 5~10 min，保持平稳呼吸再开始测量血压。

（3）测量时最好上臂裸露无衣物，如有衣物，厚度不宜超过一般内衣的厚薄。

（4）手臂位置（肱动脉）与心脏呈同一水平。坐位时平第四肋，仰卧位时平腋中线，若肱动脉高于心脏水平，测得血压值偏低；肱动脉低于心脏水平，测得血压值偏高。

（5）缠袖带时应驱尽袖带内空气，平整置于上臂中部，下缘距肘窝 2~3 cm，松紧以能插入一指为宜。袖带缠得太松，充气后呈气球状，有效面积变窄，使血压测量值偏高；袖带缠得太紧，未注气已受压，使血压测量值偏低。

（6）读数时，眼睛视线保持与水银柱弯月面同一水平，视线低于水银柱弯月面读数偏高；反之，读数偏低。

（五）关于生命体征测量的常见问题

1. 水银计破裂

首先室内人员暂时离开房间，开窗通风，清理玻璃碎碴。若水银掉在地上，应避免手直接接触，有条件可戴上手套，或用硬纸叠成簸箕形将水银收集起来，放进可以封口的小瓶中，并在瓶中加入少量水加以封闭，瓶上标注“废弃水银”等字样，交与相关部门进行处理。如不慎误服，应立即就医，在医生指导下，用冷水漱口后服用牛奶或生鸡蛋清，以缓解身体对水银的吸收，并密切观察生命体征变化及临床表现。如出现中毒症状，立即进行对症处理。

2. 测量血压时的手臂选择

一般认为，由于人体右手肱动脉来自头臂干的分支，左手肱动脉来自左锁骨下动脉。头臂干和左锁骨下动脉都来自主动脉，而头臂干是主动脉的较大的分支，左锁骨下动脉分支较小，所以通常情况下测得右手手臂血压较左手高 5~10 mmHg，故在一般情况下我们以右上臂的血压为主。但左侧肱动脉离心较近，故理论上左肱动脉压应高于右侧。一项有关左右上臂血压的对比研究中，分析了 200 余例临床资料，结果也显示左上臂收缩压高于右上臂收缩压的比例（40.7%）大于右上臂高于左上臂收缩压的比例（38.3%）。建议在为患者测血压时，首诊应该测双侧血压，以后测血压较高侧；或者在排除其他因素影响下（如患者某一侧手臂受伤），对同一个体，门诊随访应选择固定一侧手臂测量，以达到前后数据对比的目的。

任务实施

（一）测量体温

生命体征的护理实践部分

【目的】

观察并记录患者体温有无异常变化，为疾病的预防、诊断和治疗提供参考依据。

【操作程序】

1.评估

（1）评估患者的年龄、病情、意识状态与合作程度等情况。

（2）评估影响患者体温变化的因素，如患者 30 min 前有无剧烈运动、洗热水浴、喝热水、灌肠等影响因素的存在。

（3）评估患者的测量部位和皮肤情况。

2.计划

（1）护士准备：着装整洁，剪指甲，取下手表。

（2）用物准备：治疗盘内备 2 个容器（1 个盛放消毒后的干燥体温计、另一个盛放消毒液），消毒纱布、洗手液、秒表、体温记录单、笔。若测量直肠温度需额外准备棉签、润滑液和卫生纸。

（3）环境准备：整洁、宽敞、干燥、安全、温湿度适宜。

3.实施

（1）操作前准备。洗手、戴口罩、清点用物（确定水银柱在 35 ℃以下），携用物至床旁，核对患者，向患者解释操作目的和配合要点。

（2）测量体温。

①测腋温：适用于口鼻手术、呼吸困难者。协助患者采取舒适体位，检查患者腋窝皮肤的完整性，擦干汗液，将体温计水银端放置于腋窝中心，紧贴皮肤，嘱患者屈臂过胸，夹紧体温计（图 2-7），测量时间为 10 min。

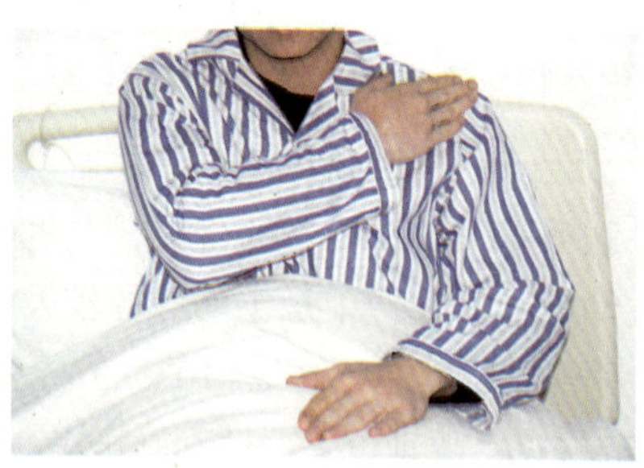

图 2-7　屈臂过胸

②测口温：将口腔体温计的水银端斜放在舌下热窝，嘱患者闭紧口唇，用鼻呼吸，不要咬破水银，测量时间为 3~5 min。

③测肛温：用于婴儿、昏迷、神志异常的患者，使患者处于舒适体位，要求暴露臀部，用润滑油润滑直肠体温计水银前端，用手分开臀部，将直肠体温计缓慢插入肛门 3~4 cm，并固定，

测量时间为 3~5 min。

（3）检视记录。取出体温计，用卫生纸擦干净，再用消毒纱布擦拭，读取数据并记录。判断体温是否正常，若与病情不符，需重新测量。

（4）消毒整理。将体温计放入盛有消毒液的容器中浸泡，整理床单元，协助患者更换体位，将体温绘制在体温单上。

4.评价

与患者进行有效沟通，未造成患者不适，测量方法和结果准确。

（二）脉搏测量

【目的】

动态监测脉搏变化、判断脉搏有无异常，为疾病的预防、诊断和护理提供参考依据。

【操作程序】

1.评估

（1）患者的病情、意识状态和治疗等情况。

（2）评估是否存在影响患者脉搏的因素，如患者 30 min 前有无剧烈运动、情绪紧张、进食、恐惧等情况。

2.计划

（1）护士准备：着装整洁，剪指甲，取下手表。

（2）用物准备：治疗盘内放秒表、记录本、笔、洗手液，必要时放听诊器。

（3）环境准备：整洁、宽敞、干燥、安全、温湿度适宜。

3.实施

（1）部位选择。洗手，戴口罩，携用物至床旁，核对患者并解释操作目的及配合要点，选择测量部位（颞动脉、颈动脉、桡动脉、股动脉等），临床上最常用的是桡动脉，操作更加方便。

（2）测量脉搏。协助患者采取舒适体位，护士以食指、中指、无名指的指端按压桡动脉处，按压力量适中，正常计数以动脉搏动 30 s 的脉搏数，乘以 2。危重患者或脉搏异常者，需测量 1 min，如脉搏短绌（同一单位时间内，脉率少于心率），则由 2 名护士同时测量，一人听心率，一人测脉率，由听心率者发出“开始”和“停止”的指令，记录方式为“绌脉：心率/脉率/分”（图 2-8）。

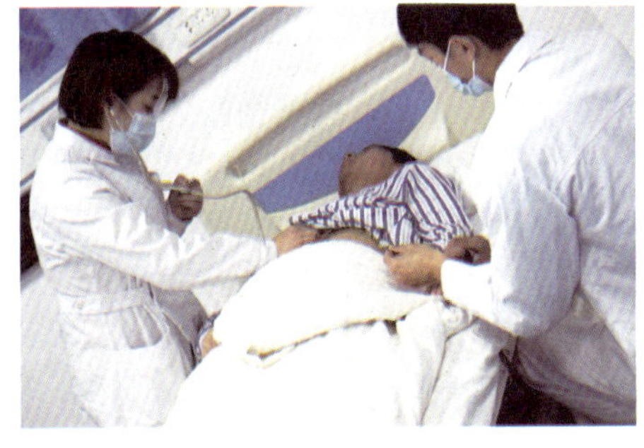

图 2-8 脉搏短绌测量

（3）记录整理。协助患者采取舒适卧位，整理床单元，洗手，记录脉搏数。

4.评价

测量方法正确，结果准确。

（三）呼吸测量

【目的】

动态监测呼吸变化，判断呼吸有无异常，为疾病的预防、治疗和护理提供依据。

【操作程序】

1.评估

（1）患者的性别、年龄、病情、意识状态等情况。

（2）评估是否存在影响患者呼吸的因素，如患者前 30 min 内有无运动、情绪激动、紧张等情况。

2.计划

（1）护士准备：着装整洁，洗手。

（2）用物准备：秒表、记录本、笔、洗手液。

（3）环境准备：整洁、宽敞、温湿度适宜。

3.实施

（1）操作前准备。洗手、戴口罩、携用物至床旁，核对患者并解释操作目的及配合要点，安置患者于舒适体位。

（2）测量呼吸。测量脉搏后护士保持测量脉搏时的手势，避免患者紧张，观察患者胸部起伏（女性）或腹部起伏（男性），注意观察患者的呼吸频率、节律、深度、音响及有无呼吸困难。一起一伏（一吸一呼）计数 1 次，计数 30 s，所得数值乘以 2，即是呼吸频率。

（3）整理记录。协助患者采取舒适体位，整理床单元，洗手，记录。

4.评价

记录方法正确，结果准确，未给患者带来不适。

（四）血压测量

【目的】

监测血压变化、判断血压有无异常，为疾病的预防、治疗和护理提供依据。

【操作程序】

1.评估

（1）患者的病情、意识状态、治疗情况等。

（2）评估测量前 30 min 患者有无剧烈运动、吸烟、饮酒、洗澡、情绪激动等影响因素的存在。

（3）评估患者的测量部位。

2.计划

（1）护士准备：着装整洁，洗手，戴好帽子、口罩。

（2）用物准备：血压计、听诊器、记录本、笔、洗手液。

（3）环境准备：整洁、宽敞、温湿度适宜。

3.实施

（1）上臂血压动脉测量法。

①操作前准备。洗手、戴口罩、携用物至床旁，核对患者并解释操作目的及配合要点。检查血压计是否完好，袖带的长度是否合适。

②摆体位。安置患者取坐位或仰卧位，选择测量位置，被测量的肢体应该与心脏保持同一水平，坐位时肱骨动脉平第 4 肋软骨，仰卧位时肱骨动脉平腋中线。

③缠袖带。卷起患者衣袖，露出上臂，手掌向上，肘部伸直，放平水银血压计，开启水银槽开关，驱尽袖带内空气，平整地缠于上臂中部，袖带下缘距离肘窝 2~3 cm，袖带松紧以能插入一指为宜（图 2-9）。

④注气。听诊器位于动脉搏动明显处（图 2-10），一手固定听诊器，一手握住加压球，注气前将气门关闭，注气至动脉搏动音消失，再升高 20~30 mmHg，充气不可过猛过快，以免水银溢出或患者不适。

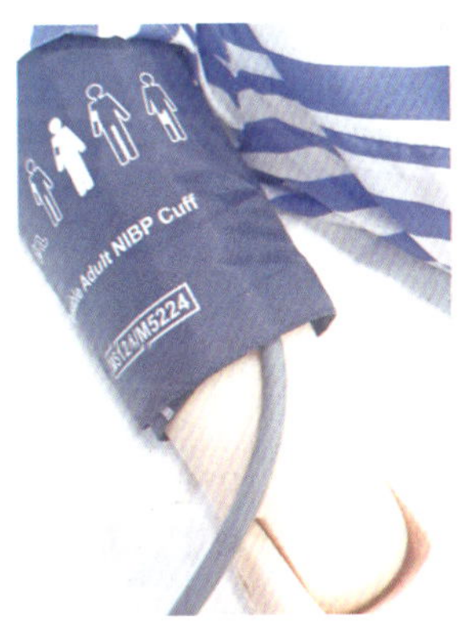

图 2-9 袖带位置

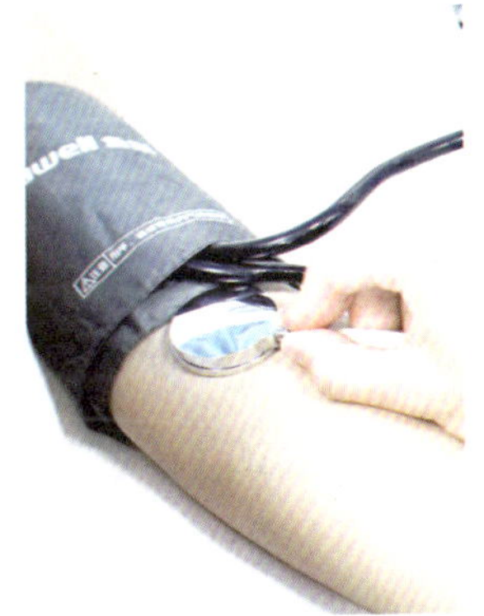

图 2-10 听诊器位置

⑤放气。缓慢放气（放气速度为 4 mmHg/s），注意水银刻度和肱动脉搏动的声音，当听到第一声波动时，为收缩压，当动脉搏动变弱或消失时，为舒张压，WHO（世界卫生组织）以肱动脉搏动消失记录为舒张压，当肱动脉搏动减弱与消失不同步时，可重测一次。待一次测量结束，读数稳定后记录数据，停留 1~2 min后，再次重复上述步骤测量一次，记录数值，最终数值为两者的平均值。

⑥整理记录。记录结果（收缩压/舒张压），整理用物，将袖带里的气体驱尽，卷好袖带，将袖带和输气球放入盒内。血压计右倾 45°，将水银倒回血压计（图 2-11），关闭水银开关，

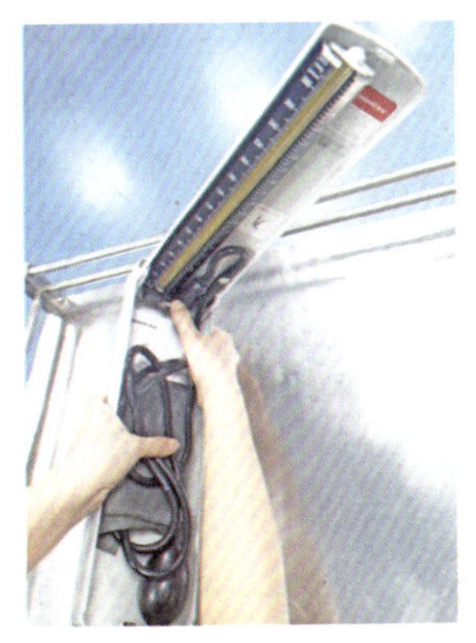

图 2-11 关血压计

关闭血压计的盒子，洗手，协助患者采取舒适体位，必要时协助患者整理衣服。

（2）下肢腘动脉血压测量法。

①操作前准备。洗手、戴口罩，携用物至床旁，核对患者并解释操作目的及配合要点，检查血压计的完好性。

②摆体位。患者取俯卧位、仰卧位或侧卧位，协助患者脱去一侧裤子，露出大腿下部。

③缠袖带。将袖带缠于大腿下部，其下缘距离腘窝3~5 cm，将听诊器置于腘窝动脉搏动处（图2-12）。

④其余步骤同上肢血压测量法。

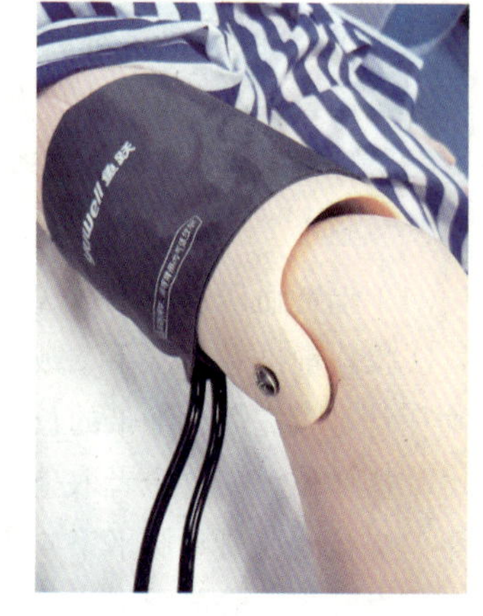

图2-12　下肢血压测量袖带位置

4. 评价

测量方法正确，结果准确，未给患者造成不适。

病例会诊

生命体征测量案例分析

患者，男性，60岁，因"反复咳嗽喘10余年，加重一天"来我院就诊，既往有"慢支"病史，拟"慢支急性发作"收住入院，入院时神志清醒，步入病房，责任护士安置好床位并宣教，按入院护理常规测量生命体征。

请思考：应该如何为患者测量生命体征？

知识拓展

第47届南丁格尔奖获得者——李红

李红，教授，福建医科大学护理学院原院长、省立医院副院长，从事临床护理和教学工作29年。2019年，李红同志荣获红十字国际委员会颁发的第47届南丁格尔奖章，是本届我国唯一的一位获奖者。

李红，1990年7月毕业于上海医科大学医学系高级护理专业，2002年获北京协和医科大学医学硕士学位及首都经济贸易大学管理学硕士学位；2016年获英国巴斯大学人文与健康学院卫生学博士学位；2017年当选美国护理科学院院士（FAAN），美国护理科学院是全球护理界最负盛名的学术机构，FAAN被认为是护理学科领域最高荣誉之一。她曾当选"第七届国家卫生计生突出贡献中青年专家"，曾获"全国卫生系统护理专业巾帼建功标兵""全国三八红旗手"等称号。

作为我国知名的护理学专家，李红一直在努力推动专科护理的发展。她带领护理管理团队在国内率先尝试建立专科护士培养制度、设置专科护士岗位，制定福建省专科护士核心能力培训体系和培训基地建设标准，为福建省培养专科护士2 000多名。她在国内较早地建立了护理人力资源管理评价指标体系，开发病房护理人力管理信息系统，并获得国家专利。其管理论文曾被《柳叶刀》杂志录用。

李红在重症和老年护理研究中也取得进展。她致力于推进我国健康管理学科的创建与实践，带领研究团队在福州城郊开展大型流行病学调查，获得了与慢性病患者健康管理相关的宝贵资料，据此向福建省发改委提交《提高全民健康水平的对策研究报告》。她坚持开展慢性病健康教育俱乐部项目活动十余年，建立医院−社区健康管理一体化的创新模式，在国内得到推广。

李红同志30年如一日地坚守护理工作，精益求精、不懈努力，兢兢业业、无私奉献，把崇高的人道、博爱、奉献精神蕴于平凡的工作中，积极开展危重症患者护理，在抗击非典、抗震救灾等重大突发公共卫生事件中做出了突出贡献，为我国医务工作者树立了榜样。

创新园地

根据兴趣分组，每组8~10人，通过查阅收集资料，对现有的生命体征测量内容进行改进，使之操作更经济方便，如设计一款体温计消毒盒、体温计复位器、便携式血压计等。通过反复试用与讨论，说出现有产品的优缺点，并提出改良计划（表2−15）。

表2−15 生命体征测量相关内容创新研究

专业		班级		指导教师	
项目成员（姓名）					
产品设计背景					
产品优缺点对比					
产品设计原理					
产品设计创新点					

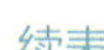
续表

产品实施计划	
产品测试报告	
总结	

考核标准

生命体征测量考核标准见表 2-16。

表 2-16 生命体征测量考核标准（满分 100 分）

班级　　　　　　　姓名　　　　　　　学号　　　　　　　成绩

项目	操作标准	分值	扣分标准	扣分	自评	互评	教师评价
素质要求（2分）	1.报告姓名、操作项目，语言流畅，仪表大方，轻盈矫健	1	紧张不自然，语言不流畅	1			
	2.衣、帽、鞋整洁，着装符合要求	1	衣、帽、鞋不整洁	1			
评估要求（13分）	1.环境评估：病室整洁、宽敞，光线明亮、温湿度适宜	2	未评估	2			
			评估不全，每缺 1 项	1			
	2.患者评估： （1）患者的病情、意识状态、治疗情况、心理状态； （2）患者对体温、脉搏、呼吸、血压测量的认知、合作程度； （3）测量前 30 min；无影响生命体征变化的因素，如运动、情绪激动、进食等	4	未评估	4			
			评估不全，每缺 1 项	1			
	3.护士评估： （1）七步洗手法洗手，戴口罩； （2）熟悉测量生命体征的方法及注意事项	3	未洗手或洗手不规范	1			
			未戴口罩	1			
			不熟悉测量方法及注意事项	1			

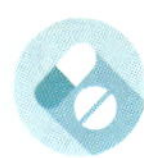

续表

项目	操作标准	分值	扣分标准	扣分	自评	互评	教师评价
评估要求（13分）	4.用物评估： （1）治疗车上层包括治疗盘内备容器2个（一个盛放已消毒的体温计、另一个盛放消毒液）、血压计、听诊器、消毒纱布、秒表、记录本、笔。清点体温计，检查有无破损，将体温计刻度甩至35 ℃以下；检查血压计。 （2）治疗车下层包括医用垃圾桶	4	物品准备不全，每缺1项	1			
实施步骤（76分）	1.携用物至患者床旁，辨识患者	2	未辨识患者	2			
	2.向患者介绍体温、脉搏、呼吸、血压测量的方法及注意事项，取得患者合作	4	未介绍	4			
			介绍不全	2			
	3.患者取仰卧位或坐位保持舒适体位	2	未采取合适体位	1			
	4.暴露腋下，有汗液者，擦干汗液	2	暴露过多	1			
			未擦干汗液	1			
	5.将腋下体温计水银端放于患者一侧腋窝处，紧贴皮肤，嘱患者屈臂过胸夹紧体温计	6	体温计所放位置不正确	3			
			操作方法不正确	3			
	6.测量10 min	2	时间不准确	2			
	7.取患者另一侧手臂，手腕伸展，手臂置于舒适位置	4	手腕未伸展	2			
			手臂位置不舒适	2			
	8.护士将食指、中指、无名指的指端触按于患者的桡动脉上，力度适中	6	触按手法不正确	3			
			测量部位不准确	3			
	9.计数30 s，测得数值乘以2，即为脉率	3	时间不准确	2			
			计数不准确	1			
	10.脉搏异常、危重患者应测1 min（口述）；脉搏短绌患者，应由2名护士同时测量（口述）	2	未口述	2			
			口述不全或错误	1			
	11.护士在诊脉后手仍保持诊脉状态，观察患者胸部或腹部，一起一伏为1次	4	观察方法不正确	1			
			观察部位不正确	3			

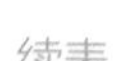
续表

项目	操作标准	分值	扣分标准	扣分	自评	互评	教师评价
实施步骤（76分）	12.计数30 s，测得数值乘以2，即为呼吸频率	3	时间不准确	2			
			计数不准确	1			
	13.危重患者、小儿及呼吸异常患者，应测1 min（口述）；呼吸微弱患者，用棉花置于鼻孔前，观察棉花纤维被吹动的次数（口述）	2	未口述	2			
			口述不全或错误	1			
	14.记录脉率和呼吸测量数值	2	未记录	2			
			记录方法不正确	1			
	15.卷起衣袖，露出一侧上臂，肘部伸直向外展，掌心向上	1	肘部未伸直外展，掌心向下	1			
	16.仰卧位，肱骨动脉平腋中线	2	肱骨动脉未平腋中线	2			
	17.放好血压计，打开水银槽开关	1	未打开水银槽开关	1			
	18.驱尽袖带内空气，将袖带平整缠于上臂中部，袖带下缘距肘窝2~3 cm，松紧以能插入一指为宜	4	袖带缠绕位置不正确	2			
			袖带缠绕过紧或过松	2			
	19.将听诊器胸件置于肱动脉搏动最明显处	2	位置不正确	2			
	20.一手固定，另一手关闭气门，握加压气球加压，充气至肱动脉搏动消失后，再升高20~30 mmHg	2	充气速度过快、过猛	2			
	21.缓慢放气，以每秒下降4 mmHg为宜	2	放气速度过慢、过快	2			
	22.当听诊器听到第一声搏动音时，水银柱所指刻度为收缩压；当搏动突然变弱或消失，水银柱所指刻度为舒张压	6	收缩压测量不准确	3			
			舒张压测量不准确	3			
	23.测量结束，排尽袖带内空气，卷好袖带，将袖带和输气球放于盒内	2	未排尽袖带内空气	1			
			袖带和输气球未正确放置	1			
	24.血压计盒盖右倾45°，关闭水银槽开关，盖好盒盖	2	未右倾血压计	1			
			未关闭水银槽	1			

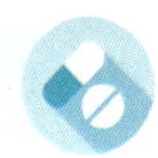

续表

项目	操作标准	分值	扣分标准	扣分	自评	互评	教师评价
实施步骤（76分）	25.取出体温计，用纱布擦拭，读数后，将体温计放于消毒液中浸泡，记录体温数值	4	未擦拭体温计	1			
			未消毒浸泡体温计	1			
			体温计读数不准确	2			
	26.整理床单元，洗手，放回用物	3	未洗手或洗手方法不规范	2			
			未分类回归用物	1			
	27.将测得体温、脉搏、呼吸、血压数值记录在体温单上（口述）	1	未口述	1			
评价质量（9分）	1.流程正确，动作规范，操作熟练	3	流程错误	2			
			动作不规范	1			
	2.完成时间15 min（从取卧位开始到整理床单元结束）	2	每超时1 min	1			
	3.语言沟通恰当，指导正确，满足需要	4	语言沟通不畅	2			
			指导不到位	2			
总分							

评价反思

生命体征测量评价与反思见表2-17。

表2-17 生命体征测量评价与反思

小组成员操作观察与记录

续表

自我操作反思

课后练习

生命体征测量技术课后练习见表2-18。

表2-18 生命体征测量技术课后练习

课程名称	临床护理技能实训	专业		码上刷题
学习任务	模块二　基础护理	班级		
学习内容	生命体征测量技术	姓名		
1.水银体温计破碎应如何处理？ 2.血压的正常值范围是多少？异常血压分为几级？每级的范围是多少？ 3.脉搏的正常值范围是多少？				

（何雪冬）

思政导学

“与时间赛跑，我们要救更多的人”

医务人员是人民健康的守护者。新冠肺炎疫情暴发以来，广大医务工作者义无反顾冲在疫情防控第一线，他们夜以继日、连续奋战，全力以赴救治患者，不少医务人员不幸被病毒感染，有的甚至献出了生命。他们的付出换来了一个个患者的康复，换来了疫情防控形势的持续向好，他们是新时代最可敬、最值得关爱的人。

然而，“逆行”意味着风险，甚至是危险，“逆行”向前不需要暴虎冯河，需要的是专业精神和解决实际问题的能力。换言之，这些最可爱的人敢于“逆行”不是头脑发热逞英雄，而是依靠专业能力和实干精神成了真正的勇士。他们冲锋在一线，有的一干就是十几个小时，一坚持就是几十天。令人痛惜的是，一些“逆行者”甚至付出了生命代价。比如武汉科技大学附属医院——武昌医院院长刘智明，他在疫情暴发后带领全院医务人员积极抗疫，但不幸感染新冠肺炎去世。这位勇敢“逆行者”的事迹感动了无数人。

2020 年 2 月 19 日早上 8 时 30 分，武汉市第六医院的重症病房一位 45 岁的危重症患者，由于新冠肺炎合并多器官功能不全，导致心率下降，情况十分危急。重症监护室的医生们立即投入抢救，3 个多小时后，患者终于转危为安。“我们ICU的医生，就要迎难而上。只要还有 1%的希望，我们就会尽百分之百的努力，保证患者平安度过危险期。”武汉市第六医院是第三批定点医院，已经先后收治了近 600 位重症患者，其中 12 位收治在ICU的危重症患者不仅年龄大，本身还有各种疾病。查房、抢救、日常治疗，科室人员每天 24 h轮转。在大家的通力合作下，一个多月以来已有 5 名患者转出ICU，3 名出院。越来越多的患者逐渐好转。

“现在，看到患者一天天走向健康，我们更有信心打赢这场战役。是患者给了我们这个信心，能够让他们早日康复、早日回到家庭，是我们医务工作者最大的心愿。”

（资料来源：央视网）

解析：新型冠状病毒肺炎疫情这场无硝烟的“战争”已经持续了一段时间，当人们待在家里不出门时，却有那么一群“逆行者”勇往直前，冲向一线。许多医生与护士，在大年三十，我们吃着团圆饭，阖家欢乐的时候，他们却义无反顾地离开家人，踏上去武汉的征途。这些“逆行者”在医院“战地”中，为人民的生命安全而“战”。这些人都是人们心目中最美的“逆行者”。

教学目标

【知识目标】

1. 熟悉心电监护的工作原理及作用。

2. 掌握心电监护的适应证、心电监护的方法和心电监护的护理措施。

【技能目标】

1. 具有与患者沟通和评估患者的能力。
2. 具有为心电监护患者实施护理措施的能力。
3. 具有在真实或模拟的护理工作场景中解决实际问题的能力。

【素质目标】

建立理论联系实践的创新精神，培养学生爱岗敬业的职业道德。

【思政目标】

具有奉献精神和迎难而上的精神。

任务导入

李大爷，70 岁，诊断为心律失常，行床旁心电监护。作为责任护士，你应该掌握心电监测的哪些相关内容？

任务分组

心电监护技术任务分组见表 2-19。

表 2-19 心电监护技术任务分组

<table>
<tr><td>班级</td><td colspan="2"></td><td>组号</td><td></td><td>指导教师</td><td></td></tr>
<tr><td>组长</td><td colspan="3"></td><td>学号</td><td colspan="2"></td></tr>
<tr><td rowspan="5">组员</td><td>姓名</td><td>学号</td><td colspan="2">姓名</td><td colspan="2">学号</td></tr>
<tr><td></td><td></td><td colspan="2"></td><td colspan="2"></td></tr>
<tr><td></td><td></td><td colspan="2"></td><td colspan="2"></td></tr>
<tr><td></td><td></td><td colspan="2"></td><td colspan="2"></td></tr>
<tr><td></td><td></td><td colspan="2"></td><td colspan="2"></td></tr>
<tr><td>任务分工</td><td colspan="6"></td></tr>
</table>

任务分析

（一）心电监护概述

多功能心电监护仪是临床常见的用于疾病诊断和监测的医疗仪器。心电监护是指对患者的各种生理参数和波形进行实时监测，以准确地评估患者当时的生理状态，为诊断及治疗提供依据。可连续监测心电图（electrocardiogram，ECG）、呼吸频率（RESP）、无创血压（non-ivasive blood pressure，NIBP）、血氧饱和度（SpO_2）和脉搏等重要参数。

1. 多功能心电监护仪的基本功能

多功能心电监护仪除能显示各参数的监测情况外，还具有将报警装置信息储存、回放及传输，对心律失常进行自动分析的功能，并且能通过中央监护系统将病区多台监护仪联网，可以同时监测多个患者。因此，多功能监护仪可以将急危重症患者的信息及时、准确地向医护人员报告，使医护人员随时监测到患者的病情变化，为临床诊断及救治提供重要的参考指标，是ICU必备的监测仪器之一。

2. 心电监护适应证

各种危急重症患者和抢救患者的监护；手术中或手术后患者的监护；心脏起搏器植入术前、后的患者心率的监护及起搏效果的观察。

3. 多功能心电监护仪分类

（1）按结构分类：便携式、插件式、遥控式。

（2）按功能分类：床边、中央、院。

4. 多功能心电监护仪结构

多功能心电监护仪主要由方框图、传感器、信号处理系统、显示与报警装置、控制系统、记录装置6部分组成。外部结构如图2–13、图2–14、图2–15所示。

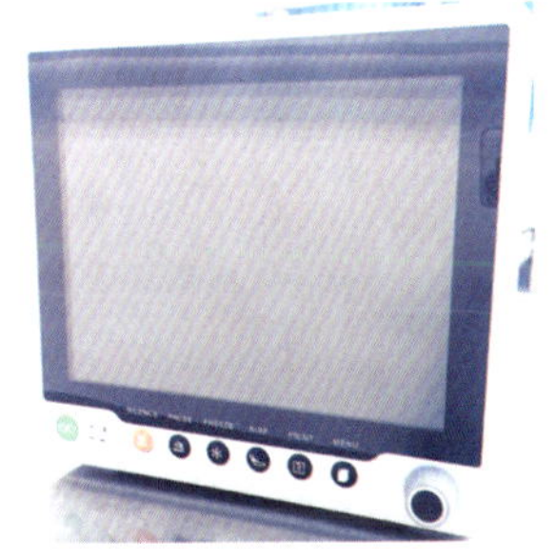

图2–13 多功能心电监护仪正面

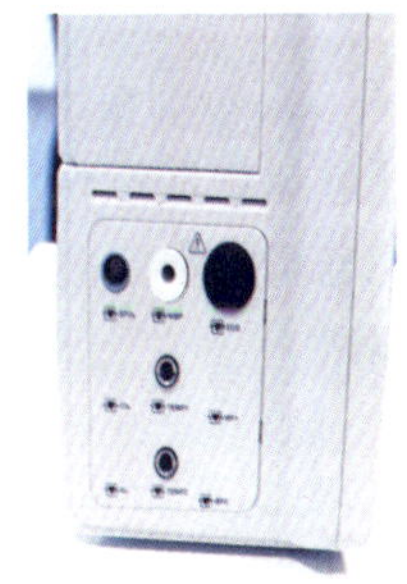

图2–14 多功能心电监护仪侧面

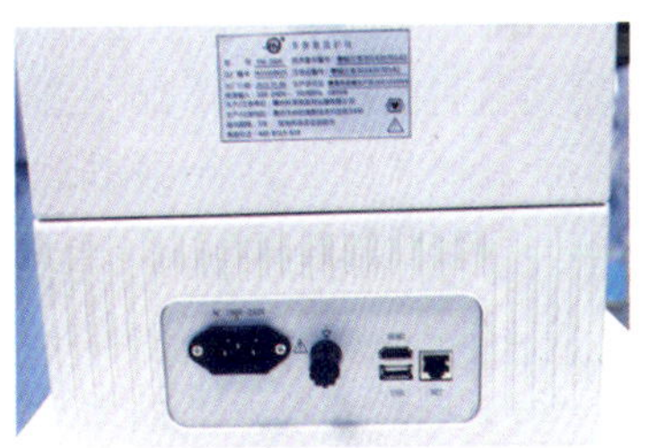

图2–15 多功能心电监护仪背面

（二）多功能心电监护仪的常见故障

1. 心电图波形模糊不清

心电图波形模糊不清多因电极与皮肤接触不良，如电极粘贴不牢或脱落、导电膏干燥、皮肤处理不当、导联线连接有松动或断裂等。

2. 基线漂移

基线漂移多因患者活动、电极固定不良或腹式呼吸的影响。

3. ECG振幅低

ECG振幅低多因正负电极距离太近或者两个电极之间恰好放在心肌梗死部位相应的体表。

4.严重的肌电干扰

严重的肌电干扰（细颤波）多因电极放于胸壁肌肉丰富部位或患者寒战。

5.直流转换不良

直流转换不良多因导联线与主机连接处不清洁，电线或导联有断裂，或监护仪的开关接触不良。

6.严重的交流电干扰

严重的交流电干扰（粗颤波）多与地线未被安全连接有关，如其他医疗器械的地线和监护仪地线连接在一起，任何室内的线路（如电加热器、收音机、电视和手机等）与患者电极接近。

（三）心电监护要点

调整有实际意义的报警界限，不能关闭报警声音。密切观察记录心率（律）、心电图波形、SpO_2 和血压情况，及时、正确地处理报警、排除故障干扰及异常监测值，发现异常时立即通知医师。

1.ECG监测

为获得清晰的心电图，应避免各种干扰：①导联线应正确连接，否则ECG监护功能将失效；②将用来作呼吸信号提取的两个极板RA和LL放在胸廓上的左右位置，分开一定距离，以免呼吸信号微弱，无法正确进行呼吸计数；③监护仪胸前综合导联所描记的ECG监测不能替代常规的心电图检查，因为其是模拟导联，不能按常规心电图的标准去分析ST-T改变和QRS波形形态。

2.NIBP监测

NIBP监测要点：①测压前一定要系好袖带，否则在无袖带状态下充气，易损坏气泵；②需要密切监测血压者，每2 h更换袖带部位，避免皮肤损伤，袖带定期清洁消毒；③充、放气时间不能过频，以免影响远端肢体的灌注；④定期用水银血压计校对，若在正确的测量方法下对监测的数值产生怀疑时，应更换其他测量方法。

3.SpO_2 监测

长时间将 SpO_2 传感器放在一个手指上，可能使局部皮肤变红、起疱，还可能引起局部坏死，影响血液循环及测量精确度，因此，应每隔2 h观察测量部位的末梢循环情况和皮肤情况，并更换传感器的安放部位。

4.安置电极片

安置电极片时应注意：①贴电极片前应先清洁局部皮肤，使其脱脂干净，尽可能降低皮肤电阻，电极片与皮肤应紧贴、平整；②为了除颤，放置电极板时应留出易于暴露心前区的部位；③为患者翻身时注意勿将电极拉脱；④定期观察患者粘贴电极片处的皮肤，连续监测72 h需更换电极片和电极片的位置，以防过久刺激皮肤，若对电极片有过敏迹象，则每天更换电极片或改变电极片位置；⑤嘱患者不要自行移动或摘除电极片，避免在监测仪的附近使用手机，以免干扰监测波形。

（四）仪器的维护与保养

1.监护仪的基本维护

避免频繁开关机器，监护仪上不放任何物品，保持外观清洁；执行仪器使用规范，防止外力敲打血氧饱和度探头和拉扯心电导联线；登记使用情况。

2. 监护仪的终末消毒

用软布去除机器表面的污迹和尘埃，显示器可用软布蘸清水擦拭，血压袖带用紫外线照射 30 min或用 1000 mg/L有效氯消毒剂浸泡消毒 30 min，清水冲洗晾干备用。各种电缆导联线不裸露，用 75%酒精擦拭，终末消毒后用卷扎固定于监护仪上，外罩布制的监护仪保护套，妥善放置，减少附件损耗。

3. 专人负责

专人定期（每周）清洁及消毒心电导联线等附件，监测监护仪启动正常，仪器报警有效，处于备用状态。功能异常的监护仪，须与备用仪器分开放置，外挂"坏"的专用标识，专人负责报修、检查并记录，与专业维修人员取得联系，切勿擅自打开机盖或机壳自行调换设备附件。每月对整机进行清洁检测保养。

（五）心电监护中的注意事项

（1）根据患者的不同年龄，正确设定患者类型。

（2）密切观察心电图波形，及时处理干扰和电极脱落。

（3）根据患者病情决定是否需要每日回顾 24 h心电监测情况，必要时进行记录。

（4）正确设定报警界限，不能关闭报警声音。

（5）每日应检查电极安放位置的皮肤，若出现过敏迹象，应更换电极或改变安放位置。

（6）对躁动患者，应当固定好电极和导线，避免电极脱位及导线打折缠绕。

（7）滤波方式有以下 3 种。①诊断：显示未经过滤的ECG波形（未经处理的真实波）；②监护：过滤可能导致假报警的伪差；③手术：减少来自电外科设备的伪差与干扰。在干扰较小时，尽量采用"诊断"方式对患者进行监护。

（8）长时间连续监测血氧饱和度的患者，每 2 h左右检查一次测量部位的末梢循环情况和皮肤情况，如果发现不良变化，应及时更换测量部位。安放手指血氧探头的电缆线应置于手背，确保指甲正对血氧探头光源射出的光线。不要在同一肢体上同时进行血氧饱和度和无创血压的测量。

（9）下列情况可影响血氧饱和度的监测结果：患者发生休克、体温过低、使用血管活性药物及贫血等。周围环境光照太强、电磁干扰及涂抹指甲油等也可影响监测结果。

（10）选择合适的袖带，袖带宽度应是肢体周径的 40%或者上臂长度的 2/3，袖带的充气部分长度应足够环绕肢体的 50%~80%。不要在有静脉输液或插导管肢体上安放袖带。

（11）根据患者病情正确选择无创血压的测量模式：手动模式，只进行一次测量；自动模式，间隔时间可设为 1 min、2 min、3 min、4 min、5 min、10 min、15 min、30 min、60 min、90 min、120 min、180 min、240 min、480 min；连续模式，5 min内连续地进行测量。

（12）停机时，先向患者说明，取得合作后关机，断开电源，取下电板片。清洁消毒机壳外部和各导联线，将各导联线顺势盘绕，妥善固定，避免折叠、扭曲、缠绕等。

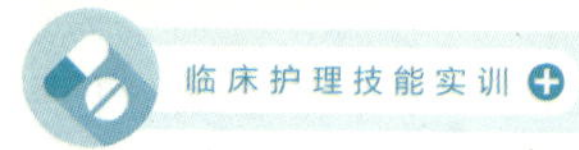

任务实施

心电监护

【目的】

（1）及时发现致命性心律失常。

（2）及时发现心肌损害。

（3）监测电解质紊乱情况。

（4）指导抗心律失常治疗。

（5）监测生命体征、血氧饱和度等生理参数的变化。

【操作程序】

1.评估

（1）全身情况：患者的年龄、病情、意识状态、过敏史及是否安装起搏器等情况。

（2）局部情况：患者胸前区皮肤和指（趾）甲的情况。

（3）心理状态：患者有无紧张焦虑和恐惧等心理反应。

（4）评估患者周围环境、光照情况及有无电磁波干扰。

2.计划

（1）护士准备：衣帽整洁，七步洗手法洗手、戴口罩；了解患者病情及使用监护仪的目的和操作方法。

（2）患者准备：①患者及家属了解使用监护仪的目的、方法、注意事项及配合要点，愿意接受和配合；②根据病情，患者可采取平卧位、半卧位或侧位，以感觉舒适为准；③清洁放电极片部位的皮肤，有胸毛者应剔除，以尽可能降低皮肤电阻；④清洁指甲，选择合适的手指，避开外伤、瘫痪、涂指甲油的手指或足趾。

（3）用物准备（图2-16）。①治疗盘：电极片（3~5个）、75%乙醇、清洁纱布、治疗碗、听诊器；②弯盘、心电监护仪及模块、导联线、配套血压计袖带、SpO_2传感器、电源及插座、医嘱单、护理记录单；③治疗车、速干手消毒剂及挂架、锐器盒、医疗垃圾桶、生活垃圾桶、口罩。

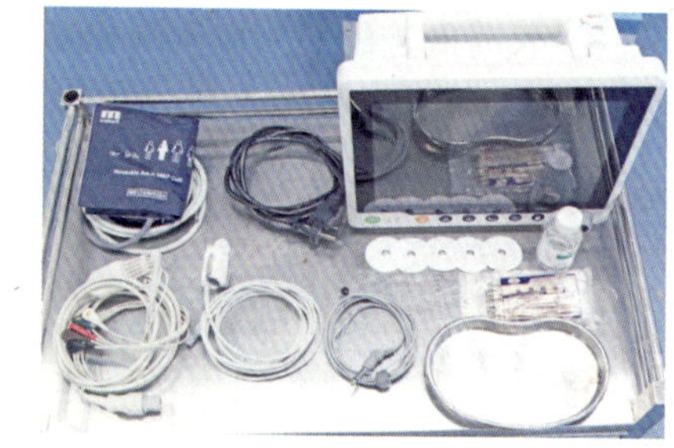
图2-16　心电监护用物准备

（4）环境准备：室内温度和湿度适宜，环境安静、整洁，光线充足，无电磁波干扰。

3.实施

（1）核对患者，携用物到患者床旁，核对床号和姓名。做好使用监护仪前的安慰工作，以取得患者的合作。

（2）接通电源：将监护仪电源插头插入外部交流电源插座。如有监护仪显示屏电源插座也应一并插入。

（3）仪器自检：开启监护仪的电源开关（power on或on/off），待仪器自检后，自动进入主屏。

（4）皮肤准备：暴露胸部，用纱布沾75%乙醇清洁放置电极片部位的皮肤，待干，确保电极与皮肤的紧密接触。

（5）安放电极，监测ECG：贴附心电电极片，将电极片连接至心电导联线上。电极片贴于患者胸部正确位置，注意避开伤口、除颤部位、骨骼，以及患有皮疹皮炎处。选择模拟导联，一般选用胸前综合导联，该导联记录的心电图图形比较清晰，受肢体活动干扰少，确认心电波形及心率数值正常。临床上监护仪的导联装置有3导联装置和5导联装置两种。

3导联装置电极安放部位（图2-17）：①正极放在ECG V5或V6位置，负极放右锁骨中点外下方，地线N放V5R或V6R位置，ECG波形类似标准Ⅱ导联；②RA放右锁骨中点外下方，LA放在左锁骨中点外下方，地线N放V5R或V6R位置，ECG波形类似标准Ⅰ导联。

5导联装置电极安放部位（图2-18）：较常用的为美国标准，RA（白色），放置在右锁骨下窝（右锁骨中点外下方）；LA（黑色），放置在左锁骨下窝（左锁骨中点外下方）；LL（红色），放置在左肋缘下（左腹部外侧）；RL（绿色），放置在右肋缘下（右腹部外侧）；V（棕色），放置在胸骨右缘第4肋（多选V1或V5位置，也根据心肌缺血的部位选择）。

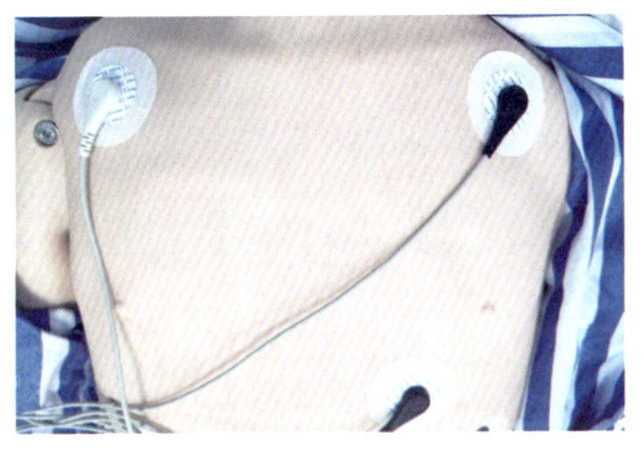
图2-17 3导联装置电极安放部位

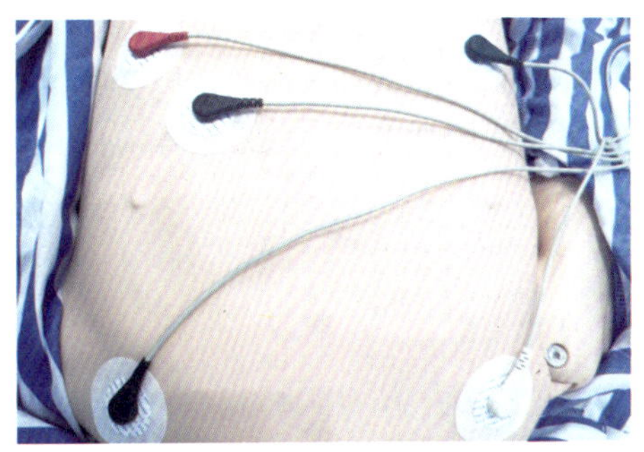
图2-18 5导联装置电极安放部位

（6）监测血压：将袖带平整缠于上臂中部，距肘窝2~3 cm，松紧适宜，缠绕要求与水银血压计袖带的要求相同。维持患者用于测血压的肢体与心脏在同一水平位置，按START键即可进行一次手动测量，确认血压数值正确。

（7）监测脉搏血氧饱和度：将血氧饱和度探头夹于患者手指，将血氧饱和度电极有光源一面置于患者的指（趾）甲背面，确认血氧饱和度波形和数值正常。

（8）主屏设置调节参数：进入监护仪设置，选择患者类型（默认为成人）及监护类型（标准和外科等）；输入患者资料，分别调节ECG、SpO_2、R和NIBP等参数及相关信息。

①旋转调节钮至ECG界面：选择导联（多选P波显示较好的标准导联Ⅱ，QRS振幅应>0.5 mV，以能触发心率计0）；调节振幅多选1 mV；根据病情设置心率报警上下限（通常上限120次/分，下限50次/分）；调节QRS音量，夜间可关闭，以免影响患者休息；根据病情打开或关闭ST段分析，关闭ECG界面。

②旋转调节钮至SpO_2：显示SpO_2界面，设置SpO_2报警下限（<96%）。早产儿应设置SpO_2报警上限90%，因为高氧水平会使早产儿发生晶状体后纤维增生症，导致终生失明。

③旋转调节钮至NIBP：显示NIBP界面，选择自动或手动测量模式，若设置无创血压自动测量，则在所设置的时间点，监护仪会自动对袖带充气和放气进行测量。自动模式应选择测量间隔时间如每15 min，根据病情设置收缩压和舒张压的报警上下限。

④旋转调节钮至呼吸界面：设置呼吸报警上下限，通常为30次/分和8次/分。

⑤报警设置：确保ECG、SpO_2、R和NIBP报警均处于“ALARM ON”状态，并调整合适的报警音量。

（9）开始监护：设置完毕，返回主屏界面，监护仪自动开始监护。

（10）固定导线：对躁动患者，应固定整理好电极和导线，避免电极脱落及导线折叠缠绕。

（11）健康指导：根据病情协助患者取合适卧位，为患者扣好衣服，盖好被子。清醒患者询问感受，向患者和家属交代注意事项。

（12）用物处理：洗手，整理用物，垃圾按要求分类处理。

（13）观察记录：观察心率、心律、心电图波形、脉搏、血氧饱和度和血压等，并及时记录于重症监护记录单上，发现异常及时处理。

（14）停止监护：病情好转，根据医嘱停止监护，向患者说明，取得合作后关机。应先取下心电导联线及电极片、SpO_2探头和血压袖带，清洁患者皮肤，再关闭电源开关，拔出电源插头。清洁消毒仪器，有序放置相关附件，仪器放置于指定地点，备用。

4.评价

（1）操作流程熟练、流畅，能及时处理各种异常情况。

（2）电极片位置正确。

（3）各监测参数和波形在监护仪主屏幕均能清晰显示。

（4）护患沟通有效，关爱患者，有整体护理观念 。

病例会诊

心电监护案例分析

患者，女，60岁，既往冠心病史2年，有高血压，此次因“心前区疼痛10 h”拟急诊心梗由急诊收入CCU。入院后查体：T35.7 ℃，P60次/分，RESP18次/分，BP150/70 mm Hg，医嘱予以心电监护。

请思考：应该如何为该患者进行心电监护？

知识拓展

最美“逆行者”——孝感市中心医院医生黄文军，在抗击新冠肺炎疫情中不幸感染病毒，经多方抢救医治无效，于2020年2月23日19时30分去世，年仅42岁。一个月前的1月24日，他写下请战书，义无反顾地走上战“疫”一线。1月27日凌晨，他感到不适，第二天被确诊为新冠肺炎。孝感市中心医院呼吸内科3病区主任谢志斌参与了黄文军的救治。1月29日，谢志斌和同事一起将黄文军送入隔离病房。面对同事的担心，黄文军说：“没事。”1月30日凌晨，谢志斌和同事把黄文军转到重症监护室，黄文军握着他的手说：“谢谢你。”2月3日，黄文军病情加重，谢志斌准备插管抢救时，黄文军因为担心同事感染，在纸上艰难地写下：“不插管，我还好。”2月4日，黄文军仍呼吸困难、血压下降，医护人员含泪为他麻醉插管，进行ECMO（俗称人工肺）治疗……就在大家期盼奇迹时，2月23日晚，黄文军还是永远离开了。“兄弟，你救下了那么多患者，却救不了你自己!”谢志斌痛惜不已。

创新园地

根据兴趣分组，每组8~10人，仔细研究多功能监护仪的使用方法及参数设置，在使用过程中对电极片的使用作出思考。通过查阅收集资料，对现有的电极片进行改良（或发明新的电极片），使之使用起来更适合所有人群，同时更能保护自己。通过反复研究与讨论，说出现有产品的缺点，并提出改良计划（表2-20）。

表 2-20　多功能监护仪电极片创新研究

<table>
<tr><td>专业</td><td></td><td>班级</td><td></td><td>指导教师</td><td></td></tr>
<tr><td rowspan="5">项目成员（姓名）</td><td></td><td></td><td></td><td colspan="2"></td></tr>
<tr><td></td><td></td><td></td><td colspan="2"></td></tr>
<tr><td></td><td></td><td></td><td colspan="2"></td></tr>
<tr><td></td><td></td><td></td><td colspan="2"></td></tr>
<tr><td></td><td></td><td></td><td colspan="2"></td></tr>
<tr><td>产品设计背景</td><td colspan="5"></td></tr>
<tr><td>产品优缺点对比</td><td colspan="5"></td></tr>
<tr><td>产品设计原理</td><td colspan="5"></td></tr>
<tr><td>产品设计创新点</td><td colspan="5"></td></tr>
<tr><td>产品实施计划</td><td colspan="5"></td></tr>
<tr><td>产品测试报告</td><td colspan="5"></td></tr>
<tr><td>总结</td><td colspan="5"></td></tr>
</table>

考核标准

心电监护技术考核标准见表 2-21。

表 2-21　心电监护技术考核标准（满分 100 分）

班级　　　　　　姓名　　　　　　学号　　　　　　成绩

项目	操作标准	分值	扣分标准	扣分	自评	互评	教师评价
素质要求（2 分）	1.报告姓名、操作项目，语言流畅，仪表大方，轻盈矫健	1	紧张、不自然，语言不流畅	1			
	2.衣、帽、鞋整洁，着装符合要求	1	衣、帽、鞋不整洁	1			
评估要求（13 分）	1.环境评估：病室整洁、宽敞、光线明亮、温湿度适宜	2	未评估	2			
			评估不全，每缺 1 项	1			
	2.患者评估：患者病情、皮肤状况、有无起搏器；周围环境、光照情况及有无电磁波干扰；多功能监护仪性能	4	未评估	4			
			评估不全，每缺 1 项	1			
	3.护士评估：七步洗手法洗手，戴口罩；熟悉监护的使用方法及注意事项	3	未洗手或洗手不规范	1			
			未戴口罩	1			
			不熟悉测量方法及注意事项	1			
	4.用物评估： （1）上机时。心电监护仪、电极片数个、75%乙醇、棉签、记录单。 （2）撤机时。棉签	4	物品准备不全，每缺 1 项	1			
实施步骤（70 分）	1.携用物至患者床旁，核对患者	2	未核对患者	2			
	2.监护仪开机，检查线路连接	4	未检查	4			
	3.协助患者取适宜体位，暴露胸部皮肤；用 75%乙醇擦拭相应部位皮肤，待干	8	未采取合适卧位	4			
			未使用乙醇擦拭	4			
	4.连接电极与导联线（3 导联或 5 导联），准确粘贴。 右上（RA）：右锁骨中线第二肋间。 右下（RL）：右锁骨中线剑突水平处。 左上（LA）：左锁骨中线第二肋间。 左下（LL）：左锁骨中线剑突水平处。 中间（V）：心前区 V1~V6 任何位置	20	1 项粘贴错误	20			
	5.连接血压袖带：被测肢体与心脏同一水平；伸肘稍外展，袖带平整缠于上臂中部，松紧以能放入一指为宜；袖带下缘位于肘窝上两横指处	8	位置不正确	4			
			方法不正确	4			

续表

项目	操作标准	分值	扣分标准	扣分	自评	互评	教师评价
实施步骤（70分）	6.连接血氧探头于患者指（趾）端，使感应区对准指（趾）甲	4	位置不准确	4			
	7.选择导联及监护模式；调节心电图波形和振幅至标准；根据患者心率、血压、血氧饱和度调节报警上、下限；观察、记录各项监护参数	8	参数调节1项不正确	8			
	8.遵医嘱停止使用心电监护仪；撤除监护，关机，断开电源	6	程序不正确	6			
	9.清洁局部皮肤；协助患者取舒适卧位，整理床单元	4	未清洁皮肤	2			
			未取舒适体位	2			
	10.整理用物，洗手，记录	6	整理用物不正确	2			
			未洗手	2			
			未记录	2			
评价质量（15分）	流程正确，动作规范，操作熟练	5	流程错误	2			
			动作不规范	3			
	完成时间10 min	2	每超时1 min	1			
	语言沟通恰当，指导正确，满足需要	4	语言沟通不畅	2			
			指导不到位	2			
	用物备齐，处置规范	4	用物不齐	2			
			处置错误	2			
总分							

评价反思

心电监护技术操作评价与反思见表2-22。

表2-22 心电监护技术操作评价与反思

小组成员操作观察与记录

续表

自我操作反思

课后练习

心电监护技术课后练习见表2-23。

表2-23　心电监护技术课后练习

课程名称	临床护理技能实训	专业		码上刷题
学习任务	模块二　基础护理	班级		
学习内容	心电监护技术	姓名		
1.请说出心电监护导联电极片的安放位置。 2.连续监测心电监护患者需要定时更换监测部位吗？为什么？ 3.说出可影响血氧饱和度监测结果的情况有哪些。				

（凌启）

任务四 饮食护理

思政导学

前行之路

抗疫之战开始之际，武汉协和医院西院作为定点收治医院，任务光荣而艰巨。血液科方云护士长接到护理部安排至西院参与抗疫工作。当天就来西院报到的她，负责协助7楼东护士长完成病区管理、各项流程及制度的统筹工作。

工作开始之初，包括环境布置、设备配备、物资到位、人员培训等，在她的协助下一切忙而不乱。开科后不到12 h，科室就收治了50名患者。准确、高效是她的工作准则；亲切、专业更是她的专属标签；全方位、多角色是她的工作定位。“有啥困难就告诉我，我们一起扛!”她话语简单，温暖亲切，给大家带来莫大信心。

隔离病房里的“大白”

“爸，我要去支援隔离病房了。我把帅帅（曹晓文的7岁儿子）交给您了，别告诉妈，免得她瞎担心。”

接到支援隔离病房的通知后，曹晓文给父亲发了这样一条短信。当天下班回到家里，父亲已经带着儿子离开了，留下一桌子她最爱吃的饭菜和满满一冰箱的食材。“晓文，你一定要照顾好自己。你放心，我会照顾好家里!”这是一位老父亲对女儿表达的爱。

作为综合科8楼较早投入防疫工作的曹晓文，是一名有15年丰富临床工作经验的骨干护士。在隔离病房里，笨重的白色防护服和厚厚的护目镜阻挡不了她这个武汉姑娘的专业能力和热心肠，打针、喂饭、问候，一举一动；聊天、安慰、鼓励，只言片语。她的专业和温暖，被患者们铭记，大家亲切地称她“大白”。忙碌工作的间歇，她和患者们聊天，“心情好比‘莫斯’都重要!”这就是“大白”的口头禅，隔离病房里也因为有她这样爽朗的武汉腔而充满温暖。

（资料来源：抗疫快讯——武汉协和医院护理部）

解析：每个人都是父母的宝贝，每位父母都是孩子心中的超人，病毒隔离了亲人的相聚，但隔离不了护理人员的担当和付出，暖阳终将驱散寒冬，春天定会如约而至!

教学目标

【知识目标】

1.熟悉鼻饲技术的目的和注意事项。

2.掌握鼻饲技术的操作方法。

【技能目标】

能根据患者的病情，遵医嘱及时、准确、安全给予鼻饲，并进行病情观察，及时有效地处理患者的各种不良反应。

【素质目标】

培养学生慎独的工作作风，关爱患者，护患沟通有效，维护患者自尊，满足患者身心的需要。

【思政目标】

具备“以人为本”的健康护理理念及有效的人际沟通能力。

任务导入

郭某，男，56岁，因胃癌行“远端胃癌根治术”后第三天，禁食禁饮，肛门已排气。今晨管床医生查房后开具医嘱“生理盐水 250 mL + 10%氯化钾 10 mL 鼻饲”。假如你是郭某的责任护士，该如何执行该医嘱？

任务分组

饮食护理任务分组见表 2-24。

表 2-24　饮食护理任务分组

<table>
<tr><td>班级</td><td colspan="2"></td><td>组号</td><td></td><td>指导教师</td><td></td></tr>
<tr><td>组长</td><td colspan="3"></td><td>学号</td><td colspan="2"></td></tr>
<tr><td rowspan="5">组员</td><td colspan="2">姓名</td><td colspan="2">学号</td><td>姓名</td><td>学号</td></tr>
<tr><td colspan="2"></td><td colspan="2"></td><td></td><td></td></tr>
<tr><td colspan="2"></td><td colspan="2"></td><td></td><td></td></tr>
<tr><td colspan="2"></td><td colspan="2"></td><td></td><td></td></tr>
<tr><td colspan="2"></td><td colspan="2"></td><td></td><td></td></tr>
<tr><td>任务分工</td><td colspan="6"></td></tr>
</table>

任务分析

（一）鼻饲法概述

饮食护理理论部分

1. 鼻饲法的概念

鼻饲法是将胃管经鼻腔插入胃内，从管内灌注流质食物、营养液、水和药物的方法。

2. 鼻饲法的适应证和禁忌证

（1）适应证：昏迷、口腔疾患、术后、破伤风、早产儿、病情危重、拒绝进食者；

（2）禁忌证：上消化道出血，食管、胃底静脉曲张，鼻腔、食管手术后及食管癌和食管梗阻者。

（二）鼻饲法的基本流程

备好用物→核对解释→安置卧位→清洁鼻腔→测长标记→润管插入→验证固定→灌注食物→反折固定→整理记录→拔管擦拭→整理记录。

（三）检测胃管在胃内的方法

（1）在胃管末端连接注射器抽吸，有胃液被抽出。

（2）置听诊器于患者胃部，快速经胃管向胃内用注射器注入 10 mL空气，听到气过水声。

（3）将胃管末端置于盛水的治疗碗内，无气泡逸出。

（四）鼻饲法的注意事项

（1）插管动作应轻稳，特别是在通过食管 3 个狭窄处时（环状软骨水平处，平气管分叉处，食管通过膈肌处），以免损伤食道黏膜。

（2）须经鼻饲管使用药物时，应将药片研碎，溶解后再灌入。

（3）每次鼻饲量不超过 200 mL，间隔时间不少于 2 h，温度 38～40 ℃。

（4）长期鼻饲者，应每天进行口腔护理，普通胃管应每周更换 1 次，硅胶胃管每月更换 1 次（晚上拔出），翌晨再由另一鼻孔插入。

（5）食管静脉曲张、食管梗阻的患者禁忌使用鼻饲法。

✿ 任务实施

鼻饲法

饮食护理实践部分

【目的】

维持不能经口进食患者营养和治疗的需要。

【操作程序】

1.评估

（1）患者半小时前未进食饮水。

（2）近期未做鼻腔手术，无鼻中隔偏曲等疾病。

2.计划

（1）护士准备：衣帽整洁、洗手、戴口罩。

（2）用物准备。

①鼻饲包：内含无菌治疗巾、盛纱布 3～4 块的治疗碗、镊子、一次性 50 mL灌注器、液状石蜡纱布、胃管、一次性无菌手套（图 2－19）。

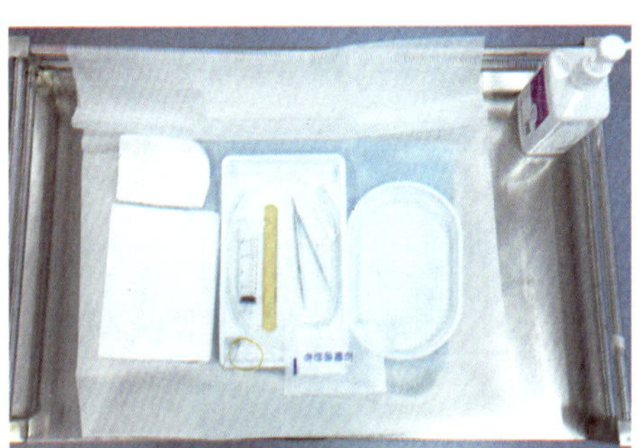
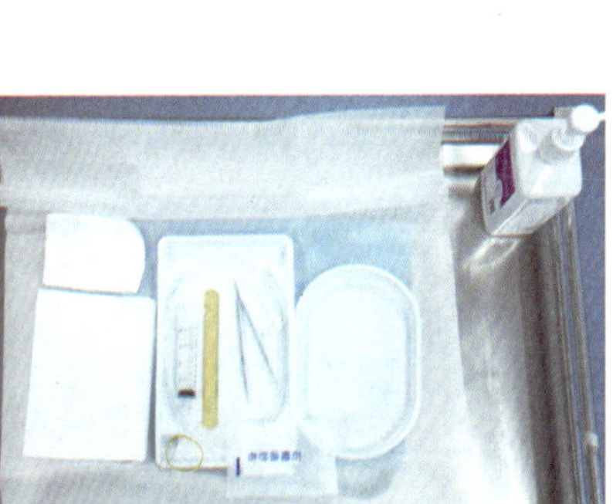

图 2－19 鼻饲包内用物

②另外备鼻饲液、温开水、一次性治疗巾、棉签、胶布、别针、水温计、手电筒、弯盘、医嘱单、治疗卡、手消毒液、医疗垃圾桶、生活垃圾桶。

③拔管时，治疗车下层的治疗盘内备治疗碗（内有纱布）、松节油、乙醇、棉签、弯盘、治疗巾、漱口杯、无菌手套，治疗盘外备手消毒液；治疗车下层备水桶、生活垃圾桶、医用垃圾桶。

（3）环境准备：整洁、宽敞、干燥、安全、温湿度适宜。

3.实施

（1）两人核对医嘱无误。核对患者姓名、住院号、床号（呼唤患者、核对床头信息及腕带信息），评估患者鼻腔及口腔情况。

（2）洗手，戴口罩；准备用物。

（3）携用物至患者床旁，再次核对，备胶布。

（4）协助患者取半卧位或坐位，有义齿者取下并妥善放置。

（5）检查并打开鼻饲包，铺盘。

（6）将一次性治疗巾围于患者颌下，检查并清洁鼻腔（图 2－20）。

（7）戴手套，检查胃管是否通畅，测量胃管插入长度（一般为前额发际到胸骨剑突处或由耳垂经鼻尖至胸骨剑突的距离，成人 45～55 cm，婴幼儿 14～18 cm），并做好标记（图 2－21）。

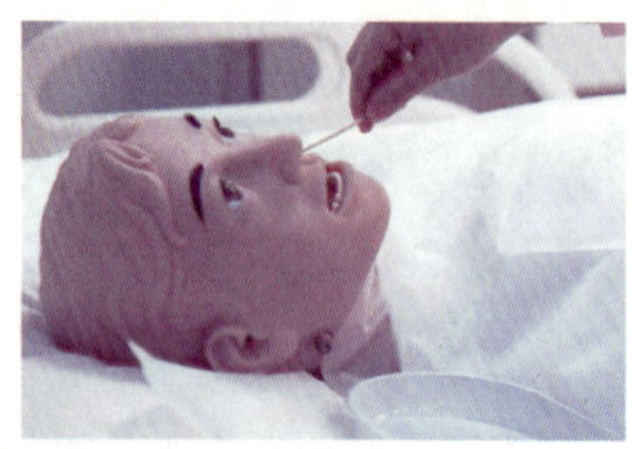

图 2－20 清洁鼻腔

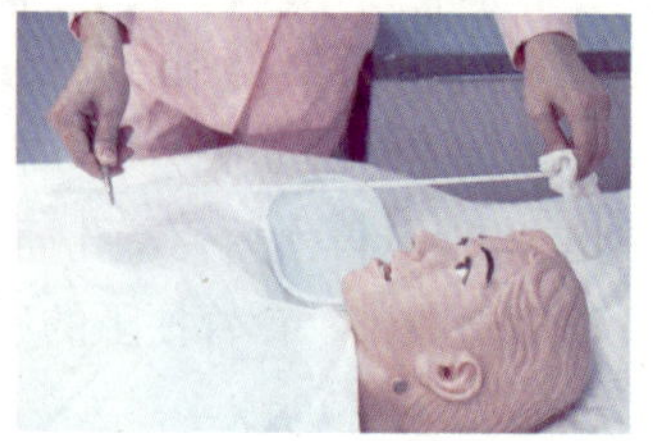

图 2－21 胃管长度测量

（8）规范插管，用液状石蜡纱布润滑胃管前端，一手持纱布托住胃管，另一手向胃管选定侧鼻腔先轻轻插入 10～15 cm，此时根据患者具体情况进行插管：①若为清醒患者，嘱患者吞咽，顺势将胃管向前推进，直至预定长度；②若为昏迷患者，左手将患者头部托起，使下颌靠近胸骨柄，增大咽部通道的弧度，使管端沿后壁滑行，插入胃管至预定长度（图 2－22）。

（9）插胃管过程中，观察患者病情变化，若出现恶心呕吐，应暂停插入，嘱患者深呼吸；插入不畅时，检查胃管是否盘曲口中或将胃管抽出少许，再小心插入；呛咳、呼吸困难、发绀时，应立即拔管。

（10）证实胃管在胃内有以下 3 种方法：

①在胃管末端连接注射器抽吸，有胃液被抽出（图 2－23）；

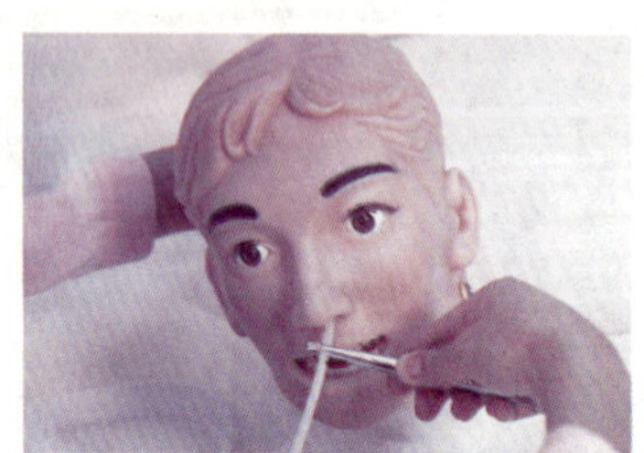

图 2－22 昏迷患者插管

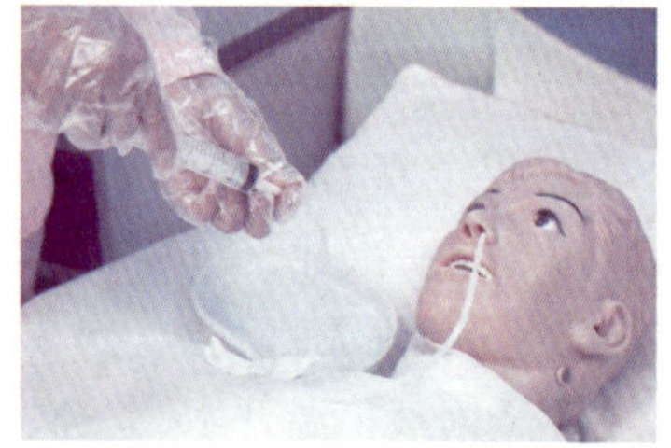

图 2－23 回抽胃液

②置听诊器于患者胃部，快速经胃管向胃内用注射器注入 10 mL空气，听到气过水声（图2－24）；

③将胃管末端置于盛水的治疗碗内，无气泡逸出（图 2－25）。

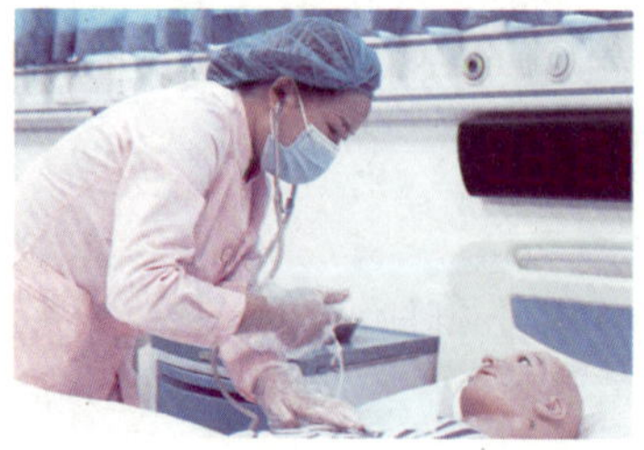

图 2－24 听气过水声

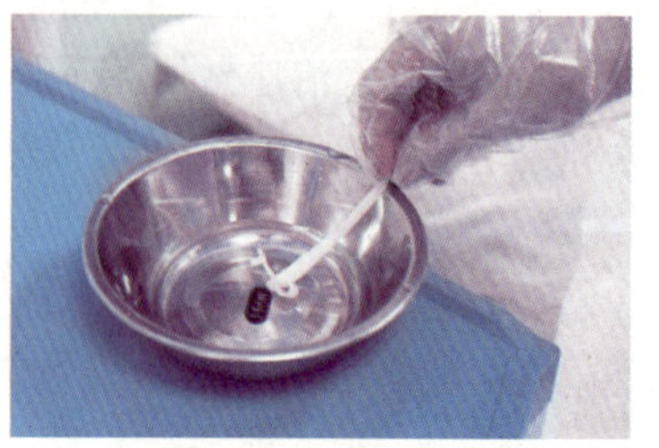

图 2－25 看有无气泡

（11）确认胃管在胃内后，用胶布将胃管固定于鼻翼及颊部（图 2-26）。

（12）测量鼻饲液的温度，先注入少量温开水，再缓慢注入鼻饲液或药液等。

（13）鼻饲完毕后，再注入少量温开水冲洗胃管。将胃管末端塞紧或反折（图 2-27），用纱布包好（图 2-28），用别针固定于合适处（图 2-29）。

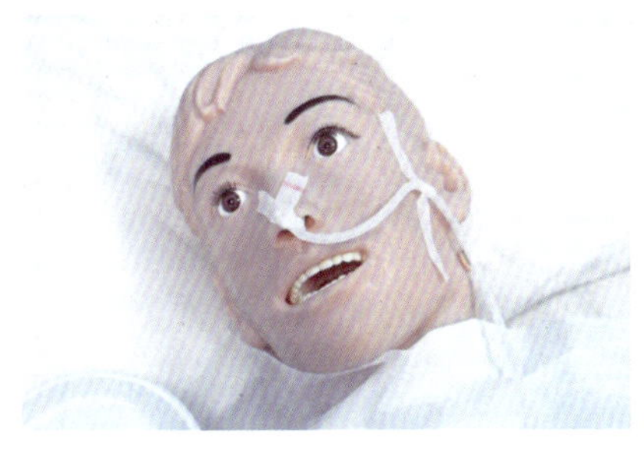

图 2-26 胃管固定

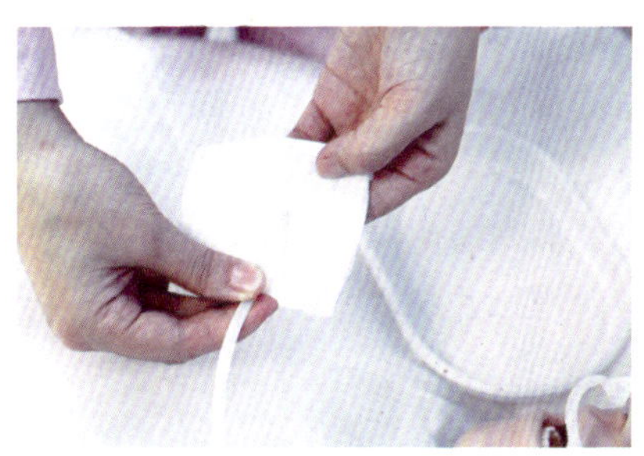

图 2-27 胃管末端反折

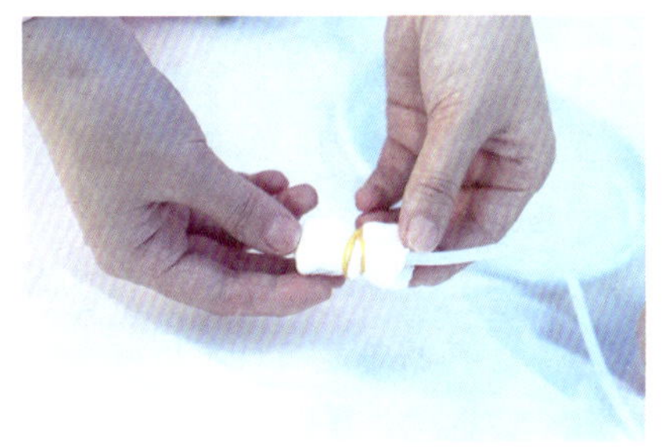

图 2-28 纱布包好胃管末端

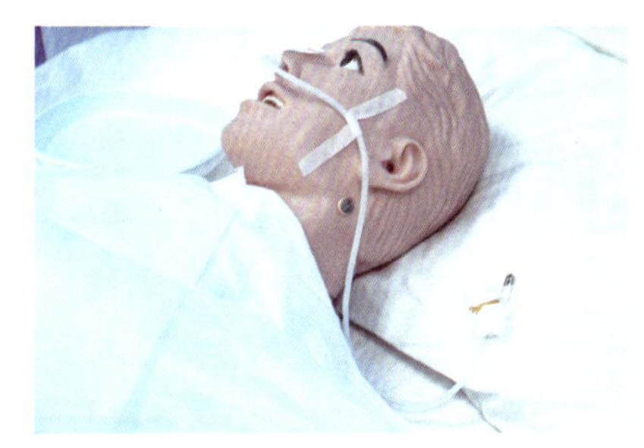

图 2-29 别针固定

（14）协助患者清洁口腔、鼻部及面部，撤去弯盘和治疗巾。清洗灌注器，放于鼻饲盘内备用，将鼻饲盘放于床旁桌上。

（15）脱手套。整理床单元，协助患者取舒适卧位。询问患者需要。

（16）处理用物，洗手，取下口罩。

（17）记录插管时间，鼻饲液种类及量，患者有无不良反应等。

（18）当患者不需要鼻饲饮食，需要拔管时，则携带用物至床旁，核对患者，做好解释工作。

（19）安置患者为舒适体位，撕去胶布，反折胃管末端。

（20）戴手套，嘱患者深呼吸，在呼气时拔出胃管。

（21）观察患者拔管后的反应，协助患者漱口，再次核对患者。

（22）去除患者面部胶布痕迹，询问患者需要。

（23）整理用物，洗手，记录拔管时间及患者有无不良反应等。

4.评价

（1）评估准确，步骤完整，动作规范，操作熟练。

（2）操作过程中能够观察患者病情变化。

（3）态度和蔼，动作轻柔，与患者有沟通，体现人文关怀。

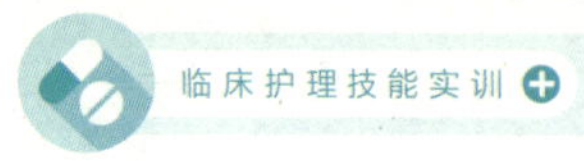

病例会诊

饮食护理案例分析

张大妈，66岁，因“脑出血”入院2天，一直处于昏迷状态，颅内压增高，生命体征尚可，心肾功能良好。需要鼻饲饮食。

请思考：

1.怎样提高患者的插管成功率？

2.在鼻饲液的温度、量，以及为患者注入的间隔时间上，应该注意什么？

3.护理上应采取哪些措施？

知识拓展

《史记·郦生陆贾列传》中有言：“王者以民人为天，而民人以食为天”，饮食是人民赖以生存的根本，机体所需的能量和各种营养物质都可以从饮食中摄取。正常情况下，人都是经口进食进饮，但是当人的机体出现诸如食管狭窄、口腔手术、破伤风、昏迷等异常情况，无法经口进食时，该如何为患者提供肠内营养支持呢？这里就不得不提到鼻饲技术了，其实鼻饲技术在我国古已有之，张仲景在救卒死方中，提出“吹皂荚末鼻中”“菖蒲屑，内鼻两孔中吹之”等给药之法。鼻为肺窍，职司呼吸，以这些气味浓烈、刺激性强的药物搐鼻，药从鼻入，开窍辟浊通阳，有利于呼吸功能的恢复，又解决了患者口噤，药物不能从口入的困难，为拯救垂危患者的有效方法之一。这种给药方法被称为“搐鼻法”，也就是鼻饲技术的雏形。

创新园地

根据兴趣分组，每组8~10人，选择一种胃管固定胶带进行研究。通过查阅收集资料，对现有的胃管固定胶带材质或固定方法进行改良（或发明新的固定方式），使之操作更方便，避免非计划性拔管。通过反复实验，说出现有产品的缺点，提出改良计划（表2-25）。

表2-25 胃管固定胶带或固定方法创新研究

<table>
<tr><td>专业</td><td></td><td>班级</td><td></td><td>指导教师</td><td></td></tr>
<tr><td rowspan="5">项目成员
（姓名）</td><td></td><td></td><td></td><td></td><td></td></tr>
<tr><td></td><td></td><td></td><td></td><td></td></tr>
<tr><td></td><td></td><td></td><td></td><td></td></tr>
<tr><td></td><td></td><td></td><td></td><td></td></tr>
<tr><td></td><td></td><td></td><td></td><td></td></tr>
<tr><td>产品设计背景</td><td colspan="5"></td></tr>
</table>

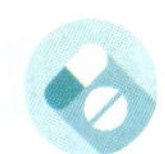

续表

产品优缺点对比	
产品设计原理	
产品设计创新点	
产品实施计划	
产品测试报告	
总结	

考核标准

鼻饲法考核标准见表2-26。

表2-26 鼻饲法考核标准（满分100分）

班级　　　　　　姓名　　　　　　学号　　　　　　成绩

项目	操作标准	分值	扣分标准	扣分	自评	互评	教师评价
素质要求（2分）	1.报告姓名、操作项目，语言流畅，仪表大方，轻盈矫健	1	紧张、不自然，语言不流畅	1			
	2.衣、帽、鞋整洁，着装符合要求	1	衣、帽、鞋不整洁	1			
评估要求（13分）	1.环境评估：病室整洁、宽敞、光线明亮、温湿度适宜，必要时用屏风或围帘遮挡	2	未评估	2			
			评估不全，每缺1项	1			

续表

项目	操作标准	分值	扣分标准	扣分	自评	互评	教师评价
评估要求（13分）	2.患者评估： （1）辨识患者； （2）患者的意识、病情、治疗情况； （3）患者的心理状态与合作程度，有无鼻饲的经历； （4）患者鼻腔黏膜状况，有无炎症、破溃、肿胀、充血等，有无鼻中隔偏曲	3	未评估	3			
			评估不全，每缺1项	1			
	3.护士评估： （1）七步洗手法洗手，戴口罩； （2）了解鼻饲操作目的	3	未洗手或洗手不规范	1			
			未戴口罩	1			
			不清楚鼻饲操作目的	1			
	4.用物评估： （1）治疗车上层包括无菌巾内：治疗碗、消毒胃管（或一次性胃管）、镊子、压舌板、纱布、50 mL注射器。无菌巾外：液状石蜡、棉签、胶布、橡胶圈、安全别针、听诊器、手电筒、弯盘、流质饮食、温开水、治疗巾、无菌手套。拔管时，治疗盘内备治疗碗（内有纱布）、松节油、乙醇、棉签、弯盘、治疗巾、漱口杯、无菌手套。治疗盘外备手消毒液。 （2）治疗车下层包括水桶、生活垃圾桶、医用垃圾桶	5	未检查胃管消毒日期、消毒效果	1			
			鼻饲饮食温度、量不合适	1			
			物品准备不全，每缺1项	1			
实施步骤（75分）	1.携用物至患者床旁，辨识患者	2	未辨识患者	2			
	2.向患者解释鼻饲操作方法及注意事项，取得患者合作	4	未解释	2			
			解释不全	2			
	3.协助患者采取舒适卧位，铺治疗巾，将弯盘置于方便取用处	5	未协助患者采取合适卧位	1			
			未铺治疗巾	2			
			弯盘放置位置不妥	2			
	4.检查患者鼻腔并清洁一侧鼻孔，准备好胶布，戴手套	4	未检查	1			
			未清洁	1			
			戴手套方法有误	2			

续表

<table>
<tr><th>项目</th><th>操作标准</th><th>分值</th><th>扣分标准</th><th>扣分</th><th>自评</th><th>互评</th><th>教师评价</th></tr>
<tr><td rowspan="32">实施步骤（75分）</td><td rowspan="4">5.检查胃管是否通畅，测量插管长度并标识；润滑胃管前端</td><td rowspan="4">4</td><td>未检查胃管是否通畅</td><td>1</td><td rowspan="4"></td><td rowspan="4"></td><td rowspan="4"></td></tr>
<tr><td>测量方法有误</td><td>1</td></tr>
<tr><td>未标识</td><td>1</td></tr>
<tr><td>未润滑</td><td>1</td></tr>
<tr><td rowspan="4">6.再次辨识患者，左手用纱布托住胃管，右手持镊子夹持胃管插管，插至10~15 cm时嘱患者做吞咽动作，顺势将胃管插入标记位置</td><td rowspan="4">10</td><td>未辨识患者</td><td>2</td><td rowspan="4"></td><td rowspan="4"></td><td rowspan="4"></td></tr>
<tr><td>插管手法及动作有误</td><td>2</td></tr>
<tr><td>插入10~15 cm时，未嘱患者做吞咽动作</td><td>2</td></tr>
<tr><td>插管时，患者出现呛咳、恶心等不适时未检查处理</td><td>4</td></tr>
<tr><td rowspan="2">7.确定胃管在胃内，脱手套并妥善固定胃管</td><td rowspan="2">7</td><td>检测方法有误（要求3种方法均使用，每一种有误扣2分）</td><td>6</td><td rowspan="2"></td><td rowspan="2"></td><td rowspan="2"></td></tr>
<tr><td>胶布固定位置不妥</td><td>1</td></tr>
<tr><td rowspan="3">8.灌注鼻饲饮食，先注入少量温开水，接着注入流质饮食，最后再注入少量温开水冲管</td><td rowspan="3">6</td><td>灌注饮食前后未注入温开水冲管</td><td>2</td><td rowspan="3"></td><td rowspan="3"></td><td rowspan="3"></td></tr>
<tr><td>流质饮食灌注前未排气，灌注速度不合适</td><td>2</td></tr>
<tr><td>流质食物温度不合适</td><td>2</td></tr>
<tr><td rowspan="4">9.灌注结束后，将胃管末端反折后用纱布包裹并用橡胶圈扎紧，再用安全别针妥善固定于患者上衣一侧肩部或枕旁</td><td rowspan="4">5</td><td>末端未反折</td><td>1</td><td rowspan="4"></td><td rowspan="4"></td><td rowspan="4"></td></tr>
<tr><td>未用纱布包裹</td><td>1</td></tr>
<tr><td>未用橡胶圈扎紧</td><td>1</td></tr>
<tr><td>固定位置不妥</td><td>2</td></tr>
<tr><td rowspan="2">10.观察患者操作后的反应，再次辨识患者</td><td rowspan="2">3</td><td>未观察患者反应</td><td>1</td><td rowspan="2"></td><td rowspan="2"></td><td rowspan="2"></td></tr>
<tr><td>未辨识患者</td><td>2</td></tr>
<tr><td rowspan="3">11.清洁患者鼻面部，整理用物及床单元，嘱患者维持原卧位20~30 min</td><td rowspan="3">3</td><td>未清洁患者鼻面部</td><td>1</td><td rowspan="3"></td><td rowspan="3"></td><td rowspan="3"></td></tr>
<tr><td>未按规定分类处理用物</td><td>1</td></tr>
<tr><td>未嘱咐患者</td><td>1</td></tr>
<tr><td rowspan="2">12.洗手，记录插管时间、患者反应、鼻饲液种类和量</td><td rowspan="2">2</td><td>未洗手或洗手不规范</td><td>1</td><td rowspan="2"></td><td rowspan="2"></td><td rowspan="2"></td></tr>
<tr><td>未记录或记录不全</td><td>1</td></tr>
<tr><td rowspan="2">13.拔管时，携用物至床边，辨识患者并做好解释</td><td rowspan="2">2</td><td>未核对患者</td><td>1</td><td rowspan="2"></td><td rowspan="2"></td><td rowspan="2"></td></tr>
<tr><td>未解释操作目的</td><td>1</td></tr>
</table>

续表

项目	操作标准	分值	扣分标准	扣分	自评	互评	教师评价
实施步骤（75分）	14.安置患者为舒适体位，铺治疗巾于患者颌下，弯盘放于患者口角边，撕去胶布，反折近鼻孔胃管末端	4	未安置患者为舒适体位	1			
			弯盘放置位置不正确	1			
			胃管末端未反折	2			
	15.戴无菌手套，纱布包裹近鼻孔胃管末端，再次辨识患者，嘱患者深呼吸，在患者呼气时拔管，拔出后置胃管于弯盘中	5	未用纱布包裹胃管末端	1			
			未辨识患者	1			
			未嘱咐患者深呼吸	1			
			拔管手法不对，未在患者呼气时拔出	1			
			拔出后胃管未放入弯盘中	1			
	16.观察患者拔管后的反应，协助患者漱口，再次辨识患者，脱手套	3	未观察患者拔管后反应	1			
			未协助患者漱口	1			
			未辨识患者	1			
	17.整理用物，去除患者面部胶布痕迹，分类处理用物，协助患者取舒适体位	4	未清洁患者面部，未擦去胶布痕迹	1			
			未分类处理用物或用物处理不当	1			
			未安置患者为舒适体位	2			
	18.洗手，记录拔管时间及患者反应	2	未洗手或洗手不规范	1			
			未记录或记录不全	1			
评价质量（10分）	1.程序正确，动作规范，操作熟练	3	程序错误	1			
			动作不规范	1			
			操作不熟练	1			
	2.完成时间15 min（从携用物开始至整理用物结束）	2	每超时1 min	1			
	3.严格遵循查对制度，保证患者安全	2	查对不到位	2			
	4.沟通恰当，指导正确，及时观察患者反应，满足其需要	3	沟通不恰当	1			
			指导不到位	1			
			未及时观察反应	1			
总分							

评价反思

鼻饲技术操作评价与反思意见表 2-27。

表 2-27 鼻饲技术操作评价与反思

小组成员操作观察与记录
自我操作反思

课后练习

饮食护理课后练习见表 2-28。

表 2-28 饮食护理课后练习

课程名称	临床护理技能实训	专业		码上刷题
学习任务	模块二　基础护理	班级		
学习内容	饮食护理	姓名		
1. 昏迷患者插管要注意哪些问题?				

续表

2.证实胃管在胃内的方法有哪些？   3.使用鼻饲法时，有哪些注意事项？

（汪丽萍）

任务五　排尿护理

思政导学

打好疫情防控人民战争

疫情是一场大考，每一个人都要在这场大考中答好属于自己的答卷。通过抗疫实践，广大群众识大体、顾大局，不断强化责任意识、自我防护意识，自觉承担防控责任和义务，认真落实个人、家庭等日常防护措施，形成了自觉服从抗疫、主动参与抗疫的理念和行动，养成了良好的生活习惯和健康素养，这是我们最终战胜疫情的底气。然而，也有个别人规则意识淡漠，为一己之私，故意隐瞒行程、隐匿信息，甚至恶意传播散布谣言，造成疫情扩散蔓延，大大增加了防控成本，加剧了疫情防控的不确定性。这种既不对自己负责，更不对他人和社会负责的行为，是疫情防控的大敌，必须承担法律责任，受到道德谴责。疫情防控是一场没有硝烟的人民战争，打赢这场持久战的关键还是靠人民群众，每个人都是参与者、战斗员，都要用自己的严格自律和高度社会责任心，为抗疫斗争的胜利积极贡献力量。

（资料来源：《学习时报》）

解析：最后的胜利，往往在于再坚持一下的努力之中。在疫情防控的关键阶段，信念决心比金子还要珍贵，只要我们咬紧牙关，压实每一个责任环节，细化每一条防控措施，众志成城、守望相助，筑牢群防群控的抗疫堤坝，就一定能够取得疫情防控的最终胜利。

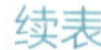

教学目标

【知识目标】

1.说出排尿相关的基础科学知识、排尿的评估方法。

2.归纳排尿异常的护理措施，掌握与排尿有关的护理技术及注意事项。

【技能目标】

能根据患者的情况，采取正确有效的排尿护理。

【素质目标】

培养学生对患者的爱伤观念和爱岗敬业、求知、探索精神。

【思政目标】

1.具备热爱护理工作岗位的情感，乐于为患者服务。

2.对待每一位患者都有足够的爱心、责任心、细心和耐心。

任务导入

王某，女，分娩后8h未排尿，患者烦躁不安，自述下腹部胀痛难忍，有尿意，但排尿困难，护理体检：耻骨联合上膨隆，可触及囊性包块，请问你会如何为该患者解决尿意困难的痛苦？

任务分组

排尿护理任务分组见表2-29。

表2-29 排尿护理任务分组

<table>
<tr><td>班级</td><td colspan="2"></td><td>组号</td><td></td><td>指导教师</td><td></td></tr>
<tr><td>组长</td><td colspan="3"></td><td>学号</td><td colspan="2"></td></tr>
<tr><td rowspan="5">组员</td><td>姓名</td><td>学号</td><td colspan="2">姓名</td><td colspan="2">学号</td></tr>
<tr><td></td><td></td><td colspan="2"></td><td colspan="2"></td></tr>
<tr><td></td><td></td><td colspan="2"></td><td colspan="2"></td></tr>
<tr><td></td><td></td><td colspan="2"></td><td colspan="2"></td></tr>
<tr><td></td><td></td><td colspan="2"></td><td colspan="2"></td></tr>
<tr><td>任务分工</td><td colspan="6"></td></tr>
</table>

任务分析

（一）导尿术

排尿护理
理论部分

膀胱导尿术是指在严格无菌技术下，将橡胶或者硅胶的导管从尿道插入膀胱，帮助不能控制排尿或者尿道堵塞的患者进行尿液引流。导尿术容易引起医源性感染，造成膀胱、尿道黏膜损伤，因此，在为患者实施导尿技术时，应严格遵循无菌技术原则。

（二）留置导尿术

留置导尿术是指在导尿后，将导尿管继续保留在膀胱内，持续引流尿液的方法。

（三）中段尿标本的采集

尿液可以反映机体的代谢状况，临床上常常采用采集中段尿（清洁尿）标本作化学、物理、细菌学等检查，以了解患者的病情，协助做出诊断或者观察疗效。

尿标本采集分为 3 类：常规尿标本、12 h 或 24 h 尿标本、培养尿标本。

（四）膀胱冲洗

膀胱冲洗指利用三通的导尿管，将冲洗溶液灌入膀胱内，然后借用虹吸原理将开始灌入的液体引流出来。

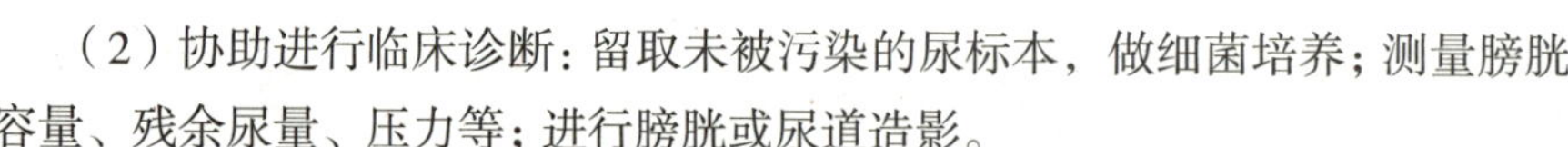

任务实施

（一）导尿术

排尿护理
实践部分

【目的】

（1）为尿潴留患者引流出尿液，解除痛苦；使长期尿失禁患者保持会阴部的清洁干燥。

（2）协助进行临床诊断：留取未被污染的尿标本，做细菌培养；测量膀胱容量、残余尿量、压力等；进行膀胱或尿道造影。

（3）通过膀胱灌注，为膀胱肿瘤患者进行膀胱化疗。

【操作程序】

1.评估

（1）评估患者的意识状态、病情、临床诊断、导尿目的、配合程度、膀胱充盈度等。

（2）向患者及家属解释有关导尿术的目的、方法、配合要求和注意事项。

（3）根据患者的自理状况，协助或嘱其清洁外阴。

2.计划

（1）患者准备：患者了解导尿的目的、过程、注意事项及配合要点等；做好外阴清洁，做好导尿的准备。

（2）护士准备：护士自身穿戴整齐，修剪指甲，洗手，戴口罩。

（3）用物准备：无菌导尿包；外阴初步消毒用物（治疗碗 1 个，内装 10 个左右消毒棉球，血管钳或镊子 1 把），弯盘 1 个，一次性手套，无菌持物钳和容器 1 套，消毒溶液，小橡胶单和治疗巾 1 套，浴巾 1 条，便器及便器巾，治疗车 1 辆，男性患者需要准备无菌纱布罐。

（4）环境准备：关闭门窗，用窗帘或屏风遮挡患者，保持合适的温湿度，光线充足。

3.实施

（1）核对。核对患者床号、姓名。

（2）准备。

①移开床旁桌、床旁椅，将便器放在床旁椅上，打开便盆巾。

②松开患者床尾被盖，帮助患者脱去对侧裤腿，盖在近侧腿上，盖上浴巾，对侧腿盖上被盖。

（3）体位。协助患者摆屈膝仰卧位（男性患者可取仰卧位），两腿外展，将会阴部暴露。

（4）垫单。将小橡胶单和治疗巾垫在患者臀下。

（5）消毒、导尿。

①女性患者。

a.初步消毒方法：七步洗手法洗净双手，检查并打开导尿包，将初次消毒用物放在近会阴处（两腿之间）；戴上一次性手套，一只手拿血管钳夹取消毒棉球初步消毒阴阜、大阴唇，另外一只手分开大阴唇，消毒小阴唇和尿道口；将使用后的污染棉球放在弯盘内；消毒结束后，脱下手套放在弯盘内，移至床尾处。

b.打开无菌导尿包：将无菌导尿包放置患者两腿之间，打开导尿包包布，并严格按照无菌技术打开治疗巾。

c.按照无菌技术戴无菌手套，铺上洞巾（图 2–30）。

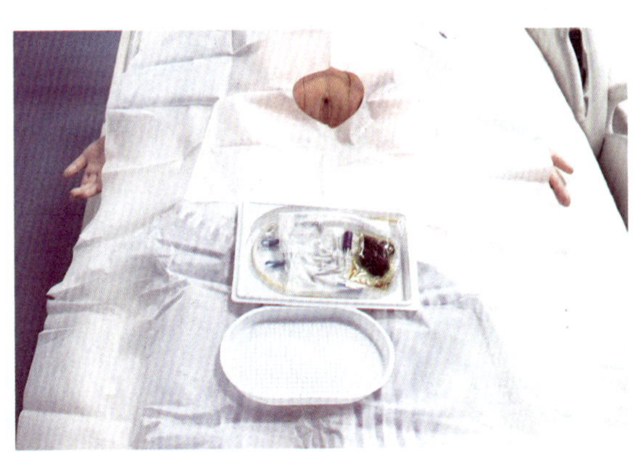

图 2–30 铺洞巾

d.用物摆放合适，用石蜡棉球润滑尿管前段。

e.消毒：一只手分开并固定小阴唇，另外一只手持血管钳夹取消毒棉球，按照顺序分别消毒尿道口、小阴唇、尿道口。最后将使用后的污染棉球、血管钳、弯盘放在床尾。

f.将无菌盘放在洞巾口旁边，嘱患者进行张口呼吸，用另外一把血管钳夹着导尿管对准尿道口轻轻插入尿道4~6 cm，见到尿液流出后再继续插入1 cm左右，此时，将固定小阴唇的手松开转为固定导尿管，将尿液引流入弯盘内。

②男性患者。

a.初步消毒方法：同女性一样，消毒顺序为阴阜、阴茎、阴囊，另外一只手用无菌纱布裹住阴茎，将包皮往后推，以暴露尿道口，由尿道口开始向外向后旋转擦拭尿道口、龟头及冠状沟。

b.同女性患者步骤b~d。

c.消毒：一只手用纱布包住阴茎将包皮向后推，暴露尿道口。另外一只手持血管钳夹取消毒棉球再次消毒尿道口、龟头和冠状沟。污染后的棉球、小药杯、血管钳放在床尾弯盘内。一只手用无菌纱布将阴茎固定并提起，与腹壁呈60°夹角（图2-31），将弯盘放在洞巾口旁，嘱患者张口呼吸，用另外一个血管钳夹住导尿管对准尿道口轻轻插入尿道20~22 cm，见尿液流出时再插入1~2 cm，将尿液引流进弯盘内。

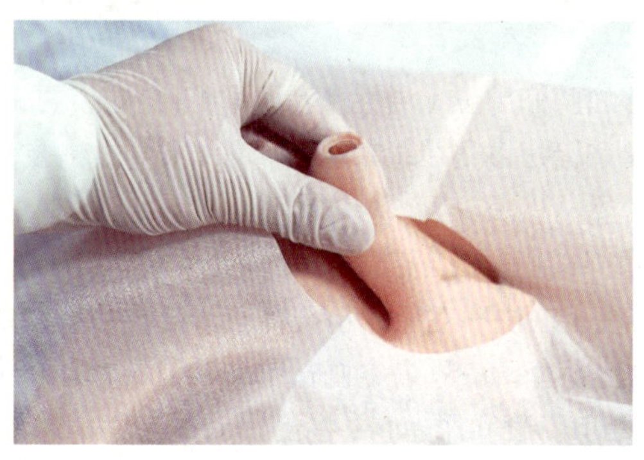

图2-31　男性导尿手法

（6）夹管、倒尿。当弯盘内尿液装满2/3时，用血管钳夹住导尿管末端，将尿液倒入提前备好的便器内，视情况打开导尿管继续放尿。

（7）留取标本。如果患者需要标本进行尿培养，用无菌标本瓶接取患者中段尿5 mL，盖好瓶盖。

（8）操作后处理。

①导尿结束后，轻轻拔出尿管，撤走洞巾，擦净外阴，脱下手套放在弯盘内，将患者臀下的小橡胶单和治疗巾放在治疗车下层，协助患者穿好裤子，整理床单元。

②清理用物，测量导出尿量，将尿标本贴上标签后及时送检。

③洗手，记录。

4.评价

（1）操作过程中严格遵循无菌技术。

（2）操作过程中关心体贴患者。

（3）用物处置妥当。

（二）留置导尿术

【目的】

（1）在抢救危重、休克患者时，可以准确地记录尿量、测尿比重，以便密切观察患者的病情变化。

（2）为患者进行盆腔手术时，需要排空膀胱，使膀胱持续保持空虚状态，避免在手术过程中误伤膀胱。

（3）某些泌尿系统疾病手术后的患者，需要留置导尿管，便于引流和冲洗，并能够减轻术后手术切口的张力，以促进切口的愈合。

（4）为瘫痪、昏迷、会阴部有伤口的患者留置导尿管，可以起到保持会阴部清洁干燥的作用，防止压疮出现。

（5）尿失禁患者，在必要时可以留置导尿管，并对其进行膀胱功能的训练。

【操作程序】

1. 评估

（1）评估患者的意识状态、病情、临床诊断、导尿目的、配合程度、膀胱充盈度等。

（2）向患者及家属解释有关留置导尿术的目的、方法、配合要求和注意事项。

（3）根据患者的自理状况，协助或嘱其清洁外阴。

2. 计划

（1）患者准备：向患者及家属说明留置导尿管的目的、过程和注意事项，教会患者及家属在活动过程中防止导尿管脱落的方法等。如果患者在插导尿管过程中不能很好地配合，可以请他人协助以维持适当的插管姿势。

（2）护士准备：护士自身穿戴整齐，修剪指甲，洗手，戴口罩。

（3）用物准备：用物准备同前面导尿术，另外需要备无菌双腔气囊导尿管 1 根，10 mL或者 20 mL无菌注射器 1 个，无菌生理盐水 10~40 mL，无菌集尿袋 1 个，橡皮圈 1 根，安全别针 1 个。若为普通导尿管需要另外准备宽胶布一段。

（4）环境准备：关闭门窗，用窗帘或屏风遮挡患者，保持合适的温湿度，光线充足。

3. 实施

（1）核对。携用物至床旁，核对患者的床号与姓名。

（2）导尿。具体导尿步骤及过程同前文“导尿术”。

（3）固定。双腔气囊导尿管固定法。同前文“导尿术”插入导尿管，见尿后再插入 7~10 cm，根据导尿管上注明的气囊容积向气囊内推入等量的 0.9% 无菌氯化钠溶液（图 2-32），注射完毕后，轻拉导尿管感觉有阻力感，即证实导尿管已经固定在膀胱内。移开洞巾，脱下手套。

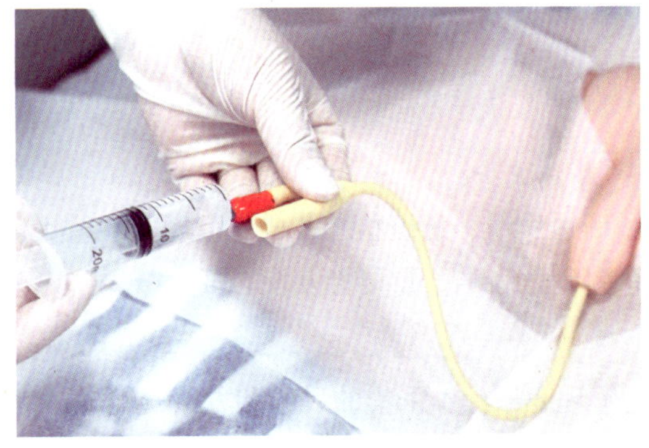

图 2-32 双腔气囊导尿管注液

（4）连接集尿袋。将导尿管末端与集尿袋的引流管接头处连接，用橡皮圈和安全别针将集尿袋的引流管固定在床单上面（图 2–33）。

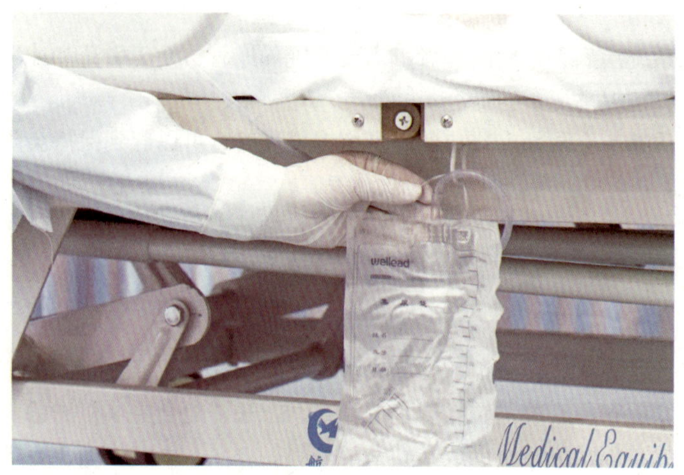

图 2–33　集尿袋的固定

（5）操作后处理。

①协助患者取舒适体位，整理床单元，清理用物。

②洗手，记录。

4. 评价

（1）留置导尿管固定妥当。

（2）操作过程中严格遵循无菌操作。

（3）患者无不良反应。

（三）中段尿标本的采集

【目的】

（1）常规尿标本：用于检测患者尿液的颜色、透明度、尿比重、细胞学和管型等，并判断患者是否存在尿蛋白和进行尿糖的定性检测。

（2）12 h 或 24 h 尿标本：用于尿液浓缩检查结核杆菌或者各种尿液生化检测等。

（3）尿培养标本：用于细菌敏感试验或者尿液细菌培养，以了解患者病情，协助进行临床诊断和治疗。

【操作程序】

1. 评估

（1）了解患者的临床诊断、病情、意识状态、合作程度、心理状况等。

（2）向患者解释操作的过程、目的、重要性及配合要点。

2. 计划

（1）患者准备：患者能够理解尿标本采集的目的和方法，配合操作者的工作。

（2）护士准备：护士自身穿戴整齐，修剪指甲，洗手，戴口罩。

（3）用物准备：检验单，以及根据不同检验目的进行准备。

①常规尿标本：备一次性尿常规标本容器，必要时准备尿壶或便器。

② 12 h或24 h尿标本：容量为3 000~5 000 mL的集尿瓶和防腐剂。

③尿培养标本：无菌手套、无菌棉签、无菌标本瓶、消毒液、便器、屏风，必要时准备导尿包。

（4）环境准备：环境应光线适宜，宽敞、安静、安全、隐蔽。

3.实施

（1）核对、解释。核对患者，向患者解释留取中段尿标本的原因、患者及家属的配合方式、避免尿标本被分泌物粪便等污染的方法。

（2）评估患者状况。评估患者最后一次排尿时间、膀胱充盈度等，如果患者当时不想排尿，让患者增加液体的摄入，30 min后再次留取尿标本。

（3）收集尿标本。

①常规尿标本。

a.对于有自理能力的患者，给予贴好标签的标本容器，嘱其将晨起第一次尿液留在容器内，一般检验需要留取尿液30~50 mL，如果为测定尿比重则需留取尿液100 mL。

b.对于行动不便的患者，可以协助患者在床上使用便器或尿壶，收集尿液在尿标本容器内。

c.若为留置导尿管的患者，于集尿袋的下方引流开孔处打开橡胶塞以收集尿液。

② 12 h或24 h尿标本。

a.在集尿瓶上贴上检验申请单，标明留取尿液的起止时间。

b.12 h尿标本采集方法为下午7时排空膀胱后开始留取尿液，到第二天上午7时留取最后一次尿液；24 h尿标本采集方法为上午7时排空膀胱后开始留取尿液，直至第二天上午7时留取最后一次尿液。

c.请患者将所有尿液排在尿壶或者便器内，然后再将所有尿液倒入集尿瓶内，测总量。

③尿培养标本。

a.采用中段尿留取法：屏风遮挡或拉上床栏，协助患者取舒适体位，放好便器，若有自理能力，请患者至厕所留取尿液；指导患者或家属用毛巾温水清洗外阴；嘱患者排尿，先弃去前段尿，再用无菌标本瓶接取中段尿5~10 mL；协助患者穿好裤子，整理床单元，清理用物。

b.导尿管留取法：利用导尿术将尿管插入膀胱，引流尿液，留取尿标本。

4.评价

（1）尿标本采集过程中无污染。

（2）注意保护患者隐私。

（3）尿标本及时送检。

（四）膀胱冲洗

【目的】

（1）使留置导尿管的患者保持尿液引流通畅。

（2）清洁膀胱：将膀胱内的细菌、黏液、血凝块等异物清除，防止感染的发生。

（3）治疗：通过冲洗，治疗膀胱肿瘤、膀胱炎等。

【操作程序】

1.评估

（1）了解患者的临床诊断。

（2）评估患者的意识状态、病情、对操作的理解及配合程度、心理状况等。

（3）向患者解释进行膀冲洗的目的等。

2.计划

（1）患者准备：指导患者或家属了解膀胱冲洗的目的、方法、配合要点及注意事项。

（2）护士准备：护士自身穿戴整齐，修剪指甲，洗手，戴口罩。

（3）用物准备：密闭式膀胱冲洗术。准备治疗盘一个，盘内备1个治疗碗、1把镊子、75%乙醇棉球数个、1套无菌膀胱冲洗器、1把血管钳；治疗车上层备1个开瓶器、1个输液吊篮；治疗车下层备便盆和便盆巾；遵医嘱准备常见的冲洗溶液，如0.02%呋喃西林溶液、3%硼酸溶液和0.1%新霉素溶液、生理盐水，溶液温度控制为38~40 ℃，如果患者为前列腺肥大术后患者，则需要用4 ℃的0.9%氯化钠溶液进行冲洗。视情况备输液架。

（4）环境准备：环境应光线适宜，宽敞、安静、安全、隐蔽，酌情使用屏风遮挡。

3.实施

（1）核对。携用物至患者床旁，核对患者的床号及姓名。

（2）导尿、固定。按照前面留置导尿管术为患者插好导尿管并固定妥当。

（3）排空膀胱。

（4）膀胱冲洗前准备。

①用开瓶器将冲洗液瓶铝盖部分打开，常规消毒，打开膀胱冲洗器，将导管针头插入冲洗溶液瓶塞，将冲洗液倒挂于输液架上，排气后关闭导管。

②将集尿袋引流管和导尿管接头连接处分开，消毒引流管接头和导尿管口，将引流管和导尿管分别与Y形管的两个分管相连，Y形管的主管连接冲洗导管。

（5）冲洗膀胱。

①关闭引流管，打开冲洗管，冲洗液瓶底距离床约60 cm，调节滴速为60~80滴/分，寒冷气候下，冲洗液应在38~40 ℃水中温热后再冲洗，以防止冷热刺激膀胱。等患者有尿意或滴进200~300 mL溶液后，将冲洗管关闭，打开引流管，将冲洗液全部引流出后，再次关闭引流管。

②若病情需要，可反复冲洗。

（6）冲洗后操作。

①冲洗结束后，取下冲洗管，消毒引流接头和导尿管口并连接。

②为患者清洁外阴部，并固定好导尿管。

③协助患者取舒适卧位。

④洗手、记录。

4.评价

（1）操作过程中严格遵循无菌技术。

（2）操作过程中未用力回抽而导致患者黏膜损伤，引流量与灌入液体量应基本相等。

（3）患者冲洗过程中未出现不良反应。

病例会诊

排尿护理案例分析

李某，女，30 岁，因“发热 4 天、腹泻 2 天”入院，既往有精神病病史。体检：谵妄状态。入院后尿常规显示“WBC4 +”，诊断考虑为肠道感染和尿路感染。请遵医嘱为其留取尿培养标本检查。

请思考：应该如何为该患者进行尿标本采集？

知识拓展

44 年践行天使诺言

一个人立下志向不难，难的是 44 年矢志不渝；一个人奋斗一时不难，难的是 44 年执着追求；一个人爱人一时不难，难的是 44 年以仁爱人。四川省护理学会理事长、四川大学华西医院护理部原主任成翼娟就是这样一位践行南丁格尔诺言的天使。

“我出生在一个医学世家，父亲是原华西协和大学博士毕业的外科医生，母亲是仁济高级护校毕业的护士。”成翼娟说，正是父母仁者仁爱的言传身教和潜移默化，让她从小立志从医，献身医学事业。

从 19 岁到 34 岁，成翼娟一个人背着药箱在四川盆地西北边缘的大山里，度过了最宝贵的青春年华。

1968 年，护校毕业的成翼娟被分配到四川省绵阳地区最边远的平武县水晶区黄羊公社医院。平武县地处四川盆地西北部边缘，海拔 3 000 m，黄羊公社距离县城 67.5 km，境内山岭绵延，峰峦重叠，是羌、藏少数民族聚居地。在公社医院里，她发药、打针、手术、会计、当医生、做护士，内外妇儿无不涉猎。当她调离黄羊公社时，当地老百姓用背篼背上成翼娟的全部家当，送了一程又一程。

在成翼娟多年职业生涯里，共遭遇过 2 次大地震。1976 年，松潘平武发生 7.2 级大地震。地震发生后，她的父母委托奔赴重灾区的绵阳专区医疗队寻找她，找到她时，她已经在当地负责急救的医院，参与伤员救治数天。成翼娟断然拒绝了接她回城的要求，只是委托医疗队把她年幼的女儿带回去。在 32 年后的汶川地震中，成翼娟再次率领 3 000 名护士直面危难，为保证护理质量、降低患者伤残率与死亡率做出了突出贡献。

西藏与四川毗邻，平均海拔 4 000 m，气压低，空气稀薄。1998 年 5 月，成翼娟随原卫生部援藏项目第一次进藏。作为西藏自治区首届护理管理人员培训的 4 位老师之一，5 天课程成翼娟负责 2 天，主要讲授护理质量管理实务。西藏自治区医院护理部主任、时任病房

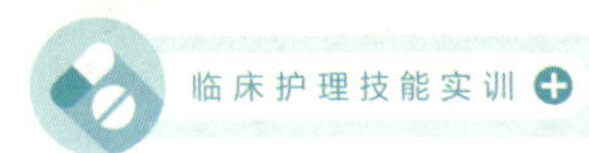

护士长刘晓琴回忆起当年的情景，依然感叹不已：4 位老师第一天进藏，刚上医院病房 2 楼，一位老师就因缺氧倒下送监护室抢救，成翼娟身体晃动了两下，但她扶住墙没让自己倒下。在最后半天课快结束时，她嘴唇发紫，脸色相当难看，却没说半句难受的话。因为严重的高原反应，下课时她的耳朵已经听不到了，她是在没有听力的情况下，坚持讲完课。事后，她们把讲课酬劳全部捐给了西藏自治区护理学会，作为护理人才培养基金。

1989 年，四川省恢复高等护理教育，开设了护理专业自学考试。时任病房护士长的成翼娟率先报名，带动全病房护士一起读书。最终，她所在病房 80% 的护士在 3 年内取得了大专文凭。2016 年 12 月，成翼娟被任命为四川大学华西医院护理部主任，她一方面输送人才去国外攻读博士学位，培养小儿心脏外科、器官移植等特殊专科、专病护士；另一方面采取院内培养，继院内培养 ICU 专科护士后，先后在伤口造口、糖尿病教育、康复护理、PICC 等 12 个专业培养多名专科护士。目前，该院大专及以上学历者占 90.6%，远远高于全国及四川平均水平。

创新园地

目前所用的导尿管需要人为控制闭尿、放尿，根据兴趣分组，每组 8~10 人研究目前市面上所有的导尿管类型，对现有的导尿管进行改良或发明新的导尿管，使导尿管使用起来更加方便，并在实践过程中，及时发现现有产品设计的缺点，提出改良措施（表 2-30）。

表 2-30　导尿管创新研究

<table>
<tr><td>专业</td><td></td><td>班级</td><td></td><td>指导教师</td><td></td></tr>
<tr><td rowspan="5">项目成员（姓名）</td><td></td><td></td><td></td><td colspan="2"></td></tr>
<tr><td></td><td></td><td></td><td colspan="2"></td></tr>
<tr><td></td><td></td><td></td><td colspan="2"></td></tr>
<tr><td></td><td></td><td></td><td colspan="2"></td></tr>
<tr><td></td><td></td><td></td><td colspan="2"></td></tr>
<tr><td>产品设计背景</td><td colspan="5"></td></tr>
<tr><td>产品优缺点对比</td><td colspan="5"></td></tr>
</table>

续表

产品设计原理	
产品设计创新点	
产品实施计划	
产品测试报告	
总结	

考核标准

导尿术操作流程考核标准见表2-31。

表2-31 导尿术操作流程考核标准（满分100分）

班级　　　　　　　　姓名　　　　　　　　学号　　　　　　　　成绩

项目	操作标准	分值	扣分标准	扣分	自评	互评	教师评价
素质要求（3分）	1.报告姓名、操作项目，语言流畅，仪表大方，轻盈矫健	2	紧张、不自然，语言不流畅	2			
	2.衣、帽、鞋整洁，着装符合要求	1	衣、帽、鞋不整洁	1			
评估要求（17分）	1.环境评估：病室整洁、宽敞、光线明亮、温湿度适宜	2	未评估	2			
			评估不全	1			
	2.患者评估： （1）患者病情、临床表现、治疗及护理情况； （2）患者目前的排尿状况	2	未评估	2			
			评估不全	1			

续表

项目	操作标准	分值	扣分标准	扣分	自评	互评	教师评价
评估要求（17分）	3.用物评估：无菌导尿包；外阴初步消毒用物（治疗碗1个，内装10个左右消毒棉球，血管钳或镊子1把），弯盘1个，一次性手套，无菌持物钳和容器1套，消毒溶液，小橡胶单和治疗巾1套，浴巾1条，便器及便器巾，治疗车1辆，男性患者需要准备无菌纱布罐	13	物品准备不全，每缺1项	1			
实施步骤（60分）	1. 移开床旁桌（1分）、床旁椅（1分），将便器放在床旁椅上（1分）、打开便盆巾（1分）	4	1处不符合要求	1			
	2.松开患者床尾被盖（1分），帮助患者脱去对侧裤腿（1分），盖在近侧腿上（1分），盖上浴巾（1分），对侧腿盖上被盖（1分）	5	1处不符合要求	1			
	3.协助患者摆屈膝仰卧位（男性患者可取仰卧位）（1分），两腿外展（1分），将会阴部暴露（1分）	3	1处不符合要求	1			
	4.将小橡胶单和治疗巾垫在患者臀下（2分），将弯盘放在近会阴处（1分），治疗碗放在患者两腿之间（1分）	4	按照操作标准中扣分				
	5.消毒、导尿： （1）女性患者。 ①初步消毒方法：操作者戴上一次性手套，一只手拿血管钳夹取消毒棉球初步消毒阴阜、大阴唇，另外一只手分开大阴唇，消毒小阴唇和尿道口（4分）；将使用后的污染棉球放在弯盘内（1分）；消毒结束后，脱下手套放在弯盘内，并将治疗碗和弯盘移至床尾处（1分）。 ②打开无菌导尿包：将无菌导尿包放置患者两腿之间，打开导尿包包布（1分），并严格按照无菌技术打开治疗巾（1分），用无菌持物钳将小药杯显露出来（1分），将消毒液倒进小药杯，浸湿棉球（1分）。 ③按照无菌技术戴无菌手套（1分），铺上洞巾（1分）。						

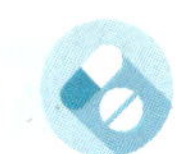

续表

项目	操作标准	分值	扣分标准	扣分	自评	互评	教师评价
实施步骤（60分）	④用物摆放（1分），用石蜡棉球润滑尿管前段（1分）。 ⑤消毒：将小药杯放置在外阴处（1分），一只手分开并固定小阴唇，另外一只手持血管钳夹取消毒棉球，按照顺序分别消毒尿道口、小阴唇、尿道口（4分）。最后将使用后的污染棉球、血管钳、小药杯放在床尾弯盘内（1分）。 将无菌弯盘放在洞巾口旁边（1分），嘱患者进行张口呼吸，用另外一把血管钳夹着导尿管对准尿道口轻轻插入尿道4~6 cm（1分），见到尿液流出后再继续插入1 cm左右（1分），此时将固定小阴唇的手松开转为固定导尿管，将尿液引流入弯盘内（1分）。 （2）男性患者。 ①初步消毒方法：操作者戴上一次性手套，一只手持血管钳夹消毒棉球进行初步消毒，消毒顺序为阴阜、阴茎、阴囊（4分）。另外一只手用无菌纱布裹住阴茎将包皮向后推以暴露尿道口（1分），由尿道口开始向外向后旋转擦拭尿道口、龟头及冠状沟（3分）。使用后的污染棉球、纱布放置在弯盘内（1分），消毒结束后，将弯盘移到床尾（1分）。 ②打开导尿包：在患者两腿之间打开导尿包包布（1分），严格按照无菌技术操作打开治疗巾（1分），用无菌持物钳显露小药杯（1分）。将消毒液倒进药杯内，打湿棉球（1分）。 ③戴无菌手套，铺洞巾（1分）。 ④按照操作顺序整理好用物（1分），选择粗细合适的导尿管，润滑导尿管前段（1分）。 ⑤消毒：一只手用纱布包住阴茎将包皮向后推，暴露尿道口（1分）。另外一只手持血管夹夹取消毒棉球再次消毒尿道口、龟头和冠状沟（3分）。污染后的棉球、小药杯、血管钳放在床尾弯盘内（1分）。 ⑥一只手用无菌纱布将阴茎固定并提起，与腹壁呈60°夹角（1分），将弯盘放在洞巾口旁，嘱患者张口呼吸，用另外一个血管钳夹住导尿管对准尿道口轻轻插入尿道20~22 cm，见尿液流出时再插入1~2 cm，	24	按照操作标准中分数扣分	24			

续表

项目	操作标准	分值	扣分标准	扣分	自评	互评	教师评价
实施步骤（60分）	6.当弯盘内尿液装满2/3时（1分），用血管钳夹住导尿管末端（1分），将尿液倒入提前备好的便器内（1分），视情况打开导尿管继续放尿（1分）	4	1处不符合要求	1			
	7.如果患者需要标本进行尿培养，用无菌标本瓶接取患者中段尿5 mL（3分），盖好瓶盖（1分）	4	留取尿标本量错误	3			
			未盖好瓶盖	1			
			尿标本污染	4			
	8.导尿结束后，轻轻拔出尿管（1分），撤走洞巾（1分），擦净外阴（1分），脱下手套放在弯盘内（1分），将患者臀下的小橡胶单和治疗巾放在治疗车下层（1分），协助患者穿好裤子（1分），整理床单元（1分）	7	1处不符合要求	1			
	9.清理用物（1分），测量导出尿量（1分），将尿标本贴上标签后及时送检（1分）	3	1处不符合要求	1			
	10.洗手（1分），记录（1分）	2	1处不符合要求	1			
评价质量（20分）	1.程序正确，动作规范，操作熟练	2	程序错误，动作不规范	2			
	2.完成时间12 min	2	每超时1 min	1			
	3.无菌观念强	2	无菌观念不强	2			
	4.操作无污染	10	清洁物品污染	10			
	5.注意保护患者隐私	4	未保护患者隐私	4			
总分							

评价反思

导尿术操作评价与反思见表2-32。

表2-32　导尿术操作评价与反思

小组成员操作观察与记录

续表

自我操作反思

课后练习

排尿护理课后练习见表 2-33。

表 2-33 排尿护理课后练习

课程名称	临床护理技能实训	专业		码上刷题
学习任务	模块二　基础护理	班级		
学习内容	排尿护理	姓名		
1. 留置导尿术的目的是什么？				
2. 常见尿标本采集的类型及目的是什么？				
3. 促进患者排尿的护理措施有哪些？				

（冯希源）

任务六　排便护理

思政导学

“00后”援鄂护士刘家怡：巾帼之花绽放出新的荣光

在联合国大会纪念北京世界妇女大会25周年高级别会议上，习近平主席讲了一个故事：“有一位来自广东省的小护士还不满20岁。记者问她，你还是一个孩子，还需要别人帮助。她回答说，穿上防护服，我就不是孩子了。”这个小护士就是刘家怡，她说的这段话感动了整个中国，也赢得了习近平主席的称赞。

出生于2000年4月1日的刘家怡，是广东惠州市惠城区中医医院的一名护士。2020年10月1日晚10时多，朋友发来了习近平总书记为她点赞的视频。“我感到非常惊讶，也很荣幸！”当晚，她正抓紧时间跟家人团聚，因为接下来的假期要值班。面对铺天盖地的赞誉，她说：“我不是什么英雄，只是做了应该做的。”

生活中的刘家怡是一名普通的小女生，性格活泼开朗。她说，之所以选择护理专业，仅仅是因为“护士的帽子好看”。但当真正接触后，她才逐渐认识到医护人员的不易，“更加懂得了守护生命的意义，这种感觉难以用言语表达”。

新冠肺炎疫情防控期间，武汉是刘家怡去过最远的地方，这也是离开父母时间最长的一次。她有过压力大、想家哭鼻子的时候，也经历过防护手套被戳破、缺氧呼吸困难的时刻，但她毫不退缩，从不气馁，反而展现出“长大”的模样。在磨砺中收获，在历练中成长，“刘家怡们”用勇气和奉献展示了“00后”的责任和担当，用行动证明了新时代的中国青年是好样的，是堪当大任的。

（资料来源：《人民日报》）

解析：英雄从来不分年龄、不分性别。在我国抗击疫情最紧要的时刻，来自全国各地驰援湖北的4万多名医护人员中，2/3是女性。疫情突袭，巾帼不让须眉。她们不怕苦、不畏难、不惧牺牲，越是艰险越向前，用娇弱的臂膀扛起如山的责任，展现出青春激昂的蓬勃力量，巾帼之花绽放出新的荣光。

教学目标

【知识目标】

1. 能说出灌肠的目的、灌肠的注意事项。
2. 能归纳各种灌肠术的异同点。

【技能目标】

能根据患者的情况，为患者正确实施灌肠。

【素质目标】

培养学生爱伤意识和与人交流沟通的能力，以及爱岗敬业、严谨求实的工作态度。

【思政目标】

关爱患者，树立正确的护理伦理道德。

任务导入

患者张某，女，47岁，主诉4天未解大便，腹痛腹胀，触诊腹部可触及包块，肛诊可触及粪块。医嘱予大量不保留灌肠一次。如果你是张某的责任护士，你应该做哪些准备工作？具体应如何操作？

任务分组

排便护理任务分组见表2-34。

表2-34 排便护理任务分组

<table>
<tr><td>班级</td><td></td><td>组号</td><td></td><td>指导教师</td><td></td></tr>
<tr><td>组长</td><td colspan="2"></td><td>学号</td><td colspan="2"></td></tr>
<tr><td rowspan="5">组员</td><td>姓名</td><td>学号</td><td>姓名</td><td colspan="2">学号</td></tr>
<tr><td></td><td></td><td></td><td colspan="2"></td></tr>
<tr><td></td><td></td><td></td><td colspan="2"></td></tr>
<tr><td></td><td></td><td></td><td colspan="2"></td></tr>
<tr><td></td><td></td><td></td><td colspan="2"></td></tr>
<tr><td>任务分工</td><td colspan="5"></td></tr>
</table>

任务分析

（一）排便反射

排便护理理论部分

排便活动受大脑皮层的控制。直肠在正常情况下是空虚状态，当集团运动将粪便推入直肠时，刺激直肠壁内感受器产生神经冲动，冲动传入脊髓腰骶段的低级排便中枢，同时上传至大脑皮层，从而产生便意和排便反射。

若个体经常有意识地抑制便意，直肠对粪便压力刺激的敏感性会渐渐丧失，加之由于停留过久，大便在大肠内水分被过多吸收而干结，会造成排便困难，这是便秘最常见的原因之一。

（二）排便的评估内容

1. 排便次数

成人每天1~3次，婴幼儿每天3~5次。成人每天排便超过3次或每周少于3次，为排便异常。

2. 排便量

成人每天排便量为100~300 g。

3. 粪便形状与软硬程度

正常粪便柔软、成形；便秘时坚硬呈栗子样；腹泻、消化不良或急性肠炎时呈稀便或水样便；直肠、肛门部分梗阻或狭窄时呈带状或扁条状。

4. 粪便颜色

正常成人粪便呈黄褐色或棕黄色。婴儿粪便呈黄色或金黄色。粪便颜色改变若与食物摄入无关，则提示存在病理变化。白陶土色常出现于胆道梗阻时；酱油或柏油样便常见于上消化道出血或摄入铁剂、咖啡等食物；粪便表面呈鲜红色见于肠下段出血，如痔疮、肛裂、肠息肉等；果酱样便常见于肠套叠或阿米巴痢疾；白色“米泔水”样便常见于霍乱、副霍乱。

5. 粪便内容物

粪便内主要包括食物残渣、细菌、大量脱落的肠上皮细胞及机体代谢后的废物。正常粪便中混有少量黏液，肉眼不易查见。如有肉眼可见的脓液、黏液，提示肠道有感染。肠道寄生虫感染者可在粪便中检出寄生虫或虫卵。

6. 粪便气味

粪便气味与摄入食物和肠道疾病有关。腐败臭味粪便常见于坏死性肠炎、直肠溃疡、肠癌等；酸臭味常见于消化不良；腥臭味常见于上消化道出血。

（三）便秘患者的评估及护理

1. 便秘原因

便秘原因包括：①某些器质性疾病；②中枢神经系统功能障碍；③各类直肠肛门手术；④排便习惯不良；⑤饮食结构不合理，饮水量不足；⑥长期卧床或活动减少；⑦排便时间限制；⑧强烈的情绪反应；⑨滥用缓泻剂、栓剂、灌肠等；⑩某些药物不合理使用。

2. 便秘症状及体征

（1）症状：腹痛、腹胀、消化不良、食欲不佳、乏力、舌苔变厚。

（2）体征：触诊腹部较硬实、紧张，有时可触及包块；肛诊可触及粪块。

3. 护理措施

（1）提供隐秘的排便环境、充足的排便时间。

（2）选取合适的排便姿势。

（3）腹部顺时针环形按摩。

（4）遵医嘱用药，如使用番泻叶、麻仁丸等缓泻剂或应用开塞露、甘油栓等通便术。

（5）以上方法无效时，给予灌肠。

（6）健康教育，告知患者及家属维持正常排便习惯的重要性。

（7）调整生活作息，通过合理安排饮食，适当运动，重建正常的排便习惯来防止便秘。

（四）灌肠术

灌肠术是指将一定量的液体通过肛门经直肠灌入结肠的方法，以帮助患者排便、排气、清洁肠道，供给营养或药物，达到诊断和治疗疾病的目的。可分为不保留灌肠和保留灌肠。不保留灌肠又可分为大量不保留灌肠和小量不保留灌肠。反复多次大量不保留灌肠称为清洁灌肠。

1.大量不保留灌肠

（1）适用人群：便秘、肠胀气患者；需进行肠道手术、检查、分娩的患者；高热、中暑等患者。

（2）根据患者的情况选择合适的灌肠溶液、适宜的温度、浓度、流速、压力及溶液的量。

①肝昏迷患者禁忌肥皂水灌肠，以减少氨的产生和吸收；充血性心力衰竭和水钠潴留患者禁用0.9%氯化钠溶液灌肠。

②溶液温度一般为39~41 ℃，降温时为28~32 ℃，中暑为4 ℃。降温灌肠液灌入后应保留30 min后排出，排便后30 min测量体温并记录。

③伤寒患者灌肠时压力要低（液面距离肛门不超过30 cm），溶液的量不超过500 mL。

④正常成人每次灌肠液的量为500~1 000 mL，小儿为200~500 mL。

（3）灌肠过程中随时观察患者情况，若出现面色苍白，脉速，出冷汗，剧烈腹痛，心慌气促，应立即停止灌肠并通知医生进行紧急处理。

（4）禁忌证：妊娠期、急腹症、消化道出血及严重心血管疾病。

2.小量不保留灌肠

（1）适用人群：危重患者，年老体弱患者，腹部、盆腔手术后的患者，小儿及孕妇。

（2）常用灌肠溶液："1、2、3"溶液（50%硫酸镁30 mL、甘油60 mL、温开水90 mL）；甘油50 mL加等量温开水；各种植物油120~180 mL。

（3）灌肠液注入速度不宜过快，以免刺激肠黏膜，引起排便反射。若为注洗器，每次抽吸药液应夹闭肛管，防止空气进入引起腹胀。

（4）灌肠后尽量保留溶液10~20 min后再排便。

3.保留灌肠

（1）适用人群：肠道感染者，需要镇静、催眠的患者。

（2）灌肠前需了解灌肠的目的和病变部位，以确定灌肠的卧位和插入肛管的长度。

（3）为便于药液吸收，灌肠前嘱患者排空肠道。

（4）保留灌肠需保留药液至少1 h，因此应选择较细的肛管，插管宜深，压力宜低，速度宜慢，药液不宜过多，最好选择睡前灌肠，使灌入的药液能够保留较长时间。

（5）不宜保留灌肠的情况：肛门、直肠、结肠手术后患者，大便失禁的患者。

（五）口服溶液清洁肠道法

1.电解质等渗溶液清洁肠道法

电解质等渗溶液口服后不易分解吸收，可增加肠道内体液成分，从而软化粪便，刺激肠蠕动，促进排便，达到清洁肠道的目的。

常用的电解质等渗溶液：复方聚乙二醇电解质散等。

2.高渗溶液清洁肠道法

服用高渗溶液后，肠道内形成高渗环境，使肠道内水分大量增加，从而软化粪便、刺激肠蠕动，加速排便，达到清洁肠道的目的。

（1）甘露醇法：患者术前3天进食半流质饮食，术前1天进食流质饮食，术前1天下午口服1 500 mL甘露醇溶液。

（2）硫酸镁法：患者术前3天进食半流质饮食，每晚口服50%硫酸镁溶液10～30 mL，术前1天进食流质饮食，术前1天下午口服25%硫酸镁200 mL后再饮1 000 mL温开水。

（六）简易通便术

简易通便术适用人群：老人、小儿、体弱、久病卧床便秘者。常用简易通便药物为开塞露和甘油栓剂。

1.开塞露

将开塞露封口端剪掉，挤出少量液体润滑前端，再轻轻将开塞露颈部全部插入肛门，所有药液挤入直肠内，嘱患者保留5～10 min再排便。

2.甘油栓剂

护士戴手套将甘油栓剂底部推入直肠内，抵住肛门处轻轻按摩，嘱患者保留5～10 min再排便。

任务实施

（一）大量不保留灌肠

排便护理
实践部分

【目的】

（1）解除便秘或肠胀气。

（2）清洁肠道，为手术、检查和分娩做准备。

（3）稀释并清除毒物，减轻中毒。

（4）为高热患者降温。

【操作程序】

1.评估

（1）操作环境清洁宽敞。

（2）患者的病情、自理能力、配合程度，插管部位的情况，有无灌肠禁忌证等。

2.计划

（1）患者准备：了解灌肠的目的、方法和配合要点。

（2）护士准备：着装整洁，洗手、戴口罩。

（3）用物准备：准医嘱准备灌肠液、灌肠包（灌肠筒、引流管、肛管，一次性垫巾、润滑剂、手套），便盆及便盆巾，卫生纸或纱布，水温计，弯盘，输液架，医嘱执行本，手消毒液。

常用灌肠溶液种类：生理盐水、0.1%~0.2%肥皂水。用量：成人每次用量为500~1 000 mL，小儿为200~500 mL。温度：温度一般为39~41 ℃，降温时用28~32 ℃，中暑用4℃。

（4）环境准备：整洁、宽敞、温湿度适宜，酌情关闭门窗，屏风遮挡。

3.实施

（1）核对、解释。携用物至患者床旁，核对患者、医嘱执行本，并向患者解释操作的目的。

（2）安置体位并垫巾。协助患者左侧卧位，双腿弯曲，脱裤至膝，臀移至床沿。将一次性垫巾放于患者臀下，弯盘放于臀边的治疗巾上。注意保暖和保护患者隐私。

（3）准备灌肠筒。取出灌肠筒，关闭引流管上开关，并将灌肠液倒入灌肠筒内，挂于输液架上。筒内液面与肛门的距离为40~60 cm。

（4）戴上手套，并润滑肛管前段。

（5）排尽管内空气，关闭开关。

（6）插管。一只手用卫生纸或纱布分开患者臀部，另一只手持肛管轻轻插入，插管深度为成人7~10 cm，小儿4~7 cm。

（7）灌入溶液。一只手固定肛管，另一只手打开开关，让溶液缓慢流入（图2-34）。

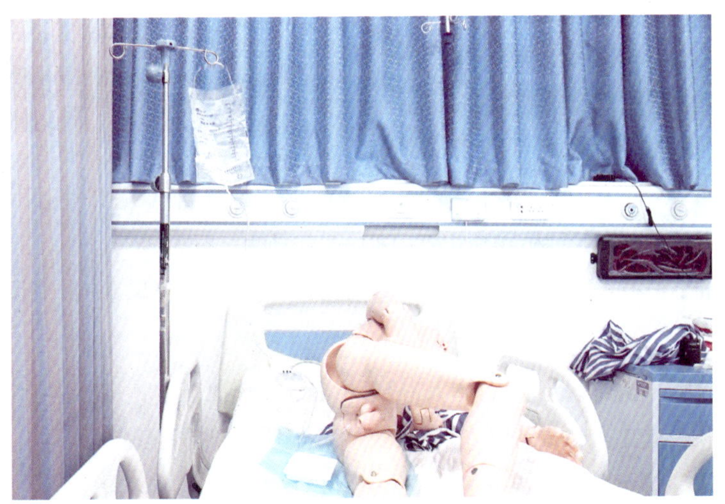

图2-34 大量不保留灌肠

（8）观察。灌肠时，注意观察液面下降速度和患者的情况。若患者有便意，嘱患者深呼吸并减慢灌肠液流速或降低灌肠筒内高度。若患者出现面色苍白、脉速、出冷汗、剧烈腹痛、心慌气促，应立即停止灌肠，通知医生并及时处理。

（9）拔管。溶液灌注完毕，夹闭肛管，用卫生纸包裹肛管轻轻拔出，弃于医疗垃圾袋中。

（10）整理、洗手、记录。擦拭肛门，撤去患者臀下垫巾，脱下手套。协助患者穿好裤子，整理患者床单元。洗手，并记录执行时间，灌肠液的种类、量，患者的反应。

（11）交代注意事项。嘱患者尽量保留 5~10 min后再排便。必要时协助患者排便。

4.评价

（1）患者及家属是否理解灌肠并配合操作。

（2）患者有无不良反应发生，健康问题是否得到解决。

（3）护士操作是否规范、熟练，沟通是否有效，是否能够正确处理操作中的问题。

（二）小量不保留灌肠

【目的】

（1）软化粪便，为腹部、盆腔手术患者，危重患者，年老体弱患者，小儿及孕妇等解除便秘。

（2）排除肠道内气体，缓解腹胀。

【操作程序】

1.评估

（1）操作环境清洁宽敞。

（2）患者的病情、自理能力、配合程度，插管部位的情况。

2.计划

（1）患者准备：了解灌肠的目的、方法和配合要点。

（2）护士准备：着装整洁，洗手、戴口罩。

（3）用物准备：准医嘱准备灌肠液、灌肠包（灌肠筒或注洗器、量杯、肛管、一次性垫巾、润滑剂、手套），便盆及便盆巾、卫生纸或纱布、水温计、弯盘、医嘱执行本、手消毒液。

常用灌肠溶液：①“1、2、3”溶液（50%硫酸镁 30 mL、甘油 60 mL、温开水 90 mL）；②甘油 50 mL加等量温开水；③各种植物油 120~180 mL。温度一般为 38 ℃。

（4）环境准备：整洁、宽敞、温湿度适宜，酌情关闭门窗，屏风遮挡。

3.实施

（1）核对、解释。携用物至患者床旁，核对患者、医嘱执行本，并向患者解释操作的目的。

（2）安置体位并垫巾。协助患者左侧卧位，双腿弯曲，脱裤至膝，臀移至床沿。将一次性垫巾放于患者臀下，弯盘放于臀边的治疗巾上。注意保暖和保护患者隐私。

（3）接管润滑。戴手套，用注洗器抽吸药液，连接肛管。润滑肛管前段，排气并夹闭肛管。

（4）插管。一只手用纸巾分开患者臀部，另一只手持肛管轻轻插入 7~10 cm。

（5）灌入溶液。固定肛管，打开肛管开关，缓慢注入灌肠液。每次抽吸灌肠液时须夹闭肛管。如用小容量灌肠筒，液面距肛门的距离应小于 30 cm。

（6）观察。灌肠时，注意观察患者的反应。如患者有便意，嘱患者深呼吸并减慢灌肠液流速或降低灌肠筒内高度。

（7）拔管。溶液灌注完毕，夹闭肛管，用卫生纸包裹肛管轻轻拔出，弃于医疗垃圾袋中。

（8）整理、洗手、记录。擦拭肛门，撤去患者臀下垫巾，脱下手套。协助患者穿好裤子，整理患者床单元。洗手，并记录执行时间，灌肠液的种类、量，患者的反应等。

（9）交代注意事项。嘱患者保留溶液 10~20 min后再排便。

4.评价

（1）患者及家属是否理解灌肠并配合操作。

（2）患者有无不良反应发生，健康问题是否得到解决。

（3）护士操作是否规范、熟练，沟通是否有效，是否能够正确处理操作中的问题。

（三）保留灌肠

【目的】

（1）镇静、催眠。

（2）治疗肠道感染。

【操作程序】

1.评估

（1）操作环境是否清洁宽敞。

（2）患者的病情、自理能力、配合程度，插管部位的情况。

2.计划

（1）患者准备：了解灌肠的目的、方法和配合要点，排尽大小便。

（2）护士准备：着装整洁，洗手、戴口罩。

（3）用物准备：准医嘱准备灌肠液、注洗器、肛管、止血钳、温开水 5~10 mL、注射器、润滑剂、手套、便盆及便盆巾、卫生纸或纱布、治疗巾、小垫枕、弯盘、医嘱执行本、手消毒液。

常用灌肠溶液：①镇静催眠用 10%水合氯醛；②抗肠道感染用 2%小檗碱，0.5%~1%新霉素或其他抗生素溶液。

（4）环境准备：整洁、宽敞，温湿度适宜，酌情关闭门窗，屏风遮挡。

3.实施

（1）核对、解释。携用物至患者床旁，核对患者、医嘱执行本，并向患者解释操作的目的。

（2）安置体位并放垫巾。根据病情选择不同的体位（如慢性细菌性痢疾病变在直肠或乙状结肠，取左侧卧位；阿米巴痢疾病变多在回盲部，取右侧卧位）。将一次性垫巾放于患者臀下，垫小枕使臀部抬高约 10 cm，弯盘放于臀边的治疗巾上。注意保暖和保护患者隐私。

（3）插管。戴手套，注洗器抽吸溶液连接肛管，润滑肛管前段。排气后轻轻插入肛门 15~20 cm，缓慢灌入溶液（图 2-35）。

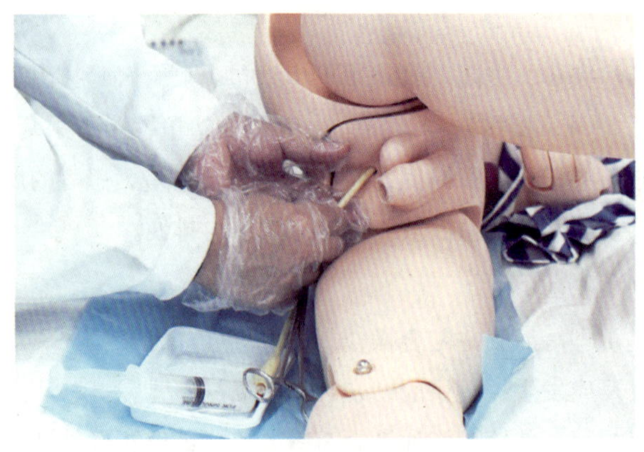

图2-35　保留灌肠

（4）拔管。溶液注入完毕再注入5~10 mL温开水，抬高肛管末端使溶液全部灌入，然后拔出肛管。

（5）整理、洗手、记录。擦净肛门，撤去患者臀下垫巾，脱下手套。协助患者穿好裤子，整理患者床单元。洗手，并记录执行时间，灌肠液的种类、量，患者的反应等。

（6）交代注意事项。嘱患者继续抬高臀部，保留溶液1 h以上再排便。

4.评价

（1）患者及家属是否理解灌肠并配合。

（2）患者有无不良反应发生，健康问题是否得到解决。

（3）护士操作是否规范、熟练，沟通是否有效，是否能够正确处理操作中的问题。

病例会诊

排便护理案例分析

患者男，60岁，由于肢体瘫痪长期卧床，近2天主诉排便困难，粪便干燥呈栗子状，并伴有腹胀、腹痛、乏力、消化不良等症状，来院就诊，触诊腹部较硬，可触及包块，遵医嘱给予缓泻剂，但效果不佳。

请思考：如何护理该患者？

知识拓展

肠梗阻灌肠案例

王某父亲91岁，因三餐常吃不健康的食物，10多天不排便，去医院诊断为肠梗阻。因年纪太大，很难动手术，医生下达病危通知书，嘱咐家属准备后事。

王某父亲吸着氧气跟家属回家。他很虚弱，腹部隆起，压时疼痛，拒绝触摸腹部，排尿困难，下肢水肿，发热38.5 ℃左右。而且，他喘得很厉害，不停吐黑痰，很黏稠，自己感觉热得难受，不愿盖被子，吃少量流食约 40 mL，他吃不下，都是硬给他吃的。

王某用 1 kg 新鲜姜加 2 000 mL 水，熬 2 h 后约剩 200 mL。他用 60 mL 给父亲灌肠，因多天没排便怕肠子坏死，所以不能用太多，要视情况而定。

灌肠当天，王某父亲发热，脸部发红。他用热水袋给父亲间断温敷了一会儿，轻轻按推父亲就会剧痛，用指腹按推上胸椎和荐椎两处原始点，均没反应，姜汤灌进去也没排出。

第 2 天，王某父亲也没排便，持续吐黑痰，只喝清水，给姜汤就马上吐出，因此王某没有逼迫父亲喝水，尽量顺着父亲，使其心情愉快。父亲不让温敷、按推。上午王某又用相同浓度熬制姜汤 200 mL 灌肠，到下午 3 点多在失禁情况下父亲开始排便，而且排了很多。

第 3 天早晨，王某父亲继续排了很多大便，不哮喘了，不吐痰了，也退热了，算是渡过了生死难关。排便后，王某父亲能靠墙坐起来，虽不吐痰了，但表情依旧痛苦。

第 4 天，王某父亲已经可以喝点米汤，王某又逐渐给父亲吃了些稀米粥。

大量排便持续 6 天后王某父亲才恢复正常，其间，他排得很费劲，大便都是硬块。

王某想帮父亲减轻痛苦，但没有给自己太大压力，比较理智，效果还不错。

后来，给王某父亲诊断的医生问王某："你父亲恢复得怎么样？"王某说："我父亲已经好了。"医生惊讶地说："91 岁肠梗阻的高危患者可以恢复，真是不可思议。"

王某父亲现在依然很健康，他心情愉快，生活可以自理，痊愈后半年，体重也比生病前增加了不少。

（资料来源：个人图书馆）

创新园地

根据兴趣分组，每组 8～10 人，选择一种灌肠工具进行研究。通过查阅收集资料，对现有的灌肠工具进行改良（或发明新的灌肠工具），使之操作更方便。通过反复试验，说出现有产品的缺点，并提出改良计划（表 2－35）。

表 2－35　灌肠工具创新研究表

<table>
<tr><td>专业</td><td></td><td>班级</td><td colspan="2"></td><td>指导教师</td><td></td></tr>
<tr><td rowspan="5">项目成员
（姓名）</td><td></td><td colspan="2"></td><td colspan="2"></td><td colspan="2"></td></tr>
<tr><td></td><td colspan="2"></td><td colspan="2"></td><td colspan="2"></td></tr>
<tr><td></td><td colspan="2"></td><td colspan="2"></td><td colspan="2"></td></tr>
<tr><td></td><td colspan="2"></td><td colspan="2"></td><td colspan="2"></td></tr>
<tr><td></td><td colspan="2"></td><td colspan="2"></td><td colspan="2"></td></tr>
</table>

续表

产品设计背景	
产品优缺点对比	
产品设计原理	
产品设计创新点	
产品实施计划	
产品测试报告	
总结	

考核标准

大量不保留灌肠操作流程考核标准见表 2-36。

表 2-36 大量不保留灌肠操作流程考核标准（满分 100 分）

班级　　　　姓名　　　　学号　　　　成绩

项目	操作标准	分值	扣分标准	扣分	自评	互评	教师评价
素质要求（3 分）	1.报告姓名、操作项目，语言流畅，仪表大方，轻盈矫健	2	紧张、不自然，语言不流畅	1			
	2.衣、帽、鞋整洁，着装符合要求	1	衣、帽、鞋不整洁	1			
评估要求（12 分）	1.环境评估：病室整洁、宽敞、光线明亮、温湿度适宜，酌情关闭门窗，必要时用屏风或围帘遮挡	2	未评估	2			
			评估不全，缺项	1			
	2.患者评估： （1）核对患者； （2）患者的诊断、病情、意识状态、肛门皮肤黏膜情况、对灌肠的理解、配合程度	4	未评估	4			
			评估不全，每缺 1 项	1			
	3.护士评估： （1）七步洗手法洗手，戴口罩； （2）了解灌肠目的	2	未洗手或洗手不规范	1			
			不清楚灌肠目的	1			
	4.用物评估： （1）治疗车上层包括灌肠液、一次性灌肠包，手消毒液、水温计、弯盘、卫生纸或纱布，输液架、医嘱执行本； （2）治疗车下层包括便盆及便盆巾，生活垃圾桶、医用垃圾桶； （3）其他用物	4	物品准备不全，每缺 1 项	1			
实施步骤（75 分）	1.携用物至床旁，核对患者	2	未核对患者	2			
	2.解释大量不保留灌肠目的、过程和配合方法	4	未解释	4			
			解释不全，每缺 1 项	1			
	3.摆位垫巾： （1）取左侧卧位，脱裤至膝部，臀部移至床沿； （2）一次性垫巾垫于患者臀下，弯盘置于治疗巾上； （3）盖好被子，仅暴露患者臀部	8	卧位不当	2			
			未垫巾	2			
			未保暖	2			
			未维护患者自尊	2			

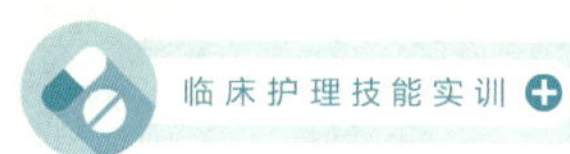

续表

项目	操作标准	分值	扣分标准	扣分	自评	互评	教师评价
实施步骤（75分）	4.准备灌肠筒，将灌肠袋（或筒）挂于输液架上，液面距离肛门 40~60 cm	6	高度错误	6			
	5.戴手套，接管润滑： （1）戴手套； （2）连接肛管，润滑肛管前段	8	未戴手套	2			
			未润滑	6			
			润滑不充分	2			
	6.排尽管内空气，夹管	5	未排气	5			
			未排尽空气	2			
	7.插管灌液： （1）嘱患者深呼吸，插入直肠 7~10 cm； （2）固定肛管，灌入药液	12	未指导深呼吸	2			
			插管时动作不轻稳	4			
			插管深度错误	2			
			固定不当	2			
			床单被污染	2			
	8.观察反应（口述）并处理： （1）感觉腹胀或有便意； （2）如液面下降过慢或停止； （3）出现脉速、面色苍白、腹痛	10	未口述	10			
			判断错误	4			
			处理错误	6			
	9.夹闭后拔管，擦净肛门，脱手套	5	处理错误	5			
	10.保留观察（口述）：协助取舒适卧位，保留 5~10 min	5	未口述	4			
			未协助取舒适卧位	1			
			保留时间错误	2			
	11.整理记录： （1）分类清理用物； （2）协助穿裤，整理床单元，通风； （3）洗手，记录	10	未整理床单元	2			
			未分类处理用物	2			
			未洗手或洗手不规范	2			
			未记录或记录不全	4			
评价质量（10分）	1.程序正确，动作轻稳、规范，操作熟练	5	程序错误，动作不规范	5			
	2.与患者及时沟通	2	缺乏沟通	2			
	3.注意保护患者隐私	3	未保护患者隐私	3			
总分							

评价反思

灌肠术操作评价与反思见表 2-37。

表 2-37 灌肠术操作评价与反思

小组成员操作观察与记录
自我操作反思

课后练习

排便护理课后练习见表 2-38。

表 2-38 排便护理课后练习

课程名称	临床护理技能实训	专业		码上刷题
学习任务	模块二 基础护理	班级		
学习内容	排便护理	姓名		
1.便秘患者的护理措施有哪些?				

续表

2.请写出大量不保留灌肠的适用人群。   3.保留灌肠的目的是什么？

（覃艳莉）

模块三 治疗护理

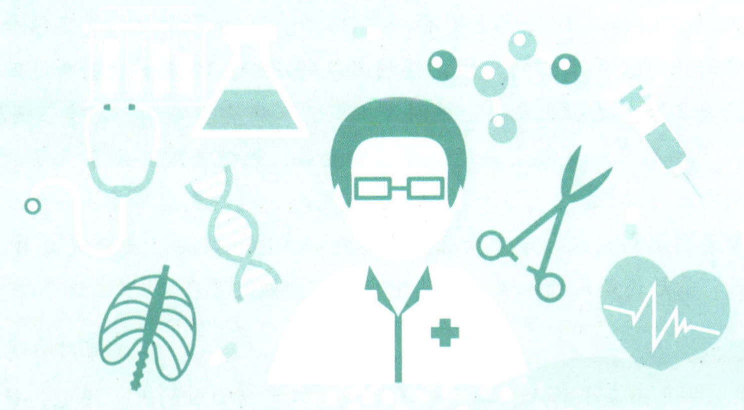

住院患者最常用的治疗方法为药物治疗，包括口服给药、皮内注射、皮下注射、肌内注射和静脉注射、静脉输液、皮肤给药等多种治疗方法。不同的治疗方法，其操作的目的、部位、方法、注意事项、治疗效果均不一样。因此，护士必须熟练掌握有关治疗的知识和技能，保证患者的治疗安全有效。

任务一　注射技术

一、皮内注射法

思政导学

90 后女医生

夏思思，是武汉的一名消化内科女医生，自新冠肺炎疫情暴发以来，一直奋斗在抗击疫情的第一线，也正是因为在一线抗击疫情，夏思思医生不幸感染了新型冠状病毒，而后因为病情恶化，于 2020 年 2 月 23 日救治无效去世。

2020 年 1 月 15 日，医院的科室当中有一名 70 多岁高龄患者的病情突然加重，刚下夜班的夏思思，在与同事交接工作的时候，接到上级的通知，临危受命重新返回病房参与该患者的会诊与检查工作。之后的几天，她因为担心老人病情的变化，连续在病房值守多日。

1 月 19 日，夏思思突然发起了高烧，经过检查后，她被高度怀疑患上了新冠肺炎，之后就在医院被隔离治疗起来。2 月 7 日的晚上，夏思思的病情突然加重，在经过医院的多次抢救之后，被紧急转送到武汉大学中南医院进行救治。16 天之后，也就是 2 月 23 日，夏思思经过多方抢救，最后还是离开人世，她的生命之花永远绽放在 29 岁的这个年纪。

（资料来源：网易新闻）

解析：从来，平凡而高尚的人，都是甘于奉献、不主动索取的人，而他们最后做出的事情都是那么感天动地。舍己为人是中华民族的传统美德，尽管有人诟病，但这就是英雄与众不同的地方。这样的壮举应该得到每一个有良知者的赞扬。一个民族不能没有英雄，一个没有英雄的民族将没有前途和希望。

教学目标

【知识目标】

1. 说出皮内注射法的概念、目的、注射部位及操作步骤。

2. 掌握皮内注射法的操作要点及注意事项。

【技能目标】

能根据医嘱及患者的情况，为患者实施正确规范的皮内注射法。

【素质目标】

培养学生严谨、慎独的护理工作态度和以人为本的护理理念，让学生能够克服畏惧心理，增强注射信心。

【思政目标】

培养学生认真的工作态度，能够关爱生命，用心体会患者的感受，学会换位思考，加深对护理职业的理解。

任务导入

小李是某三甲医院呼吸科的护士，医生开具医嘱，为1床患者黄××进行注射用青霉素G钠药物过敏试验。那么小李需要准备哪些用物？应该如何正确为患者实施药物过敏试验？

任务分组

皮内注射法任务分组见表3-1。

表3-1 皮内注射法任务分组

班级		组号		指导教师	
组长			学号		
组员	姓名	学号		姓名	学号
任务分工					

任务分析

（一）皮内注射法的概念

注射技术
理论部分

皮内注射法（intradermic injection，ID）是指将少量药液或生物制剂注射于皮内的方法。

（二）选择注射部位

（1）药物过敏试验：选用前臂掌侧下1/3处，该处皮肤薄而色浅，易于注射和观察局部反应。

（2）预防接种：常选用上臂三角肌下缘。

（3）局部麻醉：实施麻醉处。

（三）皮内注射法的注意事项

（1）做药物过敏试验前，护士应详细询问患者的用药史、药物过敏史及家族过敏史，若患者对需使用的药物有过敏史，则不应再进行皮试，并立即与医生沟通，更换其他药物。

（2）凡初次用药、停药3天后再用、更换药物批号均需做药物过敏试验。

（3）药物过敏试验中皮试剂需按正确方法配制，现配现用，另备好0.1%盐酸肾上腺素等急救药品和注射器，防止发生意外。

（4）做药物过敏试验忌用碘伏、碘酊消毒皮肤，因为其可能影响对局部反应的观察。

（5）针头斜面朝上，与皮肤呈5°角刺入皮内，针尖斜面全部进入皮内即可，注入0.1 mL药液，使局部隆起呈皮丘状，拔针后勿按揉局部。

（6）药物过敏试验结果若为阳性，应告知医生、患者及家属，不能再用该种药物，并作好记录。

（四）皮内注射常见并发症

1.疼痛

（1）发生原因。

①注射前患者精神高度紧张、恐惧。

②当进针方向与皮肤纹理垂直时，皮内张力高、阻力大，推注药物时使皮纹产生机械断裂而产生撕裂样疼痛。

③配制的药物浓度过高，刺激局部皮肤神经末梢感受器，引起局部定位特征的痛觉。

④注射时，消毒剂随针头进入皮内，消毒剂刺激引起疼痛。

⑤操作者手法欠熟练。

（2）临床表现。注射部位疼痛感尖锐，推注药物时加重。有时伴有全身疼痛反应，如肌肉收缩、呼吸加快、出汗、血压下降，严重者出现晕针。停止注射后，疼痛可减轻。

（3）预防措施。

①注射前做好解释工作，说明注射目的，缓解患者不良情绪。

②顺着皮肤纹理方向进针。

③严格按照正确方法配制皮试剂，熟练掌握注射技术，准确注入药量。

④注射要在皮肤消毒剂干燥后进行。

（4）处理流程。疼痛轻者，嘱患者转移注意力；疼痛剧烈者，告知医生，可予以止痛剂对症处理；发生晕针者，按晕针处理。

2.局部组织反应

（1）发生原因。

①药物本身对机体的刺激，导致局部组织发生炎症反应（如疫苗注射）。

②药物浓度过高、推注药量过多。

③违反无菌操作原则，使用已经污染的注射器、针头。

④注射完成后，患者按揉或搔抓局部皮丘。

（2）临床表现。注射部位红肿、疼痛、瘙痒、水疱、溃烂、色素沉着。

（3）预防措施。

①避免使用对组织刺激性较强的药物。

②正确配制皮试药液，保证推注剂量准确。

③严格执行无菌操作技术。

④嘱患者勿按揉或搔抓局部皮丘，若有不适可及时告知医务人员。

（4）处理流程。局部皮肤瘙痒者，告知患者勿搔抓，局部涂以0.5%碘伏；有水疱者，水疱较小，可待其自行吸收，水疱较大，则先用0.5%碘伏消毒，再用无菌注射器将水疱内液体抽出；有溃烂者应行外科换药。

3.过敏性休克

（1）发生原因。

①操作前未询问过敏史。

②患者对注射的药物发生速发型过敏反应。

（2）临床表现。青霉素过敏性休克多发生在注射后5~20 min内，少数可在数秒内发生，既可发生于药物过敏试验中，也可发生于初次肌内注射或静脉注射时（皮试结果阴性），极少数可发生于连续用药过程中。

①呼吸道阻塞症状：喉头水肿、支气管痉挛、肺水肿引起胸闷、气促、哮喘、呼吸困难。

②循环衰竭症状：周围血管扩张导致有效循环血量不足，面色苍白、出冷汗、口唇发绀、脉搏细弱、血压下降。

③中枢神经系统症状：脑组织缺氧而意识丧失、抽搐、二便失禁等。

④其他：荨麻疹、恶心、呕吐、腹泻等。

（3）预防措施。

①皮试前仔细询问药物过敏史。

②皮试观察期间，嘱患者不可随意离开。

③对皮试结果有怀疑，应在对侧前臂皮内注射生理盐水 0.1 mL作为对照，确认皮试结果为阴性方可用药。

（4）处理流程。

①立即停药，置患者于休克卧位，报告医生，就地抢救。

②立即皮下注射 0.1%盐酸肾上腺素 1 mL，小儿减量。症状若不缓解，可每隔半小时皮下或静脉注射该药 0.5 mL，直至脱离危险期。

③给予氧气吸入，改善缺氧症状。有呼吸抑制者，应立即口对口人工呼吸，并肌内注射尼可刹米、洛贝林等呼吸兴奋剂。条件允许可行气管导管插入，借助人工呼吸机辅助或控制呼吸。喉头水肿导致窒息时，应立即行气管切开。

④根据医嘱用药，如静脉注射地塞米松，应用抗组胺类药物，如盐酸异丙嗪。

⑤扩充血容量，升高血压。

⑥若发生呼吸心搏骤停，立即行心肺复苏抢救。

⑦密切观察患者病情变化，按时记录生命体征、意识、尿量的变化。

任务实施

皮内注射法

注射技术实践部分

【目的】

（1）进行药物过敏试验，观察有无过敏反应。

（2）预防接种，如卡介苗。

（3）局部麻醉的先驱步骤。

【操作程序】

以进行过药物过敏试验为例。

1.评估

（1）患者的病情、治疗情况、用药史、药物过敏史、家族过敏史。

（2）患者意识状态、心理状态、配合程度。

（3）注射部位的皮肤状况。

2.解释

向患者及家属解释皮内注射的目的、方法、注意事项及配合要点（图 3-1）。

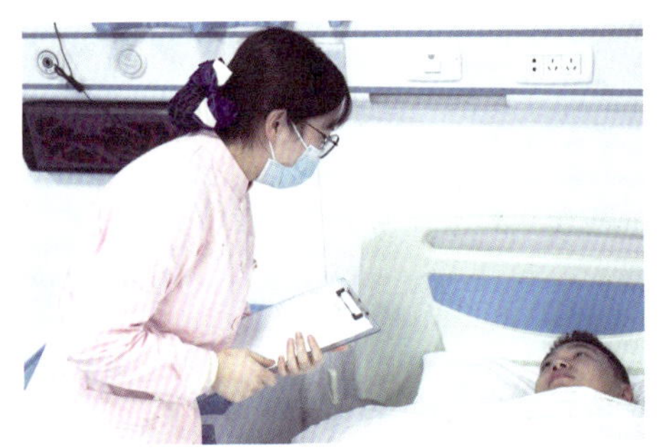

图3-1 评估及解释

3.计划

（1）患者准备：了解皮内注射的目的、方法、注意事项及配合要点；取舒适体位暴露注射部位。

（2）护士准备：着装整洁，剪指甲，洗手，戴口罩。

（3）用物准备（图3-2）。

①治疗车上层：注射盘内备75%乙醇、无菌棉签、砂轮、弯盘；注射盘外备注射卡、手消毒液；无菌容器内置无菌治疗巾（无菌纱布垫），内放青霉素、100 mL生理盐水溶液、5 mL注射器、1 mL注射器，另备常用急救药（0.1%盐酸肾上腺素、地塞米松、呼吸兴奋药及注射器）。

②治疗车下层：生活垃圾桶、医用垃圾桶、锐器回收盒。

（4）环境准备：整洁、安静、光线适宜。

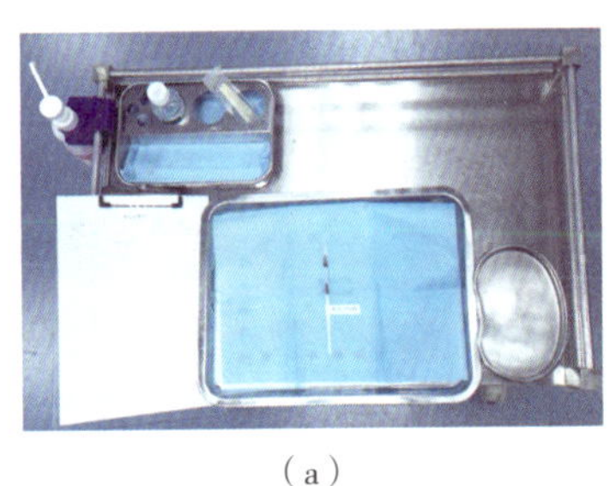

（a）

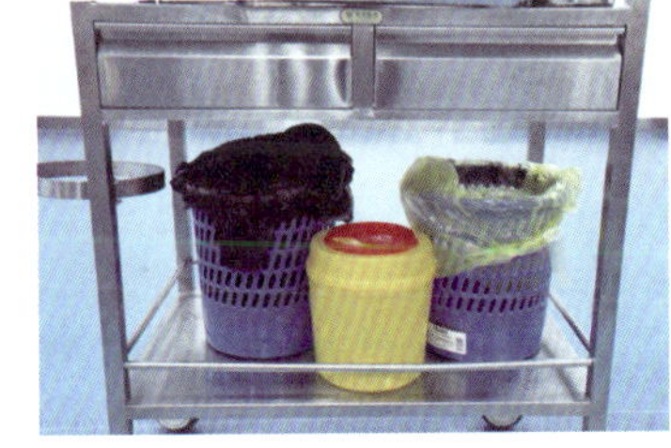

（b）

图3-2 用物准备

4.实施

（1）按医嘱配制皮试药液。

（2）核对解释。携用物至床旁，辨识患者并做好解释。

（3）选择注射部位。协助患者取舒适体位，选择前臂掌侧下1/3处为注射部位。

（4）用75%乙醇消毒皮肤待干。

（5）二次核对，排尽注射器内空气。

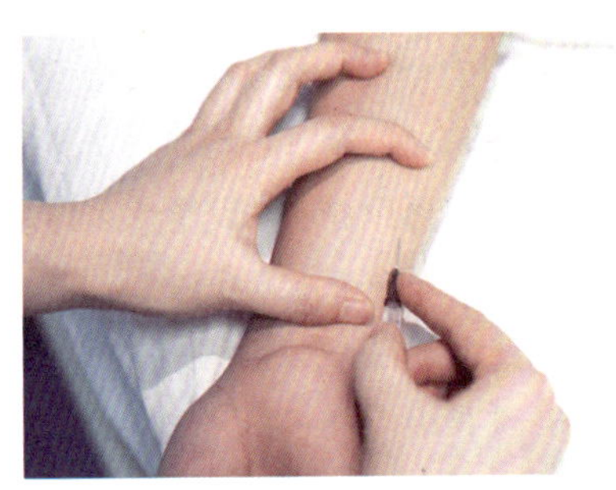

图3-3 穿刺、注射

（6）穿刺、注射（图3-3）。左手拇指在上，其余4指在下，绷紧患者局部皮肤，右手持注射器，食指固定针栓，针头斜面朝上，与皮肤呈5°角刺入皮内，待针尖斜面全部进入皮内后，放平注射器，左手拇指固定针栓，右手推注药液0.1 mL，使局部形成一个圆形隆起的皮丘，皮肤变白，毛孔变大。

（7）拔针。注射完毕，迅速拔出针头，勿按压，卫生手消毒，看表计时。

（8）核对交代。再次核对，交代注意事项，20 min后观察局部反应。

（9）整理记录。

①整理床单元，协助患者取舒适卧位，清理用物。

②洗手，记录。

5.评价

（1）患者理解操作目的并主动配合。

（2）护士无菌观念强，操作熟练，动作轻巧，职业防护好。

（3）护患沟通有效，彼此需要得到满足。

病例会诊

皮内注射案例分析

患者女，31岁，因咳嗽3天就诊，自觉有痰，咳不出，右胸部咳嗽时疼痛，主诉有哮喘病史10余年，拒绝一切辅助检查，要求输液治疗。查体：BP：116/82 mmHg。神志清楚，双肺呼吸音粗，右肺少量湿啰音，无哮鸣音，心率89次/分，律齐无杂音，腹部无特殊，左下肢有一外伤性感染灶，大小约2 cm×2 cm。

请思考：如何为该患者进行青霉素皮试？

知识拓展

中国第一位获得南丁格尔奖的男护士：巴桑邓珠

巴桑邓珠，四川省甘孜州人民医院副院长。数十年来，在平凡的护理工作岗位上兢兢业业，备受广大患者的厚爱，在实际工作中做出了突出贡献。样子慈祥而平和的巴桑邓珠，1951年出生于康定县（现康定市）甲根坝乡一户农牧民家里。2003年8月，他被授予南丁格尔奖奖章，也是我国第一个获得南丁格尔奖的男护士。

巴桑邓珠与护士结缘是在1971年。那年，他怀着成为一名“门巴”（藏语：医生）的愿望，走进了甘孜藏族自治州卫生学校。可事与愿违，他被分配到护理专业，这让他苦闷了很久。走进护理课堂，巴桑邓珠听得最多的一个名字就是南丁格尔。渐渐地，追求人道、博爱、奉献的南丁格尔精神，成了他生活的一部分。卫校毕业后，巴桑邓珠被分配到州医院手术室，成为当地第一代藏族男护士。

医生与护士就像雄鹰的两只翅膀，缺一不可，巴桑邓珠用这样的比喻来理解护士这个职业。要做就要做得最好，他立下誓言。从到州医院那天起，他利用各种时间像海绵般汲取着专业知识，迅速成为医院护理骨干。岁月流逝，一晃就是30年，当初与他同时分配做护理的男同事，纷纷改行做了医生或从事管理。尽管同样有很多改行的机会，可巴桑邓珠始终没有放弃护理工作。从普通护士到护士长，从护士长到总护士长，他一步一步实践着自己的誓言。

来州医院就诊的大部分是藏族农牧民患者，大多数不懂汉语，而医务人员又多数不懂藏语，语言交流不畅为诊治工作带来一定的难度。每当这个时候，巴桑邓珠就主动担当导医和翻译。碰到困难的农牧民患者，他还会拿出钱为他们补贴生活费和医药费，当地群众都知道州医院有一位好“门巴”。

甘孜是个多灾地区，每次遇到灾害时，巴桑邓珠总是冲在最前面。

同事们至今还清楚地记得，1973 年 2 月，炉霍县发生了 7.9 级强烈地震，巴桑邓珠参加了医疗救护队。借助手电筒和火把的微弱光线，他们在简易帐篷里或残垣断壁下，对伤病员进行救治。7 个日夜的紧张奋战，共救治各类伤病员 300 多人，挽救了 50 多位重患者的生命。

1995 年，石渠县遭受两次大雪灾，无数牲畜被冻伤冻死，数以千计的牧民群众被困在灾区。巴桑邓珠跟随救灾队伍赶赴灾区，主动担任了最偏远灾民的救治工作。在茫茫无际的雪原上，克服了高原缺氧、饥饿和严寒等常人难以忍受的困难，他骑马走了整整一天才到达目的地。在救助过程中，他的面部、手足多处冻伤，加之过度疲劳和严重体力透支，几次晕倒，但他始终坚守在抢救现场，及时救治了冻伤灾民 100 多人。

创新园地

根据兴趣分组，每组 8~10 人，针对注射器进行研究。通过查阅收集资料，对注射器进行改良，使之操作更方便，更能保护自己。通过反复使用与讨论，说出现有产品的缺点，并提出改良计划（表 3-2）。

表 3-2 注射器创新研究

<table>
<tr><td>专业</td><td></td><td>班级</td><td></td><td>指导教师</td><td></td></tr>
<tr><td rowspan="5">项目成员（姓名）</td><td></td><td></td><td></td><td colspan="2"></td></tr>
<tr><td></td><td></td><td></td><td colspan="2"></td></tr>
<tr><td></td><td></td><td></td><td colspan="2"></td></tr>
<tr><td></td><td></td><td></td><td colspan="2"></td></tr>
<tr><td></td><td></td><td></td><td colspan="2"></td></tr>
<tr><td>产品设计背景</td><td colspan="5"></td></tr>
<tr><td>产品优缺点对比</td><td colspan="5"></td></tr>
</table>

续表

产品设计原理	
产品设计创新点	
产品实施计划	
产品测试报告	
总结	

考核标准

青霉素过敏试验考核标准见表3-3。

表3-3　青霉素过敏试验考核标准（满分100分）

班级　　　　　　姓名　　　　　　学号　　　　　　成绩

项目	操作标准	分值	扣分标准	扣分	自评	互评	教师评价
素质要求（2分）	1.报告姓名、操作项目，语言流畅，仪表大方，轻盈矫健	1	紧张、不自然，语言不流畅	1			
	2.衣、帽、鞋整洁，着装符合要求	1	衣、帽、鞋不整洁	1			
评估要求（13分）	1.环境评估：整洁、安静、宽敞、明亮，温湿度适宜，必要时用屏风或围帘遮挡	2	未评估	2			
			评估不全，缺项	1			
	2.患者评估： （1）确认医嘱； （2）辨识患者； （3）患者病情、“三史”、合作程度、局部皮肤情况	4	未确认医嘱	1			
			未辨识患者	1			
			未询问“三史”	1			
			其他评估项目不全	1			

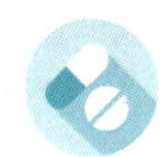

续表

项目	操作标准	分值	扣分标准	扣分	自评	互评	教师评价
评估要求（13分）	3.护士评估： （1）七步洗手法洗手，戴口罩； （2）了解皮内注射的目的	3	未洗手或洗手不规范	1			
			未戴口罩	1			
			不了解注射目的	1			
	4.用物评估： （1）治疗车上层包括注射盘内备75%乙醇、无菌棉签、砂轮、弯盘；注射盘外备注射卡、手消毒液；无菌容器内置无菌治疗巾（无菌纱布垫），内放青霉素、100 mL生理盐水溶液、5 mL注射器、1 mL注射器，另备常用急救药（0.1%盐酸肾上腺素、地塞米松、呼吸兴奋药及注射器）。 （2）治疗车下层包括生活垃圾桶、医用垃圾桶、锐器回收盒，（口述）备吸氧装置	4	缺或多1项	1			
			未口述或口述错误	2			
实施步骤（75分）	1.稀释皮试药物（青霉素），其剂量以每毫升含200~500 U青霉素生理盐水溶液，注入0.1 mL为标准，要现用现配皮试液（口述）	3	未口述或口述错误	3			
	2.核对皮试卡。取80万U青霉素1支，检查药物质量、瓶口是否松动，瓶身有无裂痕，查看有效期、批号，将批号记录在皮试卡上（边做边口述）。开启青霉素铝盖中心部分，消毒瓶塞及瓶颈。取100 mL生理盐水溶液，检查名称、浓度有效期，瓶口有无松动，瓶身有无破裂，将瓶倒置，对光检查溶液有无混浊、沉淀、絮状物出现等（边做边口述）。开启瓶盖中心部分，消毒瓶塞及瓶颈	9	未核对皮试卡	1			
			未检查生理盐水	1			
			未检查药物	1			
			1处不消毒	1			
			未核对药物及批号	2			
			未记录药物批号	2			
			未口述或口述错误	1			
	3.检查一次性注射器有效期及有无漏气和完好情况，并要衔接紧密针头	4	未检查注射器	1			
			未衔接紧密针头	1			
			污染针头1次	2			
	4.用5 mL注射器抽吸4 mL生理盐水将药液溶解后摇匀（每毫升含20万U）	3	剂量不准确	2			
			未摇匀药液	2			

续表

项目	操作标准	分值	扣分标准	扣分	自评	互评	教师评价
实施步骤（75分）	5.取1 mL注射器并检查完好，用1 mL注射器抽吸青霉素溶液0.1 mL加生理盐水至1 mL混匀（1 mL内含青霉素2万U），推出0.9 mL再抽吸生理盐水至1 mL混匀（1 mL内含青霉素2 000 U）推出0.9 mL或0.75 mL，再抽吸生理盐水至1 mL混合（1 mL内含青霉素200~500 U），为皮试液备用（边做边口述）	15	未检查注射器	1			
			剂量不准确	2			
			污染1次	3			
			未摇匀药液	2			
			排气方法不正确	2			
			浪费药液	1			
			未口述或口述错误	1			
	6.将配制好的青霉素皮试液经2人核对无误后，放入无菌容器内	2	放置不合理	1			
			未核对	1			
	7.将用物携至患者床旁，辨识患者并解释	3	未辨识患者	2			
			未解释	1			
	8.评估患者皮肤情况，选择注射部位（前臂掌侧下1/3处），卫生手消毒	4	未评估皮肤	1			
			选择注射部位不准确	2			
			未使用手消毒液	1			
	9.用75%乙醇消毒皮肤待干。核对，调整针头斜面与刻度一致，排尽空气，用左手绷紧注射部位	8	消毒皮肤方法、范围不正确	2			
			未核对	2			
			排气时不固定针栓	2			
			浪费药液	1			
			未绷紧皮肤	1			
	10.右手持注射器，针头斜面向上与皮肤呈5°度刺入皮内，待针尖斜面全部进入皮内后，放平注射器	3	进针角度不正确	2			
			深度不适宜	1			
	11.左手拇指固定针栓，右手推注药液0.1mL，使局部形成一个圆形隆起的皮丘，皮肤变白，毛孔变大	7	未固定针栓	2			
			注射方法不正确	2			
			注入药液剂量不准确	2			
			未形成规范皮丘	1			

续表

项目	操作标准	分值	扣分标准	扣分	自评	互评	教师评价
实施步骤（75分）	12.注射完毕，迅速拔出针头，勿按压，卫生手消毒，看表计时，核对	5	拔针后按压	2			
			手未消毒	2			
			未计时或方法不对	1			
			未核对	1			
	13.嘱患者不可用手拭去药液，不可按压、搔抓皮丘。在20 min内不可离开病房，不可剧烈活动。如有不适及时按信号铃，观察20 min后看结果，记录判断结果（边操作边口述）	6	未向患者交代注意事项	2			
			交代不清	2			
			记录方法不对	2			
	14.清理用物分类处理，洗手后放回保留物品	3	注射器与针头未分离	1			
			未分类、清理用物	1			
			未洗手	1			
评价质量（10分）	1.操作熟练，动作轻巧，无菌观念强	4	操作不熟练	2			
			每失败1次	1			
	2.沟通恰当，指导正确，及时观察反应	3	沟通不恰当	1			
			指导不到位	1			
			未及时观察反应	1			
	3.完成时间15 min（从稀释药液至记录判断结果完毕）	3	每超时1 min	1			
总分							

评价反思

皮内注射法操作评价与反思见表3-4。

表3-4 皮内注射法操作评价与反思

小组成员操作观察与记录

续表

自我操作反思

课后练习

皮内注射法课后练习见表 3-5。

表 3-5 皮内注射法课后练习

课程名称	临床护理技能实训	专业		码上刷题
学习任务	模块三　治疗护理	班级		
学习内容	皮内注射法	姓名		
1.皮内注射的操作目的是什么？				
2.药物过敏试验常用的部位是什么？为什么选择该部位？				

续表

3. 在进行皮内注射前需要询问患者“三史”，“三史”分别指什么？

（王婧）

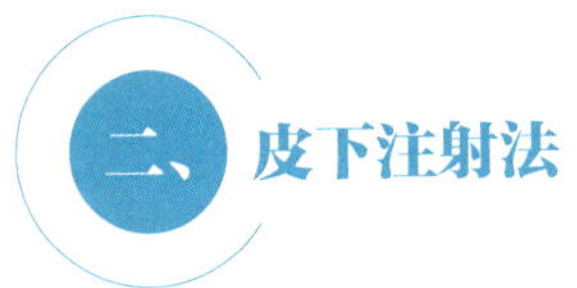

二、皮下注射法

思政导学

“战疫多面手”——米洁

她不忘初心、回归本心，以坚定的政治立场知势塑魂；她不变初心，回归本职，以执着的职业追求知理活用；她不负初心，回归本真，以赤诚的仁心仁术知爱及人，她就是“战疫多面手”——米洁。

米洁是重庆医科大学附属第一医院重症医学科护士长、重庆市第八批支援湖北医疗队总护士长，驰援武汉市第一医院第十、十一危重症病区时，她克服物资紧缺、条件有限的困难，千方百计地针对呼吸机、简易呼吸器、微量泵等生命支持仪器和院方沟通、协调、争取，不到 4 h就成功筹建病房ICU，3 h就成功收治 70 名患者（其中近 70% 是重型或危重型），为患者赢得了宝贵的时间。她造就的“重庆速度”大获点赞。

新冠肺炎作为一个新出现的疾病，人们当时对其规律认识还非常粗浅，米洁便根据新冠肺炎疾病特点和隔离病房要求，参照重医附一院的护理质控标准，制定了《新冠病毒肺炎患者护理》《隔离病房院感管理制度》《总值班护士长职责》等 40 余项护理、院感执行制度、流程、常规和岗位职责；建立了“总护士长—护士长—护理组长”护理三级管理体系，创新了“成组责任制”排班模式，在新冠肺炎护理实践中成效明显。米洁作为 10 支援武汉国家医疗队的护理代表，在 2020 年“三八”国际劳动妇女节受到武汉市市长的亲切接见和慰问，她主导的“重庆方案”广为流传。

（资料来源：中工网）

解析：当今社会对医学科学和医疗服务提出了新的要求：需要创新思维，需要有创新思维的医生和护士。因此，医学界需要振奋精神，改进医学教育，倡导民主学风，鼓励公平和公开的竞争，为培植具有创新思维的人才提供土壤。

教学目标

【知识目标】

1.说出皮下注射的基本概念、目的、注射常用部位及操作步骤。

2.归纳注射原则以及皮下注射法操作注意事项。

【技能目标】

能根据医嘱及患者情况，为患者正确备药并实施皮下注射给药。

【素质目标】

培养学生具有较强的沟通能力、无菌观念和爱伤观念，以及爱岗敬业、精益求精的职业精神。

【思政目标】

培养学生认真的工作态度；能够以人为本，关爱生命，学会换位思考。

任务导入

小王是某三甲医院内分泌科的护士，医生开出医嘱，为3床患者李××进行皮下注射抗凝剂。小王需要准备哪些用物？应该如何正确为该患者实施皮下注射？

任务分组

皮下注射任务分组见表3-6。

表3-6 皮下注射法任务分组

<table>
<tr><td>班级</td><td></td><td>组号</td><td></td><td>指导教师</td><td></td></tr>
<tr><td>组长</td><td colspan="2"></td><td>学号</td><td colspan="2"></td></tr>
<tr><td rowspan="5">组员</td><td>姓名</td><td>学号</td><td>姓名</td><td colspan="2">学号</td></tr>
<tr><td></td><td></td><td></td><td colspan="2"></td></tr>
<tr><td></td><td></td><td></td><td colspan="2"></td></tr>
<tr><td></td><td></td><td></td><td colspan="2"></td></tr>
<tr><td></td><td></td><td></td><td colspan="2"></td></tr>
<tr><td>任务分工</td><td colspan="5"></td></tr>
</table>

任务分析

（一）皮下注射法的概念

皮下注射法（hypodermic injection，H）是指将少量药液或生物制剂注入皮下组织的方法。

（二）皮下注射的常用部位

皮下注射的常用部位包括以下几个（图 3-4）。

（1）上臂三角肌下缘。

（2）两侧腹壁。

（3）后背。

（4）大腿前侧、外侧。

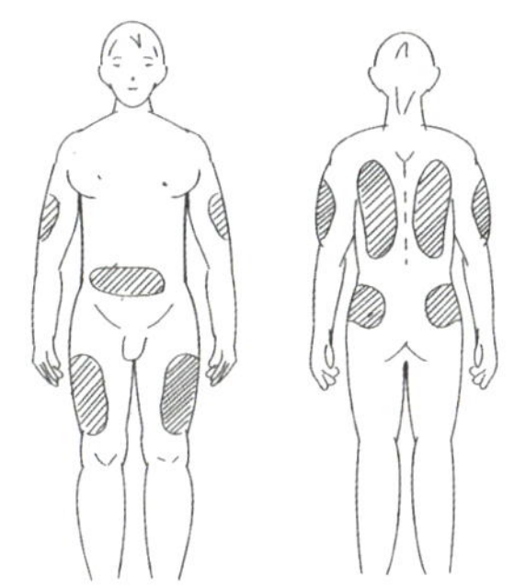

图 3-4　皮下注射常用部位

（三）皮下注射的注意事项

（1）对长期注射者，应建立轮流交替注射部位的计划，更换注射部位，防止局部产生硬结，以促进药物的充分吸收。

（2）刺激性强的药物不宜皮下注射。

（3）注射少于 1 mL 的药液时，必须用 1 mL 注射器抽吸药液，以保证注入药液的剂量准确无误。

（4）注射进针角度不宜超过 45°，以免刺入肌层；对过于消瘦者，应捏起局部组织，穿刺角度适当减小。在三角肌下缘注射时，进针方向稍向外侧，以免药液注入肌层。

（四）皮下注射常见并发症

1. 硬结形成

（1）发生原因。

①同一注射部位反复、多次、大量注射药物。

②药物浓度过高、推药速度过快、用力不均匀、注射部位过浅。

③局部血液循环不良，药物吸收缓慢。

④注射部位感染后纤维组织增生形成硬结。

（2）临床表现。

①局部肿胀。

②可扪及明显的硬结。

（3）预防措施。

①避免长期在同一个部位注射，注射时避开瘢痕、炎症、皮肤破损处。

②注射药量不宜过多，一般不超过 5 mL，注射速度要缓慢，准确掌握注射深度。

③对于一些难以吸收的药液，注射后及时给予局部热敷或按摩，以促进血液循环，加快药

物吸收。

④注射时，严格执行无菌技术操作，选择合适的针头，熟练掌握注射技术。

（4）处理流程。暂时停止在此部位注射，然后对出现硬结的局部皮肤进行热敷或按摩，用50%硫酸镁热湿敷，进行观察。

2.针头弯曲或针体折断

（1）发生原因。

①针头本身存在质量问题，如针头过细、过软、针头钝、针尖有钩等。

②穿刺部位有硬结、瘢痕。

③注射时，体位摆放不当，局部肌肉张力高。

④注射操作不规范。

（2）临床表现。针头部位弯曲变形或针体折在患者体内，无法继续进行注射。

（3）预防措施。

①选择质量合格的针头。

②选择合适的注射部位，避开硬结和瘢痕。

③注射时，取舒适的体位，使局部肌肉放松。

④严格按操作规程进行操作，勿将针梗全部刺入皮肤内。

⑤如出现针头弯曲，应明确弯曲的原因，更换针头后重新注射。

⑥消瘦患者和小儿使用的针头型号宜小，刺入深度酌减。

（4）处理流程。首先稳定患者情绪，嘱患者保持原体位不动，固定局部组织，以防断针移位，同时尽快用无菌血管钳夹住断端取出；若针梗已全部埋入肌肉，则立即通知外科医生通过手术取出，护士做好术前准备，手术后需要观察局部并做好记录。

3.低血糖

（1）发生原因。存在诱发因素：患者皮下注射胰岛素剂量过大、运动量过大或进食量少，导致血流加速，胰岛素的吸收加快。

（2）临床表现。饥饿感，乏力，肌肉震颤，面色苍白、心悸、出汗，有时会出现大汗淋漓、皮肤湿冷、大小便失禁，甚至昏迷。

（3）预防措施。

①注射后避免剧烈运动，局部按摩，按时进餐。

②选择合适的注射部位，掌握进针深度，避免误入肌肉组织，有计划地更换注射部位。

③抽吸胰岛素剂量要准确，不可随意改变剂量。

④消瘦或皮下脂肪少的患者，捏起注射部位刺入深度酌减，进入角度减小。

（4）处理流程。评估患者情况进行初步判断，让患者绝对卧床再通知医生，快速查血糖，不严重时口服糖水；若较为严重，应建立静脉通路，遵医嘱快速补充葡萄糖，补液期间注意监测血糖变化，做好患者心理护理并严密观察病情，及时记录患者情况。

任务实施

皮下注射法

【目的】

（1）需在一定时间内产生药效，而药物不能或不宜经口服给药时如胰岛素口服在胃肠道内易被消化酶破坏而失去作用，而皮下注射能迅速被吸收。

（2）预防接种，如麻疹疫苗、乙脑疫苗、流脑疫苗等。

（3）局部麻醉用药，局部浸润麻醉。

【操作程序】

1.评估

（1）辨识患者。

（2）患者病情、治疗情况、意识状态等。

（3）患者心理状态、对用药的认知及合作程度。

（4）患者肢体活动情况和注射部位的皮肤情况。

2.计划

（1）患者准备。

①明确操作目的，了解操作过程，能配合操作。

②常用注射部位准备：皮下注射部位常选用上臂三角肌下缘、两侧腹壁、后背、大腿前侧和外侧。

（2）护士准备：着装整洁，剪指甲，取下手表。

（3）用物准备。

①治疗车上层：注射盘内备皮肤消毒液、无菌棉签、砂轮、弯盘。无菌治疗巾（无菌纱布垫），内放已配制或抽吸好药液的注射器。注射卡、手消毒液（图3-5）。

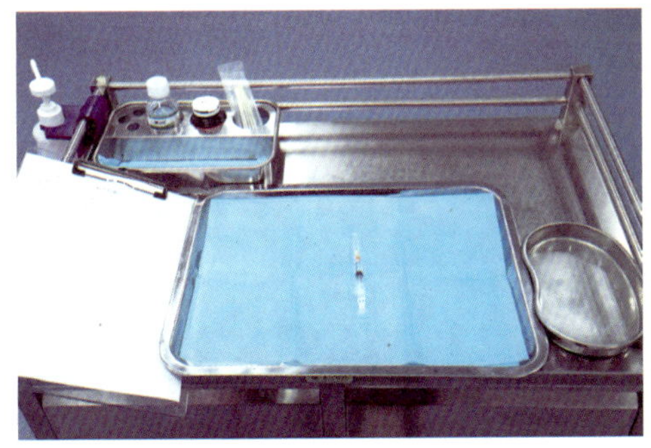

图3-5 皮下注射用物准备

②治疗车下层：生活垃圾桶、医用垃圾桶、锐器回收盒。

（4）环境准备：整洁、宽敞、明亮、温湿度适宜。

3.实施

（1）核对解释。携用物至床旁，辨识患者并做好解释。

（2）定位消毒。协助患者取舒适体位，选择注射部位，常规消毒皮肤，待干。

（3）再次核对。根据注射卡核对患者和药物信息。

（4）排气进针。

①排尽注射器内空气，左手绷紧注射部位皮肤（过瘦者需捏起皮肤），右手持注射器，食指固定针栓，针尖斜面向上，针尖与皮肤呈30°~40°，快速刺入皮下（图3-6）。

②针梗进入1/2~2/3。

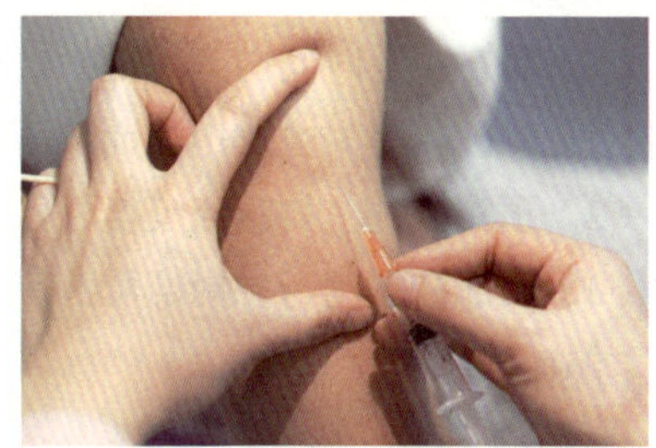
图3-6　皮下注射持针手法

（5）注入药液。松开左手，抽吸无回血后缓慢推注药液（图3-7、图3-8）。

（6）拔针按压。注射完毕，用无菌干棉签轻压针刺处，快速拔针、按压（图3-9）。

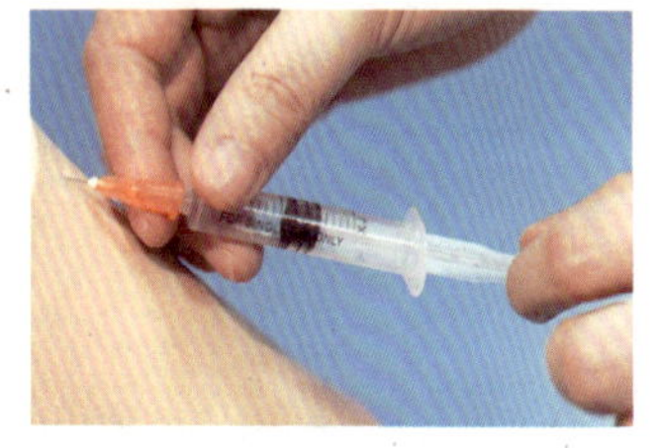
图3-7　皮下注射抽吸有无回血

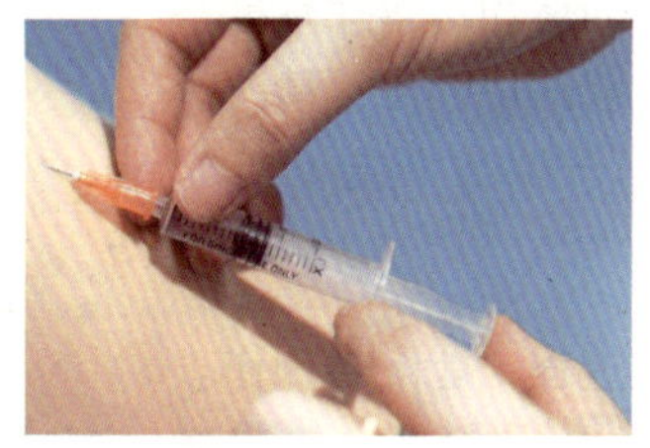
图3-8　皮下注射推药手法

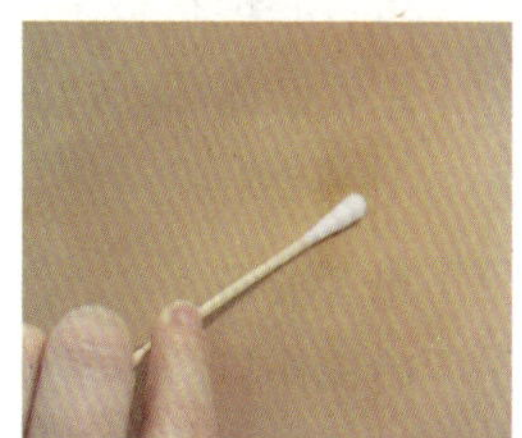
图3-9　棉签按压

（7）核对交代。拔针后再次核对，交代注意事项。

（8）整理记录。

①整理床单元，协助患者取舒适卧位，清理用物。

②洗手，记录。

4.评价

（1）患者理解操作目的并主动配合。

（2）护士无菌观念强，操作熟练，动作轻巧，职业防护好。

（3）护患沟通有效，彼此需要得到满足。

病例会诊

皮下注射案例分析

男性，50岁，诊断为“2型糖尿病”，查体：神志清楚，T37 ℃，P90次/分，BP140/90 mmHg，空腹血糖16.2 mmol/L。医嘱：生物合成人胰岛素8U皮下注射。

请思考：应该如何为该患者完成胰岛素注射？

知识拓展

四川护理职业学院党委副书记、院长张先庚——大爱坚守护理初心

张先庚，二级教授，博士，博士生导师。享受国务院政府特殊津贴专家，四川省学术技术带头人，四川省卫健委护理学术与技术带头人。原成都中医药大学护理学院院长，现任四川护理职业学院党委副书记、院长和四川省卫生学校校长。

主要研究方向为健康服务人才培养与管理、老年护理、中西医结合临床等，牵头主持厅局级以上项目 65 项，其中主持国家自然科学基金面上项目 2 项；获研究成果奖 21 项，主编国家级教材和专著 23 部；公开发表研究论文 256 篇。

2020 年 2 月 1 日，在新冠肺炎疫情最严峻的时刻，张先庚和同事们勇敢选择逆向而行，牵头组建“四川护理职业学院抗击新型冠状病毒肺炎爱心志愿服务队”。她说：“当前，社区居民健康遭受威胁，特别需要我们关爱与呵护，身为护理人必须挺身而出，这是我们的天职。”

张先庚作为队长身先士卒，带领团队熬夜编写疫情防护手册，用 3 天时间成功编写一套共 6 本的社区居家防护手册；带领队员深入社区开展入户排查、疑似患者转诊、居家隔离监测，全面做好社区居家隔离重点人群疫情监测和心理疏导。

疫情无情，天使有爱。张先庚带领志愿队员完成重点疫区返蓉人员入户医学观察 2 332 人次、体检服务 6 279 人次、累计转运到集中隔离点 49 人次，惠及学校所属龙泉驿社区 20 万人，全面提升了志愿队师生的能力素养。因对我国护理事业发展和新冠疫情防控工作做出的突出贡献，张先庚被中央宣传部、中央文明办评为“全国疫情防控最美志愿者”。

创新园地

请同学们根据兴趣分组，每组 8～10 人，针对注射用具进行研究。通过查阅收集资料，对现有的注射针头进行改良（或发明新的注射针头），使之操作更方便，更能保护自己（表 3-7）。

表 3-7 注射针头创新研究

专业		班级		指导教师	
项目成员（姓名）					
产品设计背景					

续表

产品优缺点对比	
产品设计原理	
产品设计创新点	
产品实施计划	
产品测试报告	
总结	

考核标准

皮下注射技术考核标准见表 3-8。

表 3-8　皮下注射技术考核标准（满分 100 分）

班级　　　　　　姓名　　　　　　学号　　　　　　成绩

项目	操作标准	分值	扣分标准	扣分	自评	互评	教师评价
素质要求（2 分）	1.报告姓名、操作项目，语言流畅，仪表大方，轻盈矫健	1	紧张，不自然，语言不流畅	1			
	2.衣、帽、鞋整洁，着装符合要求	1	衣、帽、鞋不整洁	1			
评估要求（13 分）	1.环境评估：整洁、安静、宽敞、明亮、温湿度适宜，必要时用屏风或围帘遮挡	2	未评估	2			
			评估不全	1			

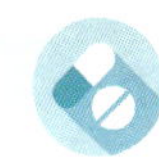

续表

项目	操作标准	分值	扣分标准	扣分	自评	互评	教师评价
评估要求（13分）	2.患者评估： （1）确认医嘱； （2）辨识患者； （3）评估患者病情、合作程度、注射部位组织状况	3	未确认医嘱	1			
			未辨识患者	1			
			评估不全，每缺1项	1			
	3.护士评估： （1）七步洗手法洗手，戴口罩； （2）了解皮下注射的目的	3	未洗手或洗手不规范	1			
			未戴口罩	1			
			不清楚皮下注射的目的	1			
	4.用物评估： （1）治疗车上层包括治疗盘、0.5%碘伏、无菌棉签罐、无菌纱布罐、2 mL或5 mL无菌注射器、无菌持物钳及容器、弯盘、砂轮、医嘱用药、医嘱本、手消毒液、无菌方盘； （2）治疗车下层包括生活垃圾桶、医用垃圾桶、锐器回收盒	5	未检查无菌容器的灭菌时间、灭菌效果	2			
			未检查注射器的有效期	2			
			物品准备不全，每缺1项	1			
实施步骤（75分）	1.核对医嘱，检查药物（名称、剂量、浓度、时间、用法、质量）及无菌物品	4	未核对药物与注射卡	2			
			未检查药物	2			
	2.携用物至患者床旁，核对患者床号、姓名，告知目的	2	未核对	2			
	3.再次查对药物	2	未检查	2			
	4.按照无菌要求抽取药液，排尽空气	6	活塞体污染	2			
			药液未吸尽	2			
			漏药	2			
	5.协助患者取合适体位，选择注射部位	2	未协助患者取正确卧位	1			
			注射部分选择不正确	1			
	6.洗手，常规消毒注射部位皮肤，面积大于5 cm	10	未消毒手	2			
			消毒范围小于5 cm	2			
			有空白区	2			
			皮肤消毒未干	2			
			未核对	2			

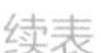
续表

项目	操作标准	分值	扣分标准	扣分	自评	互评	教师评价
实施步骤（75分）	7.取一根干棉签放于左手，再次进行核对、解释，再次排气	10	未取干棉签	2			
			未核对	2			
			排气方法不正确	1			
			未排尽空气	1			
			排气未固定针栓	2			
			浪费药液	2			
	8.穿刺：右手持注射器，左手绷紧皮肤，以食指固定针栓，针头斜面向上，与皮肤呈30°~40°，快速刺入皮下，一般刺入针头的1/2或2/3	10	未固定针栓	2			
			进针角度不正确	2			
			刺入深度不适宜	2			
			污染针头	4			
	9.固定针头，放松左手，回抽活塞，如无回血，左手缓慢注入药液	8	未回抽活塞	4			
			未固定针头	2			
			注药速度快	2			
	10.指导患者放松，观察反应	6	未指导患者放松	3			
			未观察患者反应	3			
	11.拔针，按压：注射完毕，用干棉签轻压进针处，快速拔针，按压片刻	5	未按压	5			
			按压时间不够	2			
	12.再次核对	2	未核对	2			
	13.协助患者取舒适卧位，整理床单元	4	未整理	2			
	14.清理用物、洗手	2	未洗手	2			
	15.向患者交代注意事项，记录	2	未交代	2			
评价质量（10分）	1.无菌观念强，操作熟练准确、做到无痛注射	3	污染1次	2			
			顺序颠倒	1			
	2.沟通恰当，指导正确	4	沟通不恰当	2			
			指导不到位	2			
	3.完成时间8 min（从核对注射卡开始至记录完毕）	3	每超过1 min	1			
总分							

评价反思

皮下注射操作评价与反思见表 3-9。

表 3-9 皮下注射操作评价与反思

小组成员操作观察与记录
自我操作反思

课后练习

皮下注射法课后练习见表 3-10。

表 3-10 皮下注射法课后练习

课程名称	临床护理技能实训	专业		码上刷题
学习任务	模块三 治疗护理	班级		
学习内容	皮下注射法	姓名		
1.皮下注射的目的是什么?				

续表

2. 皮下注射的常用部位有哪些？
3. 对于长期需要皮下注射胰岛素的患者，应该如何避免发生皮下硬结？

（邹宇）

三、肌内注射法

思政导学

逆行者的“守护神”——张晞

她恪尽职守、勤勉工作，29年如一日坚守护理初心；她心系疫区、主动请缨，甘当援鄂战“疫”的“逆行者”；她敬重生命、严苛审慎，用心用情织密个人防护网。她就是燃尽生命之火照亮他人的“守护神”——张晞。

张晞是重庆市急救医疗中心全科医学科护士长、重庆市第二批援鄂医疗队队长。2020年的大年初一，在得知重庆市急救医疗中心将派首支医疗队驰援武汉，张晞第一时间递交了《请战书》，希望实现“征战一线”的夙愿，了却心中遗憾，但医院考虑到她已48岁的实际，暂未批准。

两天后，第二批援鄂医疗队又将紧急集结，张晞再也按捺不住了，当面找到医院的负责人据理力争：“疫情来势汹汹，对医护人员同样是严峻考验，这一批医疗队全是年轻的护理人员，迫切需要有丰富护理经验和临床管理经验的老护士，我应该一马当先，站在队伍的最前沿，发挥共产党员的先锋模范作用。”

最终，张晞的坚定和决然打动了很多人，她也成为第二批重庆援鄂医疗队队长向疫区“逆行”。

由张晞率领的医疗队进驻的是武汉金银潭医院，面临患者多、情况复杂、风险非常大，而医疗队大部分队员此前却从未穿脱过防护服的情况，医护人员自我防护压力空前。

作为医疗队中唯一的“70后”和队员眼中的“张妈”，她清醒地意识到自己肩上所承担的责任。她一面鼓励自己和队员“医学知识是防范和战胜病毒最强大的武器”，一面积极和院方沟通，争取了3天宝贵时间开展院感培训和防护服穿脱实操与考核，每名队员必须逐一进行考试，过关后才允许上岗。

张晞对医疗队员严苛甚至绝情的考核最终让她兑现了“一定带着大家平安归来，一个都会不少”的承诺，她也成了队员心中的“守护神”。

（资料来源：中工网）

解析：平凡的岗位有着不平凡的责任。既要打胜仗，又要平安回家，正因为有了张晞一样的“守护神”，带领医护人员进行院感培训与穿脱防护服考核，才让他们能够战胜新冠肺炎疫情，平安归来。

教学目标

【知识目标】

1. 说出肌内注射法的概念、常用部位定位和操作方法。
2. 归纳肌内注射法的目的和注意事项。

【技能目标】

能根据医嘱，为患者正确实施肌内注射。

【素质目标】

1. 培养学生忧患者所忧、痛患者所痛的职业情操。
2. 树立严谨、实事求是、严肃认真的学习态度。
3. 培养学生爱岗敬业、爱伤观念和慎独精神。

【思政目标】

培养学生认真的工作态度，使他们能够以人为本，关爱生命，学会换位思考。

任务导入

张某，女性，51 岁，急性心肌梗死。在药物治疗过程中，患者出现恶心、呕吐症状，医嘱给予胃复安 10 mg肌内注射。如果你是她的责任护士，应该如何执行此项医嘱?

任务分组

肌内注射法任务分组见表 3-11。

表 3-11 肌内注射法任务分组

<table>
<tr><td>班级</td><td colspan="2"></td><td>组号</td><td></td><td>指导教师</td><td></td></tr>
<tr><td>组长</td><td colspan="3"></td><td>学号</td><td colspan="2"></td></tr>
<tr><td rowspan="5">组员</td><td>姓名</td><td colspan="2">学号</td><td>姓名</td><td colspan="2">学号</td></tr>
<tr><td></td><td colspan="2"></td><td></td><td colspan="2"></td></tr>
<tr><td></td><td colspan="2"></td><td></td><td colspan="2"></td></tr>
<tr><td></td><td colspan="2"></td><td></td><td colspan="2"></td></tr>
<tr><td></td><td colspan="2"></td><td></td><td colspan="2"></td></tr>
<tr><td>任务分工</td><td colspan="6"></td></tr>
</table>

任务分析

（一）肌内注射法概述

1. 定义

肌内注射法（intramuscular injection，IM）是指将一定量药液注入肌肉组织的方法。

2. 基本特点

（1）肌肉组织有丰富的血管分布，药物吸收快。

（2）深部肌肉神经分布少，所以常用于注射具有刺激性的药物。

（二）注射部位的选择

（1）一般选择肌肉丰厚且距大血管及神经较远处。

（2）常用的注射部位：臀大肌、臀中肌、臀小肌、股外侧肌及上臂三角肌。当需要反复注射时各部位需轮换使用。

（三）注射部位定位法

1. 臀大肌注射定位法

臀大肌位于臀部，起自髂后上棘与尾骨尖之间，肌纤维平行向外下方止于股骨上部。坐骨神经起自骶丛神经，自梨状肌下孔出骨盆至臀部，在臀大肌深部，约在坐骨结节与大转子之间中点处下降至股部，其体表投影为自大转子尖至坐骨结节中点向下至腘窝。注射时，注意避免损伤坐骨神经。臀大肌注射的定位方法有 2 种：

（1）十字法：从臀裂顶点向左侧或向右侧划一水平线，然后从髂嵴最高点作一垂线，将一侧臀部分为四个象限，其外上象限并避开内角区域（髂后上棘至股骨大转子连线），即为注射区（图 3－10）。

（2）连线法：从髂前上棘至尾骨作一连线，其外上 1/3 处为注射部位（图 3－11）。

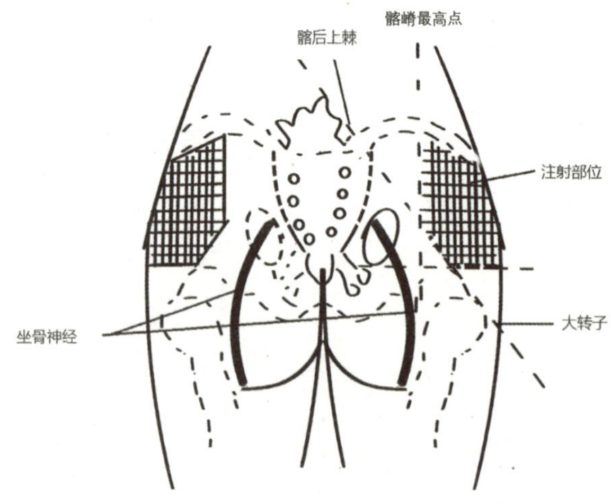

图 3－10　臀大肌注射定位法（十字法）

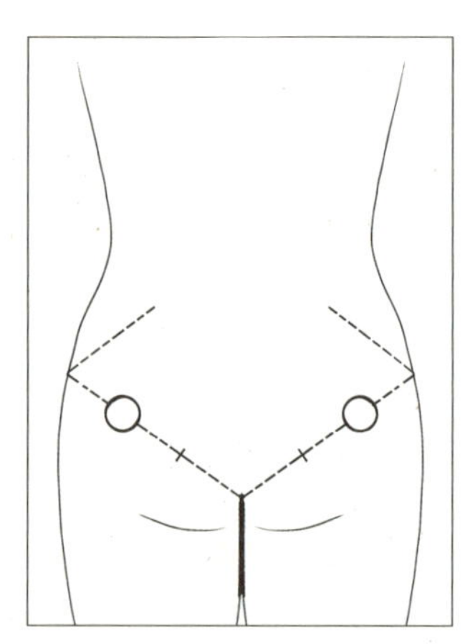

图 3－11　臀大肌注射定位法（连线法）

2. 臀中肌、臀小肌注射定位法

臀中肌、臀小肌依次在臀大肌的深部，其深部没有大的神经、血管走行，是成人和幼儿的主要注射部位。

（1）构角法：以食指尖和中指尖分别置于髂前上棘和髂嵴下缘处，在髂嵴、食指、中指之间构成一个三角形区域，其食指与中指构成的内角为注射区（图 3-12）。

（2）三横指法：髂前上棘外侧三横指处（以患者的手指宽度为准）。

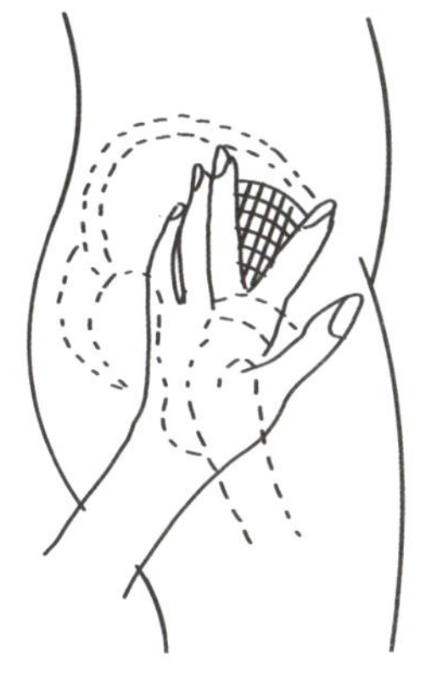

图 3-12 臀中肌、臀小肌注射定位法（构角法）

3. 股外侧肌注射定位法

股外侧肌居于大腿的前外侧，其深部无大血管和神经走行，不覆盖关节。一般成人可取髋关节下 10 cm 至膝关节上 10 cm 的范围为注射部位（图 3-13）。注射范围较广，可供多次注射，尤适用于 2 岁以下幼儿。

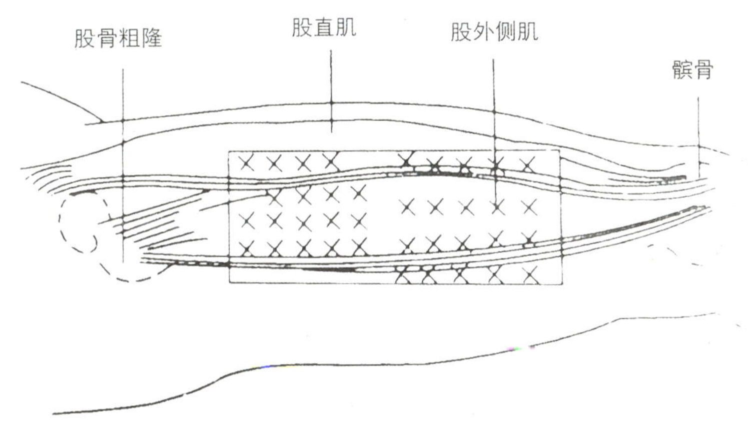

图 3-13 股外侧肌注射定位法

4. 上臂三角肌注射定位法

上臂三角肌位于上臂外侧，肩峰下 2~3 横指处（图 3-14），其深部沿着肱骨有尺神经、桡神经和肱动脉走行。此处肌肉较薄，只可作小剂量注射。

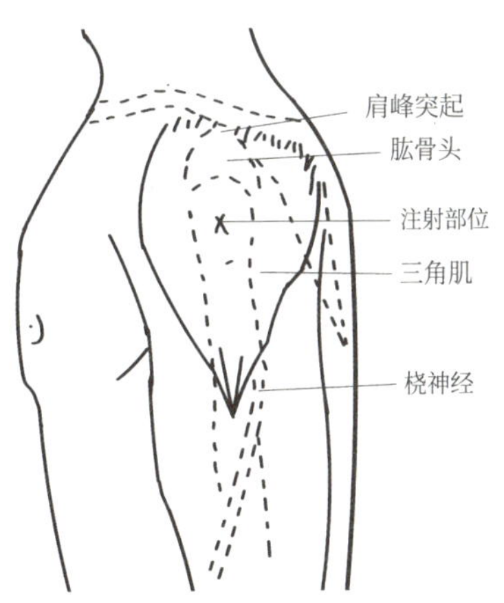

图 3-14 上臂三角肌注射定位法

（四）常用的注射体位

1. 臀部肌内注射

侧卧位时，下腿弯曲、上腿伸直（图 3-15）；俯卧位时，两足尖相对（图 3-16）；仰卧位用于危重或不能翻身的患者，仅用于臀中肌和臀小肌的注射。

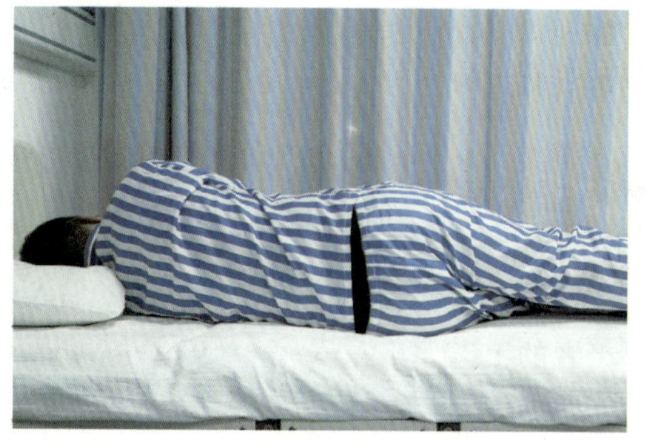

图 3-15　臀部注射体位（侧卧位）

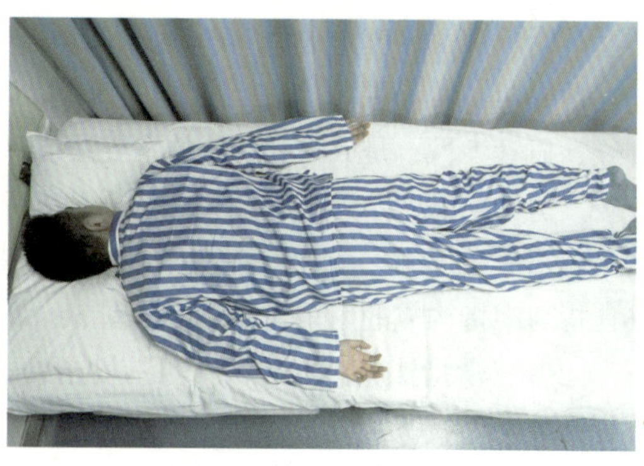

图 3-16　臀部注射体位（俯卧位）

2. 上臂三角肌注射

单手叉腰使三角肌显露（图 3-17）。

3. 股外侧肌注射

自然坐位即可（图 3-18）。

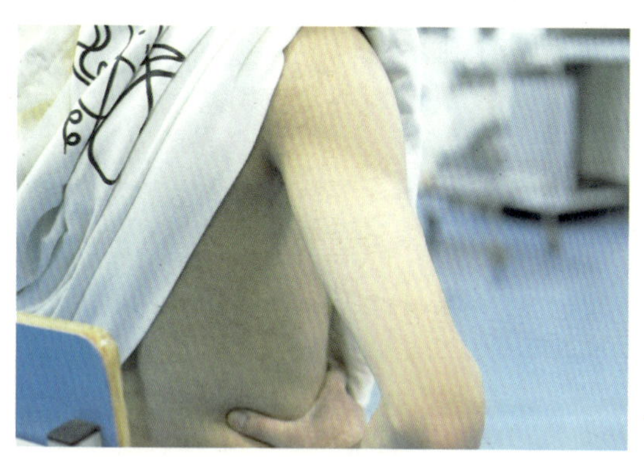

图 3-17　上臂三角肌注射体位

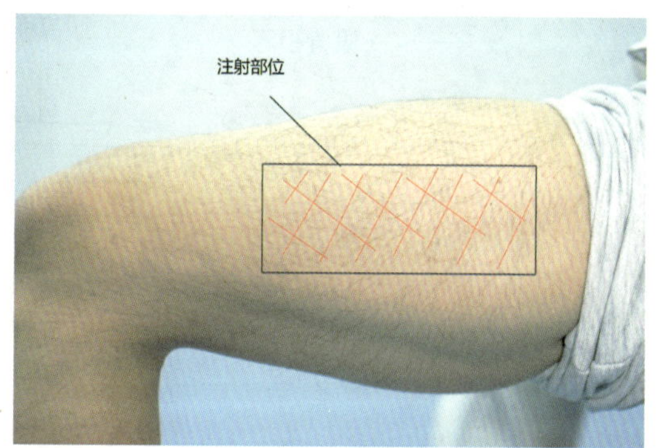

图 3-18　股外侧肌注射体位

（五）肌内注射的注意事项

（1）严格执行查对制度和无菌操作原则。

（2）2 种药液同时注射时，要注意配伍禁忌，在不同部位注射。

（3）2 岁以下的婴幼儿不宜选用臀大肌注射，因幼儿未能独立行走前，其臀部肌肉发育不完善，臀大肌注射有损伤坐骨神经的危险，可选用臀中肌、臀小肌注射。

（4）长期进行肌内注射的患者，注射部位应交替更换，以减少硬结的发生；如果局部出现硬结时，可以使用热敷法、理疗法进行处理。

（5）注射剂量较大或刺激性较强的药物，应选择长针头深注射，运用无痛技术减轻患者的疼痛。

（6）切勿把针梗全部刺入，以防针梗从根部衔接处折断。万一针头折断，应保持局部与肢体不动，迅速用血管钳夹住断端拔出，如全部埋入肌肉，需请外科医生手术取出。

任务实施

肌内注射法

【目的】

用于不宜或不能口服或静脉注射，且要求比皮下注射更快发生疗效时。

【操作程序】

1. 评估

（1）整体情况：患者年龄、目前病情、意识状态、用药史、过敏史等情况。

（2）局部情况：肢体活动情况和注射部位皮肤及肌肉组织情况等。

（3）心理状态：有无紧张、焦虑等情绪和合作程度。

（4）健康知识：对所用药物的认知程度。

2. 计划

（1）护士准备：掌握肌内注射给药的方法和相关注意事项。着装整齐，洗手，戴口罩。

（2）患者准备：了解肌内注射给药法的目的、方法、注意事项及配合要点，取舒适卧位使肌肉松弛，并暴露出注射部位。

（3）药物及用物准备。

①药物准备：遵医嘱准备药物。

②用物准备：治疗车上层摆放基础注射盘（无菌盘内放有已配制或抽吸好药液的一次性无菌注射器）、注射卡、手消毒液（图 3－19），治疗车下层摆放生活垃圾桶和医疗垃圾桶、锐器回收盒。

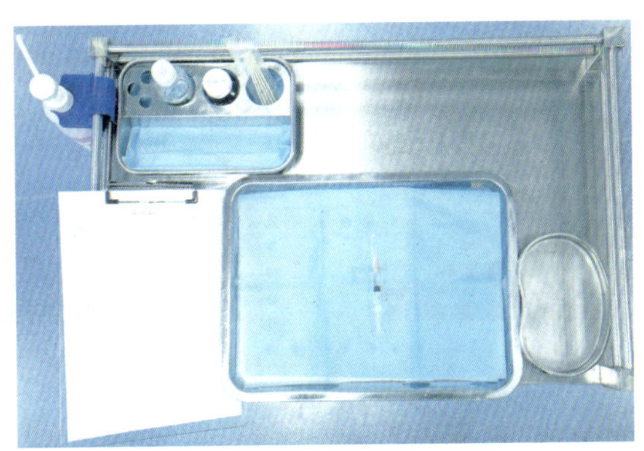

图 3－19 肌内注射用物准备

（4）环境准备：环境整洁、安静、光线充足，必要时用屏风遮挡患者。

3. 实施

（1）抽吸药液。严格执行查对制度和无菌操作原则，按医嘱吸取药液，排气置于无菌盘内。

（2）操作前核对。携用物至患者床旁，核对患者床号、姓名及手腕带上信息，确认患者。

（3）安置体位。根据病情不同采取侧卧位、俯卧位、仰卧位或坐位，使局部放松，减少不适。

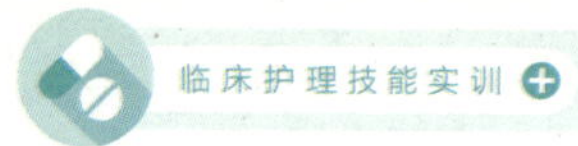

（4）定位消毒。

①根据患者病情、年龄、药液性质选择注射部位。

②常规消毒皮肤2次，待干。

（5）核对排气。

①进针前进行操作中查对，包括患者床号、姓名、药名、浓度、剂量、给药方法及时间。

②二次排气，排尽注射器内空气。

（6）进针推药。

①左手提起或者绷紧局部皮肤（图3-20），右手手持注射器，以中指或无名指固定针栓，以执笔式持注射器，针梗与皮肤呈90°，腕部用力快速刺入肌肉组织（图3-21）。

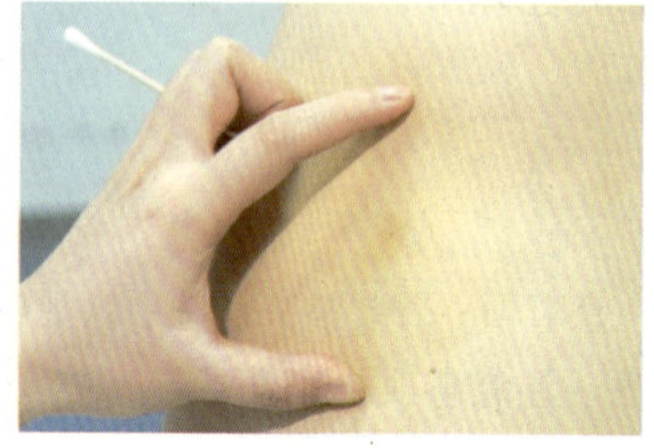

图3-20　肌内注射（绷紧皮肤）

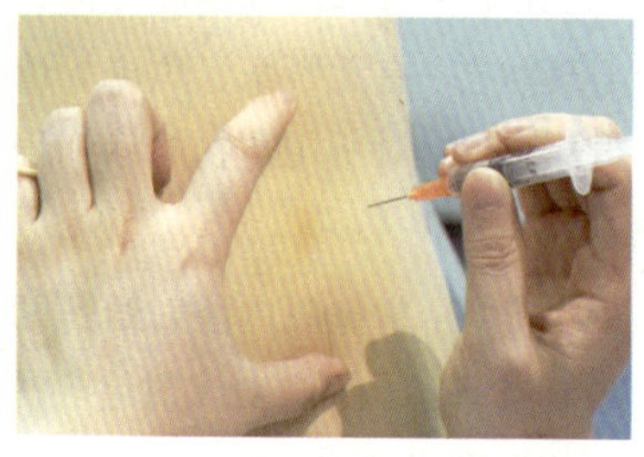

图3-21　肌内注射（垂直进针）

②针梗进入约2/3。消瘦患者要提起注射部位的皮肤，以免注射过深，不可将针梗全部刺入，以防断针，增加处理的难度。

③松开绷紧皮肤的手，抽动活塞（图3-22），如有回血，应立即拔针重新注射；如无回血，则缓慢、匀速推注药液（图3-23），以减轻疼痛。

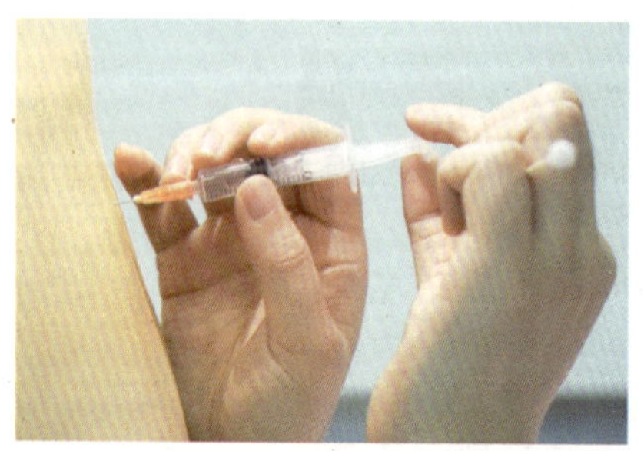

图3-22　肌内注射（抽取回血）

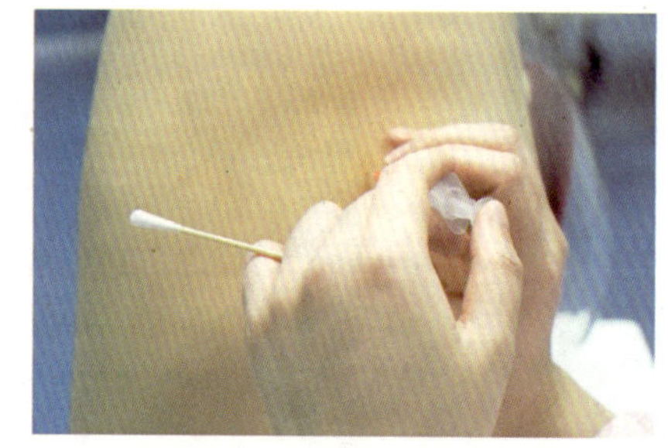

图3-23　肌内注射（推注药液）

（7）拔针按压。注射完毕，用无菌干棉签轻压针刺处，快速拔针后按压片刻（图3-24），压迫至不出血为止。

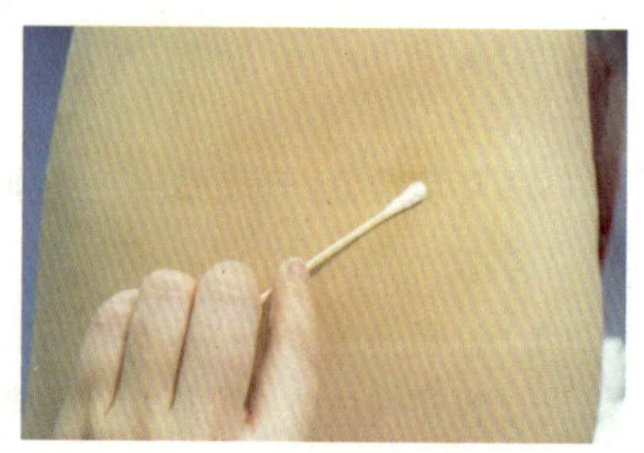

图3-24　肌内注射（快速拔针按压）

（8）核对交代。拔针后进行操作后核对，向患者交代注意事项。

（9）操作后处理。

①协助患者取舒适卧位，整理床单元。

②严格按消毒隔离原则处理用物。

③七步洗手法洗手。

④记录注射时间，药物名称、浓度、剂量，患者的反应。

4.评价

（1）严格遵守查对制度，无菌观念强。

（2）操作熟练准确、做到无痛注射。

（3）沟通恰当，指导正确，注重人文关怀。

病例会诊

肌内注射案例分析

王女士，45岁，农民，主因低热、盗汗、咳嗽1月余，近日咳嗽加重来院就诊。门诊以“肺结核”收治入院，查体：体温37.8 ℃，P86次/分，R17次/分，BP126/82 mmHg，消瘦。医嘱：链霉素0.75g，肌内注射。链霉素已做皮试，结果为阴性。

请思考：应该如何按照护理程序执行给药医嘱？

知识拓展

区区一枚肌注针，后果竟会如此严重？！

案例1：尼科劳综合征

案例介绍：患儿，男，15岁。10天前因恶心、呕吐在某诊所就诊，肌注了20 mg盐酸双环胺（止痉挛药），注射时注射部位有剧烈疼痛，注射后数小时，局部出现肿胀和紫癜。肌注2周内，肿胀持续，紫癜加剧，局部变为黑色。在此期间，疼痛加剧，伴有皮肤麻木和偶尔刺痛感，无发热、寒战等，未再出现恶心、呕吐等症状（图3-25）。

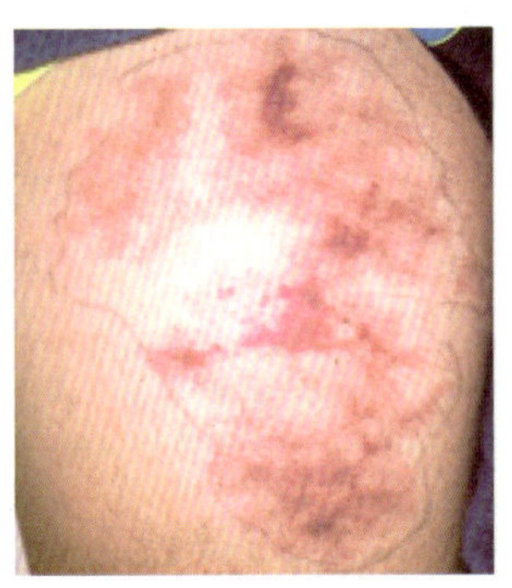

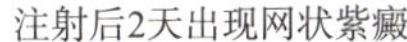

注射后2天出现网状紫癜

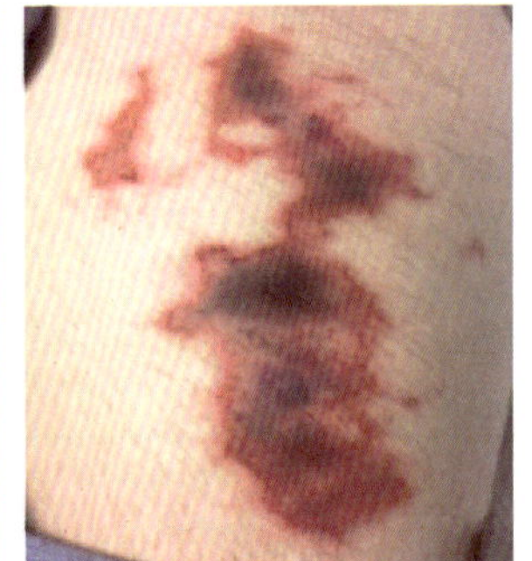

注射后13天紫癜加重

图3-25 尼科劳综合征

案例2：肌注苯巴比妥致皮下硬结

案例介绍：患儿，1月余，肌注苯巴比妥10 mg/kg，5 h后注射部位渗出（水疱），皮下硬结如大枣样。给予局部抽液，硫酸镁、多磺酸黏多糖乳膏外敷综合对症治疗。一天后复诊，局部渗出明显减少，创面趋于干燥，皮下硬结缩小。再一天复诊，皮下硬结缩小如樱桃，创面趋于结痂（图3-26）。

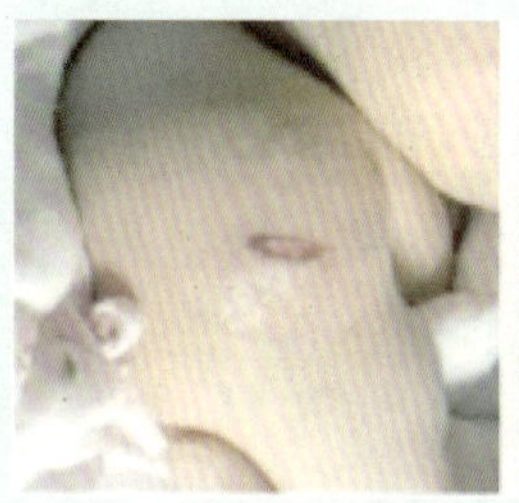
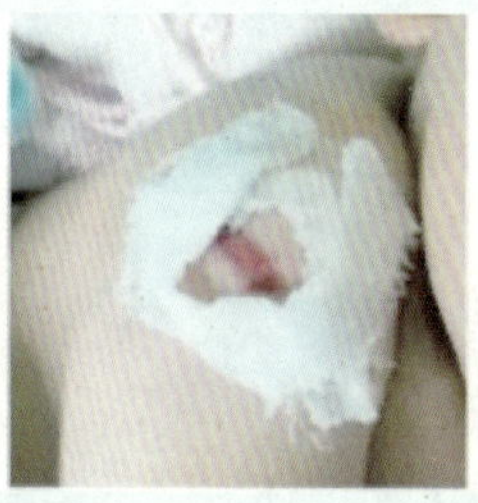
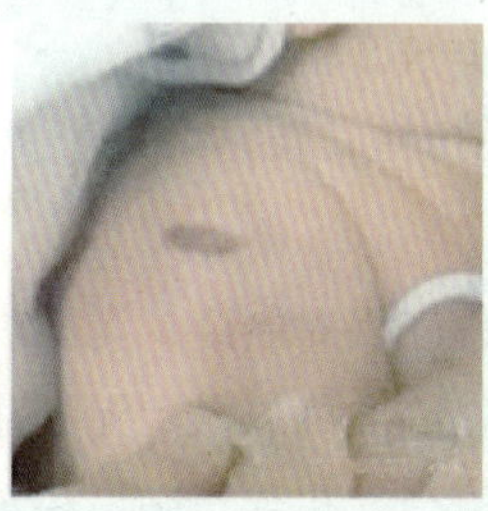

图 3-26　肌注苯巴比妥致皮下硬结

案例 3：黄体酮肌注致人工性脂膜炎

案例介绍：患者，女，42 岁。患者 15 d前行辅助受孕，予黄体酮肌注 40 mg/d（10 mg/mL），共 15 d，其间双侧臀部注射部位周围出现局部红肿、硬结，逐渐加重，有轻度压痛。就诊时双侧臀部各见一 6 cm×4 cm大小红色斑块，边界不清，表面无破溃，皮温正常，质硬，有轻度压痛。予停止肌注黄体酮，清热散结胶囊 5 粒，一日 3 次口服，局部按摩、热敷等治疗（图 3-27）。

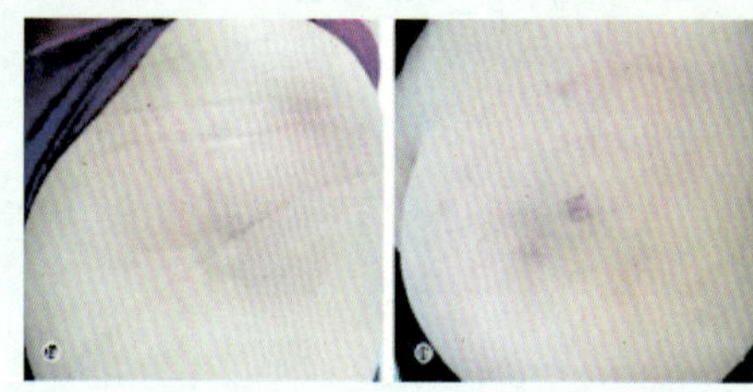

图 3-27　黄体酮肌注致人工性脂膜炎

（资料来源：微信公众号——护理公开课）

创新园地

根据兴趣分组，每组 8~10 人，通过查阅、收集肌内注射相关的资料，如自动回缩式注射器、留置气泡法等，对现有的产品进行改良（或发明新的操作物品），使操作更方便，减少药物浪费，避免针刺伤。通过反复使用与讨论，说出现有产品的缺点，并提出改良计划（表 3-12）。

表 3-12　肌内注射产品创新研究

<table>
<tr><td>专业</td><td colspan="2"></td><td>班级</td><td></td><td>指导教师</td><td></td></tr>
<tr><td rowspan="5">项目成员
（姓名）</td><td></td><td></td><td></td><td></td><td></td><td></td></tr>
<tr><td></td><td></td><td></td><td></td><td></td><td></td></tr>
<tr><td></td><td></td><td></td><td></td><td></td><td></td></tr>
<tr><td></td><td></td><td></td><td></td><td></td><td></td></tr>
<tr><td></td><td></td><td></td><td></td><td></td><td></td></tr>
</table>

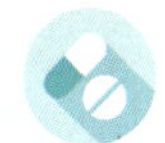

续表

产品设计背景	
产品优缺点对比	
产品设计原理	
产品设计创新点	
产品实施计划	
产品测试报告	
总结	

考核标准

肌内注射法操作流程考核标准见表3-13。

表3-13 肌内注射法操作流程考核标准（满分100分）

班级　　　　　　姓名　　　　　　学号　　　　　　成绩

项目	操作标准	分值	扣分标准	扣分	自评	互评	教师评价
素质要求（2分）	1.报告姓名、操作项目，语言流畅，仪表大方，轻盈矫健	1	紧张、不自然，语言不流畅	1			
	2.衣、帽、鞋整洁，着装符合要求	1	衣、帽、鞋不整洁	1			

续表

项目	操作标准	分值	扣分标准	扣分	自评	互评	教师评价
评估要求（13分）	1.环境评估：整洁、安静、宽敞、明亮、温湿度适宜，必要时使用屏风或围帘遮挡	2	未评估	2			
			评估不全	1			
	2.患者评估： （1）确认医嘱； （2）辨识患者； （3）评估患者病情、合作程度、注射部位组织状况	3	未确认医嘱	1			
			未辨识患者	1			
			评估不全，缺1项	1			
	3.护士评估： （1）七步洗手法洗手，戴口罩； （2）了解肌内注射的目的	3	未洗手或洗手不规范	1			
			未戴口罩	1			
			不清楚肌内注射的目的	1			
	4.用物评估： （1）治疗车上层包括注射盘内备皮肤消毒液、无菌棉签、砂轮、弯盘，注射盘外备注射卡、手消毒液。无菌容器内置无菌治疗巾（无菌纱布垫）； （2）治疗车下层包括生活垃圾桶、医用垃圾桶、锐器回收盒	5	未检查无菌容器的灭菌时间、灭菌效果	2			
			未检查注射器的有效期	2			
			物品准备不全，缺项	1			
实施步骤（75分）	1.核对注射卡和药物，检查药物	3	未核对药物与注射卡	2			
			未检查药物	1			
	2.将安瓿尖端药液弹至体部，用消毒砂轮锯痕迹（如为易折型，则消毒后直接折断）	2	未将安瓿尖端药液弹至体部	1			
			锯安瓿方法不正确	1			
	3.用安尔碘棉签消毒安瓿颈部，擦去玻璃细屑，折断安瓿	2	未消毒安瓿颈部	1			
			未擦去玻璃细屑	1			
	4.检查一次性注射器，用正确方法取注射器及针头，并要衔接紧密	6	未检查	3			
			针头污染	2			
			注射器、针头衔接不好	1			
	5.用正确方法抽吸药液	8	针栓进入安瓿内	2			
			活塞体污染	2			
			药液未吸尽	2			
			漏药	2			

续表

项目	操作标准	分值	扣分标准	扣分	自评	互评	教师评价
实施步骤（75分）	6.抽毕，排气，放入无菌容器内。两人核对无误	4	排气不固定针栓	1			
			针头污染	1			
			浪费药液	1			
			未核对	1			
	7.将用物携至患者床旁，辨识患者并解释，取得合作	3	未核对患者	2			
			解释不合理、不自然	1			
	8.协助患者取侧卧位（上腿伸直，下腿稍弯曲），嘱患者肌肉放松。也可取俯卧位，足尖相对、足跟分开（口述）	3	未协助患者取正确卧位	1			
			指导沟通不到位	1			
			未口述俯卧位	1			
	9.取合适注射部位，避开硬结等。口述臀大肌注射2种定位法（连线法、十字法）（边口述边指点）	8	口述不正确	2			
			未检查有无硬结等	2			
			各线标志点错1处	2			
			定位不准确	2			
	10.卫生手消毒，安尔碘消毒皮肤2遍，待干，核对	8	未消毒手	2			
			消毒范围小于5 cm	2			
			有空白区	1			
			皮肤消毒未干	1			
			未核对	2			
	11.取无菌干棉签，夹于左手小指与无名指间。排尽注射器内的空气	5	未夹干棉签	1			
			排气方法不正确	1			
			未排尽空气	1			
			排气未固定针栓	1			
			浪费药液	1			
	12.左手拇指与食指绷紧皮肤	4	左手拇指与食指污染消毒皮肤	2			
			未绷紧皮肤	2			
	13.右手持注射器，以中指或无名指固定针栓，迅速垂直刺入肌肉内，针梗进入约2/3。与患者交流，掌握无痛注射	6	未固定针栓	2			
			进针角度不正确	2			
			深度不适宜	1			
			污染针头	1			
	14.松开左手，抽动活塞	1	未抽动活塞	1			

续表

项目	操作标准	分值	扣分标准	扣分	自评	互评	教师评价
实施步骤（75分）	15.未见回血，固定针头，缓慢注入药物	2	未固定针头	1			
			注药速度快	1			
	16.注射毕，以干棉签轻压针刺处，迅速拔针后按压片刻。核对安瓿和注射卡。观察患者反应	4	拔针慢	1			
			未用干棉签按压	1			
			未核对	1			
			未观察患者反应	1			
	17.协助患者取舒适卧位，整理床单元，分类整理用物。洗手后放回保留物品并做好记录	6	未协助患者取舒适卧位	1			
			注射器、针头未分类放置	1			
			未整理床单元	1			
			未分类清理用物	1			
			未放回保留物品	1			
			未洗手，未记录	1			
评价质量（10分）	1.无菌观念强，操作熟练准确、做到无痛注射	3	污染1次	2			
			顺序颠倒	1			
	2.沟通恰当，指导正确	4	沟通不恰当	2			
			指导不到位	2			
	3.完成时间8 min（从核对注射卡开始至记录完毕）	3	每超过1 min	1			
总分							

评价反思

肌内注射操作评价与反思见表3-14。

表3-14 肌内注射操作评价与反思

小组成员操作观察与记录

续表

自我操作反思

课后练习

肌内注射法课后练习见表 3-15。

表 3-15 肌内注射法课后练习

课程名称	临床护理技能实训	专业		码上刷题
学习任务	模块三 治疗护理	班级		
学习内容	肌内注射法	姓名		
1.肌内注射操作的目的是什么?				
2.臀大肌注射定位方法有几种?分别是如何进行定位的?				
3.2 岁以下的婴幼儿为什么不能进行臀大肌注射?针对这种患者可选择哪种注射部位?				

（赵丹）

任务二 静脉输液与留置针静脉输液

一、静脉输液

思政导学

“时间竞速者”——甘秀妮

她潜心为学、追求卓越，在修德进业的职业生涯中“大步流星”；她敬佑生命、舍生忘死，年逾半百却跑出了“12天、3 000公里”的“重庆速度”；她初心如磐、大爱无疆，在与病毒较量的最前线“马不停蹄”，她就是细微之处见风范、毫厘之优定乾坤的“时间竞速者”——甘秀妮。

甘秀妮是重庆医科大学附属第二医院护理部主任，也是重庆市新冠肺炎医疗救治专家组唯一的护理专家顾问，她崇尚“生命至上”，连续12天、先后10余次、辗转3 000多公里，多次深入重庆市4家定点救治医院开展新冠肺炎护理工作、防控流程、人员培训等进行巡回指导。

2020年2月17日，万州片区某新冠肺炎危重患者生命垂危，凌晨2时，甘秀妮火速调集人员、紧急调用ECMO设备、风驰电掣赶赴现场、争分夺秒开展救治，虽然起雾的护目镜模糊双眼，厚重防护服妨碍操作，星夜兼程带来身体挑战，但生命重于泰山，勇者无畏挑战！经过连续数小时的奋战，终于把患者从死神手中抢了回来。这也是重庆运用ECMO技术成功救治新冠肺炎危重患者的首例。

（资料来源：中工网）

解析：“我们跑得快一点，与病毒较量的胜算就大一点。”这是甘秀妮与时间赛跑的战“疫”日常，更是她“敬佑生命、救死扶伤、甘于奉献、大爱无疆”崇高职业精神的写照。

教学目标

【知识目标】

1. 能够说出静脉输液的目的，识别静脉输液的常用溶液种类及作用。
2. 能够解释静脉输液的原理、输液溶液不滴的原因、常见输液反应的原因。
3. 能够说出周围静脉输液法的操作方法及注意事项。

【技能目标】

1. 能根据患者的情况，正确合理地选择穿刺部位，按正确的步骤完成静脉输液的技术操作，正确计算输液的速度和时间。
2. 能识别常见的输液故障并用正确的方法进行排除，识别常见的输液反应并作出恰当的处理。

【素质目标】

培养学生爱伤观念，有意识地保护患者的静脉。

【思政目标】

培养学生认真的工作态度，做到以人为本，学会换位思考，增加职业认同感。

任务导入

小张是某三甲医院急诊病房的护士，今天上白班。此时正值炎炎夏日，一位在室外工作，出现头晕、头痛、眼花、恶心、呕吐，随后晕倒在地的患者，被亲友送至病室。如果你是小张，应该做哪些准备工作?

任务分组

静脉输液任务分组见表 3-16。

表 3-16 静脉输液任务分组

<table>
<tr><td>班级</td><td colspan="2"></td><td colspan="2">组号</td><td colspan="2"></td><td>指导教师</td><td></td></tr>
<tr><td>组长</td><td colspan="4"></td><td colspan="2">学号</td><td colspan="2"></td></tr>
<tr><td rowspan="5">组员</td><td colspan="2">姓名</td><td colspan="2">学号</td><td colspan="2">姓名</td><td colspan="2">学号</td></tr>
<tr><td colspan="2"></td><td colspan="2"></td><td colspan="2"></td><td colspan="2"></td></tr>
<tr><td colspan="2"></td><td colspan="2"></td><td colspan="2"></td><td colspan="2"></td></tr>
<tr><td colspan="2"></td><td colspan="2"></td><td colspan="2"></td><td colspan="2"></td></tr>
<tr><td colspan="2"></td><td colspan="2"></td><td colspan="2"></td><td colspan="2"></td></tr>
<tr><td>任务分工</td><td colspan="8"></td></tr>
</table>

任务分析

（一）静脉输液定义

静脉输液与留置针静脉输液理论部分

静脉输液（intravenous infusion）是将大量无菌溶液或药物直接输入静脉的治疗方法。

（二）原理

静脉输液是利用大气压和液体静压形成的输液系统内压高于人体静脉压的原理将液体输入静脉内。

（三）静脉输液的常用溶液及作用

静脉输液的常用溶液及其作用和适用对象见表 3-17。

表 3-17　静脉输液的常用溶液及其作用和适用对象

种类	分类	常用溶液	作用	适用对象
晶体溶液	葡萄糖溶液	5%葡萄糖溶液、10%葡萄糖溶液	补充水分及热量，减少蛋白质消耗，防止酮体产生，促进钠（钾）离子进入细胞内	脱水、酸碱平衡失调患者，如腹泻、剧烈呕吐、大手术后的患者
	等渗电解质溶液	0.9%氯化钠溶液、复方氯化钠溶液（林格氏等渗溶液）、5%葡萄糖氯化钠溶液	补充水分和电解质，维持体液和渗透压平衡	
	碱性溶液	5%碳酸氢钠溶液、1.4%碳酸氢钠溶液、11.2%乳酸钠溶液、1.84%乳酸钠溶液	纠正酸中毒，调节酸碱平衡	
	高渗溶液	20%甘露醇、25%山梨醇、25%~50%葡萄糖溶液	利尿脱水，提高血浆渗透压，回收组织水分进入血管，消除水肿，降低颅内压	颅内压增高，如脑出血、脑外伤等患者
胶体溶液	右旋糖酐溶液	中分子右旋糖酐	提高血浆胶体渗透压，扩充血容量	严重烧伤、大出血、休克等患者
		低分子右旋糖酐	降低血液黏稠度，改善组织灌注量，防止血栓形成	
	代血浆	羟乙基淀粉 40 氯化钠注射液（706 代血浆）、明胶多肽注射液、聚乙烯吡咯酮	降低血液黏稠度，改善组织灌注量，防止血栓形成	
	血液制品	5%白蛋白、血浆蛋白	提高胶体渗透压，扩容，补充蛋白质和抗体，促进组织修复，提高机体免疫力	
静脉高营养液		复方氨基酸、脂肪乳	补充机体所需营养，促进组织修复，提高机体免疫力	慢性消耗性疾病、胃肠道吸收障碍及不能经口进食（如昏迷、口腔疾病）的患者

（四）静脉输液的原则

输入溶液的种类和量应根据患者体内水、电解质及酸碱平衡紊乱的程度来确定，并根据患者的病情变化及时做出相应的调整。通常遵循以下 4 个原则：先晶后胶；先盐后糖；宁酸勿碱；谨慎补钾。

在给患者补钾过程中，应遵循“四不宜”原则。

（1）不宜过浓，浓度不超过 40 mmol/L。

（2）不宜过快，不超过 20~40 mmol/h。

（3）不宜过多，限制补钾总量。依据血清钾水平，补钾量为 60~80 mmol/d，以每克氯化钾相当于 13.4 mmol 钾计算，需补充氯化钾 4.5~6 g/d。

（4）不宜过早，见尿后补钾。一般尿量超过 40 mL/h 或 500 mL/d 方可补钾。

（五）常用输液部位及选择原则

1. 常用输液部位

常用输液部位见表 3-18。

表 3-18 常用输液部位

名称	具体部位	适用对象
周围浅静脉	上肢：肘正中静脉、头静脉、贵要静脉、手背静脉网 下肢：大隐静脉、小隐静脉和足背静脉网	成人
头皮静脉	颞浅静脉、额静脉、枕静脉和耳后静脉	小儿
中心静脉	锁骨下静脉和颈外静脉	长期持续输液或需要静脉高营养的患者

2. 输液部位的选择原则

（1）手背静脉网是成年人输液时的首选部位，头皮静脉常用于小儿的静脉输液，下肢的浅静脉不作为静脉输液时的首选部位。

（2）因为老年人和儿童的血管脆性较大，应尽量避开易活动或凸起的静脉，如手背静脉。

（3）穿刺部位应避开皮肤表面有感染、渗出的部位。

（4）禁止使用血管透析的端口或瘘管的端口进行输液。

（5）如果患者需要长期输液，应从远心端静脉开始，逐渐向近心端使用，做到有计划地更换输液部位，以保护静脉。

（六）周围静脉输液法

周围静脉输液法分为密闭式静脉输液法和开放式静脉输液法。

（1）密闭式静脉输液法是将无菌输液器插入原装密闭输液瓶（或袋）中进行输液的方法，因污染机会少，在临床应用广泛。

（2）开放式静脉输液法是将溶液倒入开放式输液吊瓶内进行输液的方法。可灵活更换液体种类和数量，并随时添加药物，但药液易被污染，故临床应用较少。

（七）输液速度及时间的计算

输液器每毫升溶液的滴数被称为该输液器的点滴系数（gtt/mL）。目前常用静脉输液器的点滴系数有10、15、20三种。静脉点滴的速度和时间可按下列公式计算。

（1）已知每分钟滴数与输液总量，计算输液所需用的时间。

$$输液时间（h）=\frac{液体总量（mL）\times 点滴系数}{每分钟滴数 \times 60（min）}$$

例如：患者需输入2 000 mL液体，每分钟滴数为50滴，所用输液器的点滴系数为15，请问需用多长时间输完？

$$输液时间（h）=\frac{2000 \times 15}{50 \times 60}=10h$$

（2）已知输入液体总量与计划所用的输液时间，计算每分钟滴数。

$$每分钟滴数=\frac{液体总量（mL）\times 点滴系数}{输液时间（min）}$$

例如：某患者需输液体1 500 mL，计划10h输完。已知所用输液器的点滴系数为20，求每分钟滴数。

$$每分钟滴数=\frac{1500 \times 20}{10 \times 60}=50（滴）$$

（八）常见输液故障及处理方法

1.溶液不滴

（1）针头滑出血管外：液体注入皮下组织，可见局部肿胀并有疼痛。处理：将针头拔出，选择血管重新穿刺。

（2）针头斜面紧贴血管壁：妨碍液体顺利滴入血管。处理：调整针头位置或适当变换体位，直到点滴通畅为止。

（3）针头阻塞：一只手捏住滴管下端输液管，另一只手轻轻挤压靠近针头端的输液管，若感觉为阻力，松手又无回血，则表示针头可能已阻塞。处理：更换针头，重新选择静脉穿刺。切记强行挤压导管或用溶液冲注针头，以免凝血块进入静脉造成栓塞。

（4）压力过低：由于输液瓶（袋）位置过低或患者肢体抬举过高或患者周围循环不良所致。处理：适当抬高输液瓶（袋）或放低肢体位置。

（5）静脉痉挛：由于穿刺肢体暴露在冷的环境中时间过长或输入的液体温度过低所致。处理：局部进行热敷。

2.茂菲滴管液面过高

当茂菲滴管液面过高时，可以将输液瓶（袋）从输液架上取下，倾斜液体面，使输液管插入瓶（袋）内的针头露出液面上（图3-28）。必要时，可用手挤压输液管上端，瓶（袋）内空气即进入输液管内，使液体缓缓流下，直至露出液面，再挂于输液架上，继续进行输液。

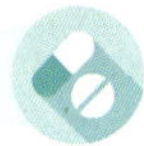

3. 茂菲滴管内液面过低

当茂菲滴管内液面过低时，可用左手捏紧茂菲滴管下端的输液管，右手轻轻挤压茂菲滴管上端的输液管（图 3–29），待液体进入茂菲滴管内后，松开左手即可。

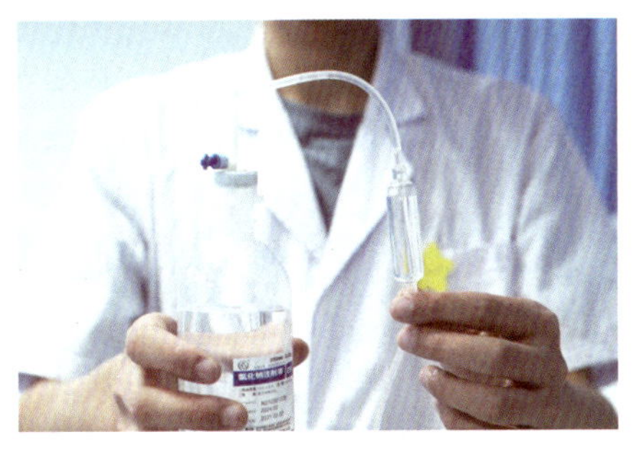

图 3-28 茂菲滴管液面过高的处理方法

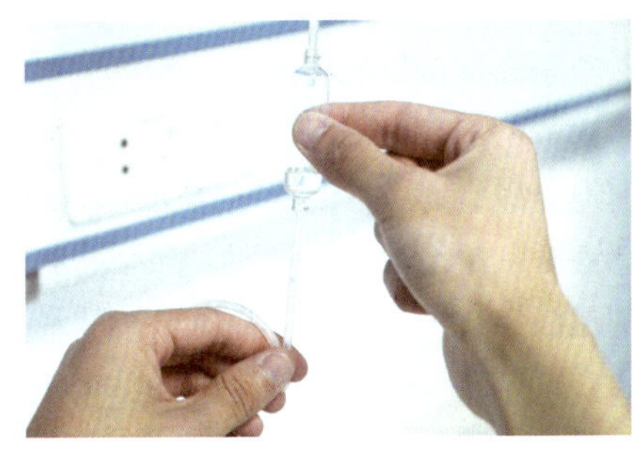

图 3-29 茂菲滴管液面过低的处理方法

4. 茂菲滴管内液面自行下降

当茂菲滴管内的液面自行下降时，应检查滴管上端输液管与滴管的衔接是否松动、滴管有无漏气或裂隙，必要时更换输液器。

（九）常见输液反应及护理

1. 发热反应

（1）原因：因输入致热物质引起。多由于用物清洁灭菌不彻底，输入的溶液或药物制品不纯、消毒保存不良，输液器消毒不严或被污染，输液过程中未能严格执行无菌操作所致。

（2）临床表现：多发生于输液后数分钟至 1 h。患者表现为发冷、寒战、发热。轻者体温在 38 ℃左右，停止输液后数小时内可自行恢复正常；严重者初起寒战，继之高热，体温可达 40 ℃以上，并伴有头痛、恶心、呕吐、脉速等全身症状。

（3）预防：①输液前认真检查药液的质量，输液用具的包装及灭菌日期、有效期；②严格无菌操作。

（4）护理：①发热反应轻者，应立即减慢点滴速度或停止输液，并及时通知医生；②严重者，应立即停止输液，并保留剩余溶液和输液器，必要时送检验科做细菌培养，以查找发热反应的原因；③对高热患者，应给予物理降温，严密观察生命体征的变化，必要时遵医嘱给抗过敏药物或激素治疗。

2. 循环负荷过重反应

循环负荷过重反应也称为急性肺水肿。

（1）原因：①由于输液速度过快，短时间内输入过多液体，使循环血容量急剧增加，心脏负荷过重引起；②患者原有心肺功能不良，尤多见于急性左心功能不全者。

（2）临床表现：患者突然出现呼吸困难、胸闷、咳嗽、咯粉红色泡沫样痰，严重时痰液可从鼻腔涌出。听诊肺部布满湿啰音，心率快且节律不齐。

（3）预防：输液过程中，密切观察患者情况，注意控制输液的速度和输液量，尤其是对老年人、儿童及心肺功能不全的患者。

（4）护理。

①出现上述表现，应立即停止输液并迅速通知医生，进行紧急处理。如果病情允许，可协助患者取端坐位，双腿下垂，以减少下肢静脉回流，减轻心脏负担。同时，安慰患者以减轻其紧张心理。

②给予高流量氧气吸入，一般氧流量为 6~8 L/min，以提高肺泡内压力，减少肺泡内毛细血管渗出液的产生。同时，湿化瓶内加入 20%~30% 的乙醇溶液，以减低肺泡内泡沫表面的张力，使泡沫破裂消散，改善气体交换，减轻缺氧症状。

③遵医嘱给予镇静、平喘、强心、利尿和扩血管药物，以稳定患者紧张情绪，扩张周围血管，加速液体排出，减少回心血量，减轻心脏负荷。

④必要时进行四肢轮扎。用橡胶止血带或血压计袖带适当加压四肢以阻断静脉血流，可有效地减少回心血量。但加压时要确保动脉血仍可通过，且须每 5~10 min轮流放松一个肢体上的止血带，待症状缓解后，逐渐解除止血带。

⑤此外，静脉放血 200~300 mL，也是一种有效减少回心血量的最直接的方法，但应慎用，贫血者禁忌采用。

3.静脉炎

（1）原因：长期输注高浓度、刺激性较强的药液，或静脉内放置刺激性较强的塑料导管时间过长，引起局部静脉壁发生化学炎性反应；也可由于在输液过程中未能严格执行无菌操作，导致局部静脉感染。

（2）临床表现：沿静脉走向出现条索状红线，局部组织发红、肿胀、灼热、疼痛，有时伴有畏寒、发热等全身症状。

（3）预防：①严格执行无菌技术操作；②对血管壁有刺激性的药物应充分稀释后再应用，适当放慢点滴速度，并防止药液漏出血管外；③有计划地更换输液部位，以保护静脉。

（4）护理：①停止该部位的静脉输液，并将患肢抬高、制动。局部用 50% 硫酸镁或 95% 乙醇溶液进行湿热敷。每日 2 次，每次 20 min。②超短波理疗，每日 1 次，每次 15~20 min。③中药治疗，将如意黄金散加醋调成糊状，局部外敷，每日 2 次。④合并感染者，遵医嘱给予抗生素治疗。

4.空气栓塞

（1）原因：①输液导管内空气未排尽；导管连接不紧，有漏气；②拔出较粗的、近胸腔的深静脉导管后，穿刺点封闭不严密；③加压输液、输血时无人守护；液体输完未及时更换药液或拔针。

（2）临床表现：患者感到胸部异常不适或有胸骨后疼痛，随即发生呼吸困难和严重的发绀，并伴有濒死感。听诊心前区可闻及响亮的、持续的“水泡声”。心电图呈现心肌缺血和急性肺心病的改变。如空气量少，对机体损伤较小；如空气量大，可引起机体严重缺氧而立即死亡。

（3）预防：①输液前认真检查输液器的质量，排尽输液导管内的空气。②输液过程中加强巡视，及时添加药液或更换输液瓶。输液完毕及时拔针。加压输液时应安排专人在旁守护。③拔出较粗的、近胸腔的深静脉导管后，必须立即严密封闭穿刺点。

（4）护理：①如出现上述临床表现，应立即将患者置于左侧卧位，并保持头低足高位。该体位有助于气体浮向右心室尖部，避免阻塞肺动脉入口。随着心脏的舒缩，空气被血液打成泡沫，可分次小量进入肺动脉内，最后逐渐被吸收。②给予高流量氧气吸入，以提高患者的血氧浓度，纠正缺氧状态。③有条件时可使用中心静脉导管抽出空气。④严密观察患者病情变化，如有异常及时对症处理。

任务实施

【目的】

静脉输液与留置针静脉输液实践部分

（1）补充水分及电解质，预防和纠正电解质及酸碱平衡紊乱。常用于各种原因引起的脱水、酸碱平衡失调患者，如腹泻、剧烈呕吐、大手术后的患者。

（2）增加循环血量，改善微循环，维持血压及微循环灌注量。常用于严重烧伤、大出血、休克等患者。

（3）供给营养物质，促进组织修复，增加体重，维持正氮平衡。常用于慢性消耗性疾病、胃肠道吸收障碍、不能经口进食的患者。

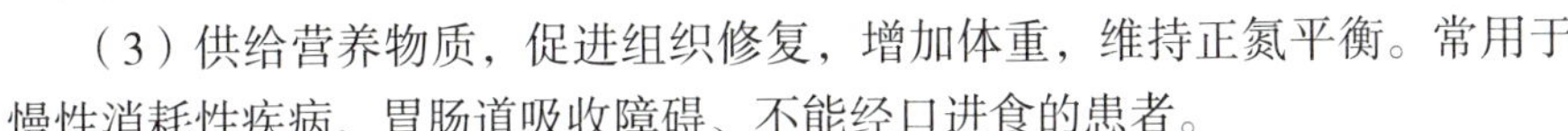

（4）输入药物，治疗疾病。如控制感染、解毒、降低颅内压等。

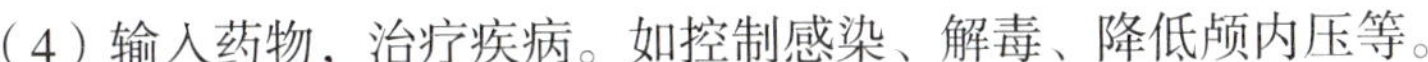

【操作程序】

1.评估

（1）患者年龄、病情、意识状态、心肺功能及治疗目的。

（2）穿刺部位皮肤的完整性：有无疤痕、硬结、炎症。

（3）静脉情况：解剖位置、充盈程度、弹性度。

（4）机体情况：有无偏瘫、血液循环障碍。

（5）患者有无相关药物过敏史。

（6）患者对静脉头皮针及药物作用的认知程度及心理反应，必要时协助患者排尿。

2.计划

（1）护士准备：衣帽整洁，剪指甲，洗手，戴口罩。

（2）用物准备。①治疗车上层：注射盘用物一套、弯盘、液体及药物（按医嘱准备）、加药头、止血带、胶布（或输液敷贴）、小垫枕、一次性治疗巾、瓶套、砂轮、启瓶器一套、输液贴、输液卡、输液记录单、手消毒液。②治疗车下层：锐器收集盒、生活垃圾桶、医用垃圾桶。③其他：输液架，必要时备小夹板、棉垫及绷带、输液泵、流动洗手设备、洗手液、擦手纸或干手器、消毒小毛巾。

（3）环境准备：整洁、宽敞、干燥、安全、温湿度适宜。

3.实施

（1）核对并检查药液。

①核对药液瓶签（药名、浓度、剂量）及给药时间和给药方法。

②检查药液的质量。

（2）加药。

①套上瓶套。

②用开瓶器启开输液瓶铝盖的中心部分；若液体为袋装，则取下袋口处拉环，常规消毒瓶塞。

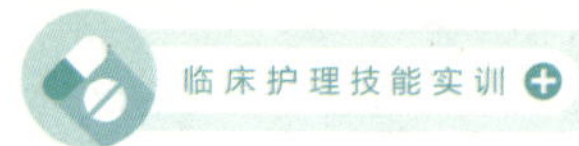

③按医嘱加入药物。

④根据病情需要有计划地安排输液顺序。

（3）填写、粘贴输液贴。根据医嘱（输液卡上的内容），填写输液贴，并将填好的输液贴倒贴于输液瓶上。

（4）插输液器。检查输液器质量，无问题后取出输液器，将输液器的插头插入瓶塞直至插头根部，关闭调节器。

（5）核对。携用物至患者床旁，核对患者床号、姓名、腕带，再次洗手。

（6）排气。

①将输液瓶挂于输液架上。

②倒置茂菲滴管，使输液瓶内的液体流出。当茂菲滴管内的液面达到滴管的 1/2~2/3 时，迅速转正滴管，打开调节器，使液平面缓慢下降直至排尽导管和针头内的空气（图 3-30）。

③将输液管末端放入输液器包装袋内，置于治疗盘中。

（7）选择穿刺部位。将静脉小垫枕置于穿刺肢体下，铺治疗巾，在穿刺点上方 6~8 cm处扎止血带（图 3-31），选择穿刺血管，松开止血带。

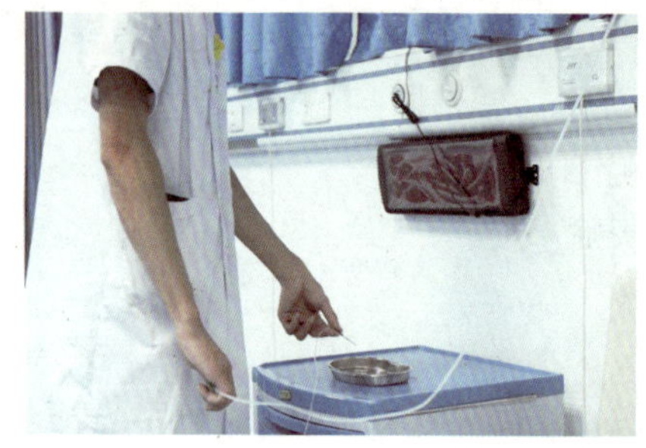

图 3-30　排气手法

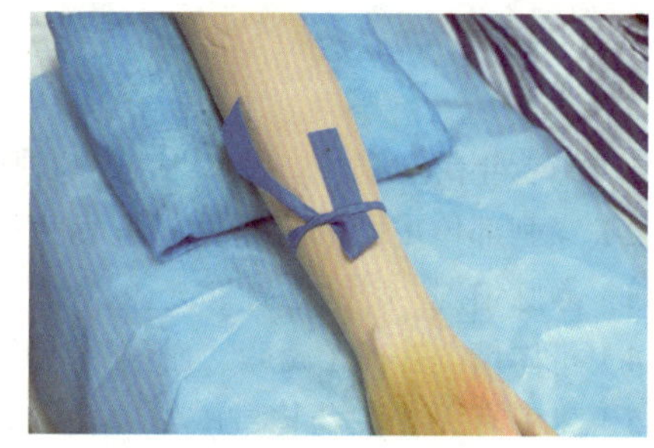

图 3-31　扎止血带

（8）消毒皮肤。按常规消毒穿刺部位的皮肤，直径应大于 5cm，待干，备胶布。

（9）二次核对。核对患者床号、姓名、腕带，所用药物的药名、浓度、剂量及给药时间和给药方法。

（10）静脉穿刺。

①再次扎止血带，再次消毒。

②再次排气。

③穿刺：取下护针帽，绷紧患者皮肤（图 3-32），按静脉注射法穿刺（图 3-33）。见回血后，将针头与皮肤平行再进入少许。

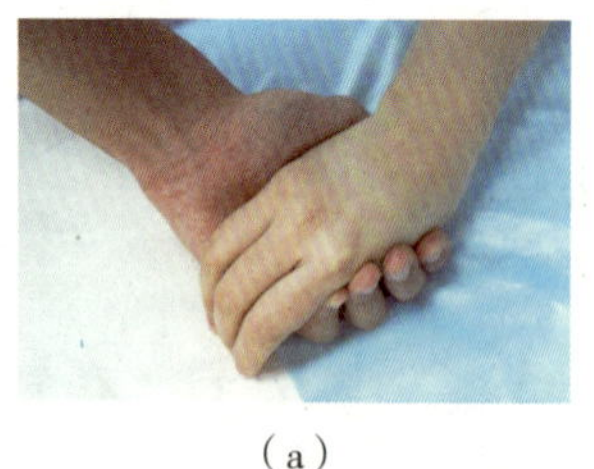

（a）

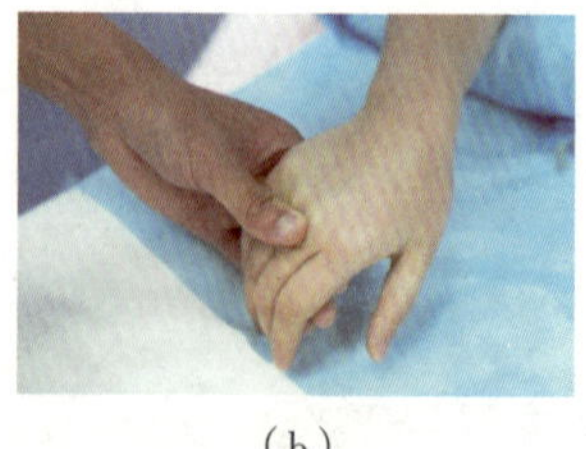

（b）

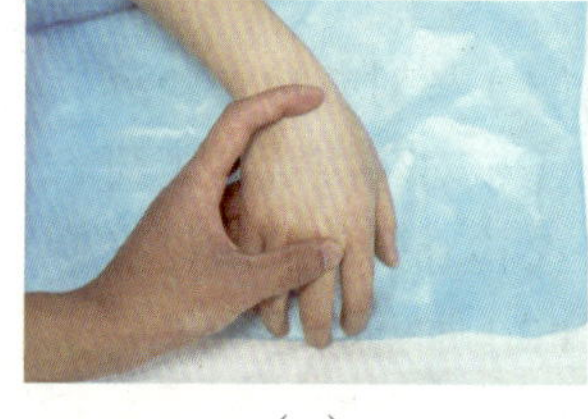

（c）

图 3-32　3 种绷紧皮肤的方法

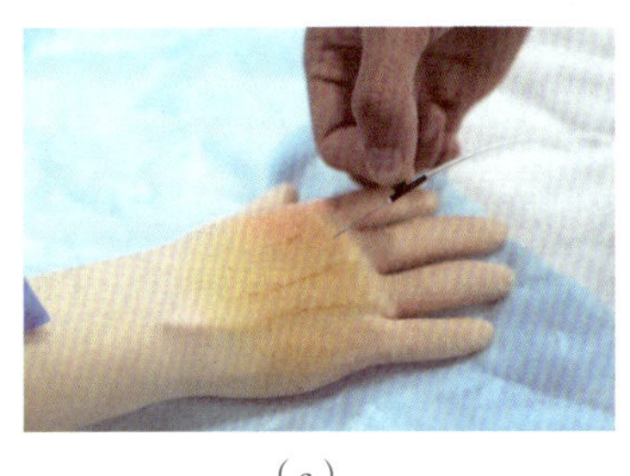

（a）

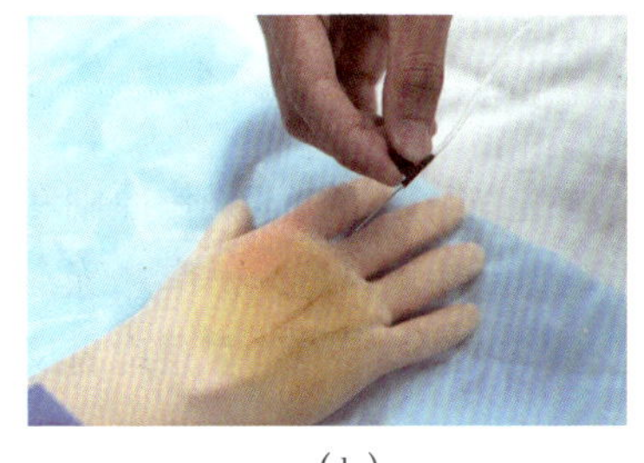

（b）

图 3－33　2 种持针手法

（11）固定。用右手拇指固定好针柄，松开止血带，嘱患者松拳，打开调节器。待液体滴入通畅、患者无不舒适后，用输液敷贴（或胶布）依次固定针柄和针眼部位，最后将针头附近的输液管环绕后固定（图 3－34）。

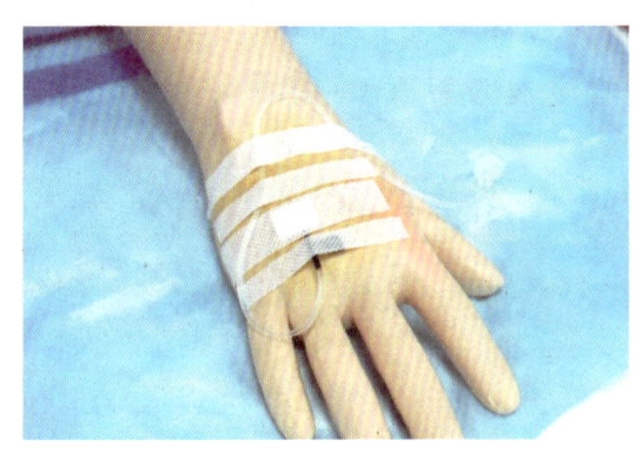

图 3－34　固定输液敷贴

（12）调节滴速。根据患者年龄、病情及药液的性质调节输液滴速。

（13）再次核对。核对患者的床号、姓名、腕带，药物名称、浓度、剂量，给药时间和给药方法。

（14）操作后处理。

①安置卧位：撤去治疗巾，取出止血带和小垫枕，协助患者取舒适卧位。

②将呼叫器放于患者易取处。

③整理用物，洗手。

④记录。

（15）更换液体。

①核对第二瓶液体，确保无误。

②除去第二瓶液体铝盖中心部分，常规消毒。

③确认茂非滴管中液体的高度至少 1/2 时，拔出第一瓶内输液插头，迅速插入第二瓶内。

④检查滴管液面高度是否合适、输液管中有无气泡，待点滴通畅后方可离去。

（16）输液完毕后的处理。

①确认全部液体输入完毕后，关闭输液器，轻揭输液敷贴（或胶布），用无菌干棉签或无菌棉球轻压穿刺点上方，快速拔针，局部按压 1～2 min（至无出血为止）。将头皮针头和输液插头剪至锐器收集盒中。

②协助患者适当活动穿刺肢体，并协助其取舒适卧位。

③整理床单元，清理用物。

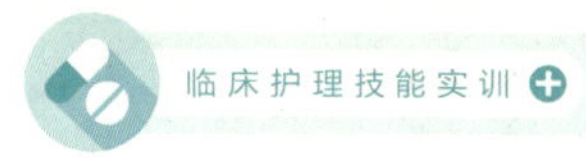

④洗手，做好记录。

4.评价

（1）是否严格遵循无菌技术操作原则和消毒隔离制度。

（2）程序正确，动作规范，操作熟练，完成时间 10 min（从洗手开始至洗手后记录结束）。

（3）沟通恰当，指导正确，观察患者反应，满足其需要。

病例会诊

静脉输液案例分析

患者赵某，男性，58 岁，因“发热 3 天”来院就诊，拟“大叶性肺炎”收住入院，平车推入病房，既往体健，无过敏史，入院时：患者嗜睡，精神萎靡，体温 39 ℃，X胸片示右下肺炎，医嘱予“NS 250 mL＋青霉素，静脉滴注”。

请思考：如何为患者执行输液医嘱?

知识拓展

让中国护理走上国际舞台

她，19 岁开始从事护理工作，从普通的中专生成长为国内护理学领域鲜见的健康保健学博士，担任中华护理学会第 25 届和第 26 届理事长。她，就是李秀华，第 46 届南丁格尔奖章获奖者。

2003 年，SARS（重症急性呼吸综合征）肆虐，时任中日友好医院护理部主任的李秀华带领同事连续奋战 100 多个日夜，精心护理近 200 名 SARS 危急重症患者。她还推行护理部主任查房制度，平均每 3 天 1 次到一线查房，检查指导护理工作。她倡导护理改革，在中日友好医院率先实行护理岗位管理，创造性建立了护理三级质量管理体系，引入护理委员会制度，极大地提高了医院的管理效率。

此前，灾害护理、灾后康复技术一直是我国护理学的短板。2008 年汶川地震发生后，李秀华立即筹备成立灾害护理专业委员会，开展救援医学护理师资培训，使中国的灾害护理从小到大，从应急到主动有序。在与世界最具影响力的国际护理组织中断联系 66 年后，2013 年 4 月 18 日，她带领中华护理学会重返国际舞台，实现了几代中国护理人的梦想。

护士权益也是李秀华一直关注的重点，她大力倡导政府加强护士队伍建设，建议护理人才列入国家紧缺人才培养；积极推进《护士条例》的颁发，并呼吁尽快制定护士法，保障护士的合法权益；申请设立了中华护理学会科技奖，肯定护士在护理学术领域的贡献，鼓励护士进行科技创新。

创新园地

根据兴趣分组，每组 8~10 人，选择一种输液用品进行研究。通过查阅收集资料，对现有的输液用品进行改良（或发明新的输液用品），使之操作更方便，更能保护自己。通过反复讨论，说出现有产品的缺点，提出改良计划（表 3-19）。

表 3-19 输液用品创新研究

<table>
<tr><td>专业</td><td colspan="2"></td><td>班级</td><td colspan="2"></td><td>指导教师</td><td></td></tr>
<tr><td rowspan="5">项目成员
（姓名）</td><td colspan="2"></td><td colspan="2"></td><td colspan="2"></td><td></td></tr>
<tr><td colspan="2"></td><td colspan="2"></td><td colspan="2"></td><td></td></tr>
<tr><td colspan="2"></td><td colspan="2"></td><td colspan="2"></td><td></td></tr>
<tr><td colspan="2"></td><td colspan="2"></td><td colspan="2"></td><td></td></tr>
<tr><td colspan="2"></td><td colspan="2"></td><td colspan="2"></td><td></td></tr>
<tr><td colspan="2">产品设计背景</td><td colspan="6"></td></tr>
<tr><td colspan="2">产品优缺点对比</td><td colspan="6"></td></tr>
<tr><td colspan="2">产品设计原理</td><td colspan="6"></td></tr>
<tr><td colspan="2">产品设计创新点</td><td colspan="6"></td></tr>
<tr><td colspan="2">产品实施计划</td><td colspan="6"></td></tr>
<tr><td colspan="2">产品测试报告</td><td colspan="6"></td></tr>
<tr><td colspan="2">总结</td><td colspan="6"></td></tr>
</table>

考核标准

密闭式周围静脉输液技术流程考核标准见表3-20。

表3-20 密闭式周围静脉输液技术流程考核标准（满分100分）

班级　　　　　　姓名　　　　　　学号　　　　　　成绩

项目	操作标准	分值	扣分标准	扣分	自评	互评	教师评价
素质要求（2分）	1.报告姓名、操作项目，语言流畅，仪表大方，轻盈矫健	1	紧张、不自然，语言不流畅	1			
	2.衣、帽、鞋整洁，着装符合要求	1	衣、帽、鞋不整洁	1			
评估要求（13分）	1.环境评估：病室安静、安全、光线适中，符合无菌技术操作要求	2	未评估	2			
			评估不全，每缺1项	1			
	2.患者评估： （1）患者了解操作目的，愿意配合； （2）患者的病情、治疗情况、意识状态、肢体活动情况； （3）注射部位皮肤及心、肺、肾功能无异常情况； （4）必要时协助患者排便	4	未评估	4			
			评估不全，每缺1项	1			
	3.护士评估： （1）七步洗手法洗手，戴口罩； （2）了解操作项目、目的及应做准备	3	未洗手或洗手不规范	1			
			未戴口罩	1			
			不清楚操作项目及目的	1			
	4.用物评估： （1）治疗车上层包括注射盘内备皮肤常规消毒液、无菌棉签输液器、输液贴（胶布）、输液瓶贴、止血带、一次性治疗巾、小垫枕、瓶套、启瓶器、砂轮、弯盘、液体及药物（遵医嘱备用）、病历夹及输液执行单、输液卡、速干手消毒液； （2）治疗车下层包括生活垃圾桶、医用垃圾桶、锐器回收盒	4	物品每缺1件	1			
			用物摆放不规范，无菌物品和非无菌物品未分开放置	1			
实施步骤（77分）	1.核对输液执行单、输液卡、输液瓶贴，检查药液质量，将瓶贴倒贴于输液瓶（袋）	5	未核对	3			
			未检查药物质量	1			
			核对不全，每缺1项	1			
			未贴瓶贴	1			
			瓶贴位置不合理	1			
	2.套瓶套，开瓶盖，消毒瓶塞及瓶颈	3	未套瓶套	1			
			未消毒	2			
			消毒不规范	1			

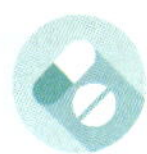

续表

项目	操作标准	分值	扣分标准	扣分	自评	互评	教师评价
实施步骤（77 分）	3.检查输液器质量，打开输液器包装，插入输液管针头，塞好通气管末端	4	未检查输液器	1			
			针头未插至根部	1			
			输液器污染	2			
	4.携用物至患者床旁，认真辨识患者并做好解释及告知	3	未辨识患者	2			
			未做解释及告知	1			
	5.挂输液瓶，排气	8	未旋紧头皮针连接处	2			
			未关闭调节器	2			
			一次排气不成功	2			
			排气浪费药液	1			
			滴管高度不合适	1			
	6.初选血管，常规消毒皮肤，待干，扎止血带，备输液贴（胶布）	5	扎止血带高度不合适	1			
			扎止血带末端向下	1			
			消毒面积过小	1			
			违反无菌操作原则	1			
			未备输液贴	1			
	7.再次核对与排气，关闭调节器，取下护针套	7	未核对	2			
			未排气	2			
			排气浪费	1			
			未检查输液管	1			
			输液管有气泡	2			
	8.左手绷紧皮肤，右手手持针柄，穿刺角度为 15°~30°，见回血后，降低进针角度，使针头沿血管方向潜行送入少许	10	未绷紧皮肤	2			
			角度不正确	4			
			穿刺不成功	4			
	9.固定针柄，松止血带、嘱患者松拳，打开调节器，观察滴入顺畅后，输液贴固定，根据年龄、病情、药物调节滴速	6	每少松 1 项	1			
			输液贴固定不正确	2			
			滴速调节不准确	2			
	10.核对后整理用物，协助患者取舒适卧位，整理床单元，呼叫器放于患者易取处，洗手，记录，挂输液卡	9	未核对	1			
			未整理用物	1			
			未协助患者取舒适卧位	1			
			未整理床单元	1			
			未放置呼叫器或放置位置错误	1			
			未洗手	1			
			未记录	2			
			记录不全	1			
			未挂输液卡	1			

续表

项目	操作标准	分值	扣分标准	扣分	自评	互评	教师评价
实施步骤（77分）	11.巡视观察输液速度，滴管内液面高度，穿刺部位有无肿胀、疼痛，及时用生理盐水冲管更换药液	3	未巡视观察	1			
			未及时用生理盐水冲管	1			
			未及时更换药液	1			
	12.确认药液输入完毕，轻揭输液贴（胶布），关闭调节器，拔出针头后，纵向按压穿刺点及以上的部位	6	未查对确认	2			
			拔针方法不正确	2			
			按压方法不正确	2			
	13.按医用垃圾分类处理用物，协助患者取舒适卧位，整理床单元，洗手后记录	7	垃圾分类错误	2			
			未协助患者取舒适卧位	1			
			未整理床单元	1			
			未洗手	2			
			未记录	1			
评价质量（8分）	1.程序正确，动作规范，操作熟练	2	程序错误，动作不规范	2			
	2.完成时间 10 min（从洗手开始至洗手后记录结束）	3	每超时 1 min	1			
	3.沟通恰当，指导正确，观察患者反应，满足其需要	3	沟通不恰当	1			
			指导不到位	1			
			未及时观察患者反应	1			
总分							

评价反思

静脉输液操作评价与反思见表 3-21。

表 3-21　静脉输液操作评价与反思

小组成员操作观察与记录

续表

自我操作反思

课后练习

静脉输液课后练习见表 3-22。

表 3-22 静脉输液课后练习

课程名称	临床护理技能实训	专业		码上刷题
学习任务	模块三　治疗护理	班级		
学习内容	静脉输液	姓名		
1. 静脉输液的原则有哪些？				
2. 在输液过程中，发现患者溶液不滴，该如何处理？				

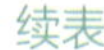

续表

3.患者需输入2 000 mL液体，早晨8时开始输液，调节滴速为50滴/分，所用输液器的点滴系数为15，请问患者什么时间可以输完？

（姜颖）

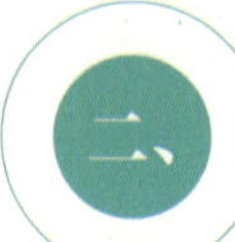

二、留置针静脉输液

思政导学

被“云”守护的“小石榴”

提起“小石榴”这个名字，很多人都不陌生。

由于父母均被确诊为新冠肺炎，2020年2月3日，小石榴一出生，就被转入华中科技大学同济医院新生儿重症病房。虽然爸爸妈妈不在身边，但一群“护士妈妈”每天都在悉心地守护着他，还有许多网友通过央视新闻新媒体平台一同“云”守护小石榴。

“小石榴今天多重啦？”

“喝奶了没有？”

“保温箱里快要装不下他了！”

“云爸”“云妈”们操碎了心，日夜关注着小石榴一点一滴的变化。

小石榴笑了！

睡梦中的小石榴，露出了一个甜甜的笑容，在那个寒冷的冬天，让无数被疫情阴霾笼罩的人看到了春暖花开。

小石榴搬家了！

2月19日，出生16天的小石榴，结束了医学隔离观察，从重症监护室转入了普通病房。这也是小石榴第一次穿衣服，平常“吃了睡、睡了吃”的他，突然就来了精神。

小石榴满月了！

3月3日，小石榴迎来了满月“云派对”，爱他的人，纷纷送上花式祝福，护士们手绘画作庆祝小石榴满月，插画师网友为小石榴宝宝手绘了一张“满月全家福”，一直关注着小石榴的医护人员、记者、热心网友等也都出现在这张全家福中。

小石榴回家了！

3月12日，小石榴出院，终于和康复的爸爸妈妈团聚了。

小石榴半岁了！

转眼间，小石榴半岁了，网友们再次看到了活泼快乐的小石榴。

小石榴的成长，满载着爸爸妈妈、医护人员，还有全国网友的爱。他带着希望出生，带着爱成长。

“你是人间的四月天，笑响点亮了四面风，轻灵在春的光艳中交舞着变……”这也是万千网友想对小石榴说的话：你是爱，是暖，是希望。

在节目中“大姨”董卿也为小石榴，朗读了小故事《世界为谁存在》：“‘世界为谁存在？’兔宝宝问爸爸，他们舒服地窝在暖和的地洞中，外面遍地银白，冷风飕飕。爸爸回答：‘看看你的四周，世界上的冰雪将你隐藏，冰层下面的小绿芽把你喂养，每一天，你都可以迈步蹦跳在冰冷的雪地上，因为，这个银白色的世界，为你存在！’”

看到小石榴的成长，许多网友纷纷留言祝福。

“想起了曾经日日夜夜的守护。”

“愿小宝贝继续茁壮成长。”

在疫情严峻的时刻，小石榴满载着希望成长，他是迸发出的生命力，是阴霾中的一道光。

小石榴的爸爸妈妈曾说，取名“小石榴”，是希望在疫情之下，全国人民都像石榴籽一样，紧紧团结在一起！

如今，再见到小石榴，我们再次感受到那些困境中的善意。小石榴，“云”知道我们有多爱你，爱你探索世界的眼睛，爱你幸福的小表情，所有的希望，因你而生。愿你带着很多很多的爱，健康快乐地长大！

（资料来源：央视新闻）

解析：从“云”监工到“云”养娃，从10天建成一座医院到40多天守护一个婴儿，我们看到的是疫情之下，全国人民像石榴籽一样地紧紧团结在一起，守望相依、共克时艰。也正是凭借着这股劲儿和努力，我国疫情防控工作逐渐迎来了积极向好的态势。这份成果来之不易，我们要继续咬牙坚持下去，直至取得战“疫”的最终胜利。

教学目标

【知识目标】

1. 能够说出留置针静脉输液的目的、作用。
2. 能够说出留置针静脉输液的操作流程、护理要点、注意事项。
3. 能够陈述留置针静脉输液健康教育内容。

【技能目标】

1. 能根据患者的情况，正确选择留置针型号，实施留置针静脉输液操作。
2. 能准确识别留置针静脉输液的常见并发症，并采取恰当的护理措施预防和处理。

【素质目标】

1. 让学生养成科学严谨、一丝不苟的工作态度。

2.培养学生的护理服务意识、爱伤观念和人文关怀等职业素养。

【思政目标】

培养学生认真的工作态度，做到以人为本，学会换位思考，增加职业认同感。

任务导入

小张是小石榴的责任护士，为减轻患儿反复穿刺的痛苦，满足患儿液体治疗所需，确保输液安全，遵医嘱为小石榴置入静脉留置针。如果你是小张，你应该做哪些准备工作？

任务分组

留置针静脉输液任务分组见表3-23。

表3-23　留置针静脉输液任务分组

<table>
<tr><td>班级</td><td colspan="2"></td><td>组号</td><td colspan="2"></td><td>指导教师</td><td></td></tr>
<tr><td>组长</td><td colspan="3"></td><td colspan="2">学号</td><td colspan="2"></td></tr>
<tr><td rowspan="5">组员</td><td colspan="2">姓名</td><td colspan="2">学号</td><td colspan="2">姓名</td><td>学号</td></tr>
<tr><td colspan="2"></td><td colspan="2"></td><td colspan="2"></td><td></td></tr>
<tr><td colspan="2"></td><td colspan="2"></td><td colspan="2"></td><td></td></tr>
<tr><td colspan="2"></td><td colspan="2"></td><td colspan="2"></td><td></td></tr>
<tr><td colspan="2"></td><td colspan="2"></td><td colspan="2"></td><td></td></tr>
<tr><td>任务分工</td><td colspan="7"></td></tr>
</table>

任务分析

（一）留置针概述

1. 概念

留置针，即静脉留置针，又称静脉套管针（图3-35）。其核心的组成部件包括可以留置在血管内的柔软的导管/套管，以及不锈钢的穿刺引导针芯。使用时，将导管和针芯一起穿刺入血管内，当导管全部进入血管后，回撤出针芯，仅将柔软的导管留置在血管内进行输液治疗。

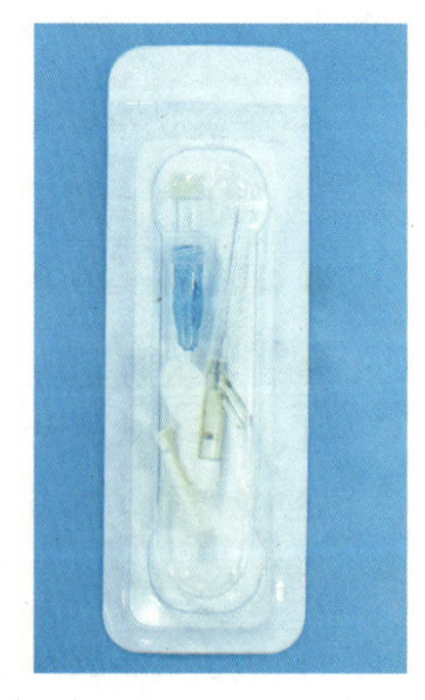

图3-35　留置针

2. 临床应用

（1）临床输液、输血、动脉及静脉取血。特别是危重患者，能随时保持静脉的通道，更方便用药及抢救。

（2）间歇性、连续性或每日静脉输液治疗。用于输液治疗，既可保护血管，减轻患者反复穿刺的痛苦，又可减轻护理人员的工作负担。

3. 使用静脉留置针的禁忌证

（1）连续使用发泡剂治疗。

（2）肠外营养。

（3）pH低于5或高于9的灌注液。

（4）渗透压高于600 mOsm/L的灌注液。

（二）留置针型号选择

1. 留置针型号

留置针型号及临床应用见表3-24。

表3-24 留置针型号及临床应用

名称	国际型号	国内型号	流速	临床应用
留置针Y型	18 G	12#	65 mL/min	快速/大剂量输液，常规手术/输血
留置针Y型	20 G	9#	48 mL/min	常规手术/输血，常规成人输液
留置针Y型	22 G	7#	31 mL/min	常规成人/小儿输液，小而脆静脉
留置针Y型	24 G	5.5#	20 mL/min	小而脆静脉，常规小儿静脉

留置针与头皮针不同型号的颜色见表3-25。

表3-25 不同型号留置针与头皮针的颜色

针类型	颜色				
	黄色	蓝色	粉色	绿色	红色
留置针	24G	22G	20G	18G	16G
头皮针	5#	7#	9#	12#	14#

2. 选择原则

（1）满足治疗需要的情况下尽量选择最细、最短的导管。

（2）所选择的静脉必须能够容纳导管的长度并至少是导管粗细的2倍以上，以保障充分的血流，并满足静脉输液治疗。

（3）应考虑患者的年龄、静脉局部条件、输液的目的和种类、治疗时间。

（4）患者的活动需要。

（三）留置针和头皮针的区别

留置针和头皮针的区别见表3-26。

表 3-26　留置针和头皮针的区别

项目	头皮针	留置针
消毒范围	直径 5 cm	直径 8 cm
选择血管	从小到大	粗直、血流量丰富、弹性好、无静脉瓣
穿刺点	血管一侧	血管的上方直刺
进针角度	5°~15°	15°~30°
进针速度	快	慢
进入血管后	停止进针或进少许	进针少许后退针芯 2~3 mm，送入全部导管
固定	普通胶布	透明敷贴
保留时间	2~4 h	基于输液治疗的要求和专业人员对留置情况的评估，通常成人不超过 3~4 d

（四）留置针的使用方法

1. 密闭式留置针的使用方法

（1）连接留置针与输液器。打开静脉留置针及肝素帽外包装，手持外包装将肝素帽对接在留置针的侧管上，将输液器与肝素帽连接。连接时注意无菌操作。

（2）排气。打开调节器，将套管针内的气体排于弯盘中，关闭调节器，将留置针放回留置针盒内。

（3）选择穿刺部位。将小垫枕置于穿刺肢体下，铺治疗巾，在穿刺点上方 10 cm处扎止血带。

（4）消毒皮肤。按常规消毒穿刺部位的皮肤，消毒直径范围 8~10 cm，待干，备胶布及透明胶布，并在透明胶布上写上日期和时间。

（5）二次核对。二次核对患者的床号、姓名、腕带，药物名称、浓度、剂量，给药时间和给药方法。

（6）静脉穿刺。取下针套，旋转松动外套管（转动针芯），防止套管与针芯粘连，使针芯斜面朝上。右手以拇指和食指夹紧导管针的护翼，再次排气于弯盘中。嘱患者握拳，左手绷紧皮肤，固定静脉，右手持留置针，使针头与皮肤呈 15°~30°角穿刺，见回血后降低角度（放平针翼），再将穿刺针推进 0.2~0.5 cm。左手持Y接口，右手后撤针芯 0.5~1 cm，持针座将针芯与外套管一起送入静脉内。

（7）固定。右手抽出针芯，松止血带，嘱患者松拳，打开调节器，用专用敷贴固定导管针，在敷贴上写上操作者姓名、留置日期和时间，将留置针延长管用胶布固定（注意延长管应高于穿刺部位），取出止血带。

（8）核对后整理用物，协助患者取舒适卧位，整理床单元，呼叫器放于患者易取处，洗手，记录，挂输液卡，在输液卡上记录时间、滴速并签名。根据医嘱和病情调节输液速度。

2. 开放式留置针的使用方法

开放式留置针不带延长管，使用时转动针芯，将针头刺入皮肤，见到回血后降低穿刺角度，将针芯拔出少许，再将外套管送入静脉，一手轻轻按住穿刺的静脉，以减少回血，另一手拔出针芯，将肝素帽连接留置针，用透明敷料覆盖穿刺点，胶布固定输液针。其余步骤与密闭式留置针使用方法相同。

（五）常规护理

1. 封管与护理

（1）目的：将残留的刺激性药液冲入血管，避免刺激局部血管保持静脉通路；避免下次连接输液时软管头端血液凝固，造成堵塞。

（2）正压封管方法：用边推注药液边退针的方法拔出注射针头。

（3）封管液体：一般为等渗盐水 5~10 mL，6~8 h 冲管 1 次；血液高凝状态患者用稀释肝素溶液，即每毫升生理盐水含肝素 10~100 U，用量 2~5 mL，抗凝作用持续 12 h 以上。术后早期或有出血倾向患者不建议用肝素钠溶液。

2. 冲管与护理

（1）目的：用生理盐水将导管内残留的药液冲入血管，避免因刺激局部血管而造成的化学性静脉炎，减少药物之间的配伍禁忌。应用于两种药物输注之间或封管前。

（2）每一次输液前，作为评估导管功能的一个步骤，应该冲洗导管。每一次输液后，应该冲洗导管，以便将输入的药物从导管腔内清除，防止不相容药物之间的接触。若所输药品与 0.9% 氯化钠有配伍禁忌，必须先采用 5% 葡萄糖冲洗，再用 0.9% 氯化钠或肝素钠溶液冲洗。

（3）脉冲式冲管方法：注射器推注，采用“推一下停一下”的脉冲式冲洗方法，使生理盐水在导管内形成小漩涡，有利于把导管内的残留药物冲洗干净。

（4）冲洗液的最少量应为导管和附加装置容量的 2 倍。

3. 留置时间

外周静脉留置针应每 72~96 h 更换 1 次。

（六）常见并发症

1. 渗出/坏死

（1）症状体征：触痛、肿胀，皮肤紧绷、发亮。穿刺部位或末梢温度偏低，无回血或浅粉色回血，穿刺点渗液。

（2）预防：采用柔软材料的留置导管；稳定固定；正确选择穿刺部位并避开关节部位穿刺；使用正确的穿刺技术；严密观察，及早判断；掌握进针速度与角度，避免损伤静脉内膜；理解并掌握封管技术。

2. 静脉炎

（1）定义：静脉壁内膜的炎症。

（2）分类：分为机械性静脉炎、化学性静脉炎、细菌性静脉炎、血栓性静脉炎和拔针后静脉炎。

（3）INS（美国输液护理协会）分级如下。

0 级：没有症状。

1 级：输液部位发红伴有或不伴有疼痛。

2 级：输液部位疼痛伴有发红或红肿。

3 级：包括 2 级、条索状物形成、可触摸到条索状的静脉。

4 级：包括 3 级、可触及的条索状静脉长度大于 1 英寸（约 2.54 cm）、有脓液流出。

（4）预防：选择柔软材质的留置导管，避开关节部位穿刺，稳定固定导管和输液管，减少移动；熟练穿刺技术；充分的血液稀释，减慢输液速度；严格执行无菌操作，定期观察穿刺部位情况。

3. 导管堵塞

（1）定义：血液或药物在静脉导管内形成栓子而造成的堵塞。

（2）预防：间断输液或正压冲管；掌握药物配伍禁忌，两种药物之间应冲生理盐水；定期观察液体输注；避免导管打折，正确选择穿刺点及固定护理是基本要素。

4. 全身并发症

（1）导管栓塞：导管破损并脱落进入循环系统，可移至胸腔，位于肺动脉或右心室。

预防：不可将针芯再次刺入导管内，避免在导管附近使用剪刀或其他利器。

（2）空气栓塞：在输液过程中，以及人为因素下造成的空气进入机体内静脉，直至心脏，引起血液循环障碍的现象。

预防：输液前要排尽空气，输液过程中，值班护士要及时巡视密切观察，即时更换液体，以免空气进入静脉形成栓塞。使用螺旋连接口，加压输液需有人看守，拔出较粗的、近胸腔的深静脉导管后，必须立即严密封闭穿刺点。

（七）注意事项

（1）使用静脉留置针时，必须严格执行无菌技术操作规程。

（2）密切观察患者生命体征的变化及局部情况。每次输液前后，均应检查穿刺部位及静脉走行方向有无红肿，并询问患者有无疼痛与不适。如有异常情况，应及时拔除导管并做相应处理。对仍需输液者应更换肢体另行穿刺。

（3）对使用静脉留置针的肢体应妥善固定，尽量减少肢体的活动，避免被水沾湿。如需要洗脸或洗澡时应用塑料纸将局部包裹好。能下地活动的患者，静脉留置针避免保留于下肢，以免由于重力作用造成回血，堵塞导管。

（4）每次输液前先抽回血，再用无菌的生理盐水冲洗导管。如无回血，冲洗有阻力时，应考虑留置针导管堵管，此时应拔出静脉留置针，切记不能用注射器使劲推注，以免将凝固的血栓推进血管，造成栓塞。

（5）每日接补液时观察留置针处皮肤有无红肿、条索状；通管不畅时，观察有无小血栓阻塞，或有无脱管、折叠；观察固定的胶带、3 M贴膜有无浮起、卷边、松脱，夹板四周皮肤有无破损或压疮，如有异常及时处置；视透明敷贴的污染情况（内有渗液、渗血、出汗、空气等情况），随时更换。

（八）健康教育

（1）保持局部清洁干燥。贴膜有卷曲、松动，贴膜下有汗液时，及时告诉护士更换。

（2）注意穿刺处周围有无发红、疼痛、肿胀，有无渗液、导管堵塞或脱出等情况，若有上诉情况及时告诉医护人员。

（3）使用留置针的肢体可适度活动，避免剧烈运动，勿提重物或长时间下垂。

（4）勿在穿刺侧肢体测血压。

（5）更衣时，不要将导管勾出或拉出。

（6）睡眠时，注意不要压迫穿刺侧手臂。

任务实施

留置针静脉输液

【目的】

（1）减少穿刺次数：对于长期住院需要大量输液的患者，反复进行穿刺会对皮肤和血管造成损伤。而使用静脉留置针可避免反复穿刺血管。

（2）方便给药：静脉留置针可减少药物外漏，还可节约给药时间。

（3）缓解患者紧张感：进行血管穿刺时，患者本身处于紧张状态，如果同时出现血管条件不好导致穿刺失败的情况，就可能会对患者心理和生理上产生一定影响。使用静脉留置针后，不需要每次输液都进行血管穿刺，可缓解患者的紧张情绪。

（4）快速抢救：当急危重症患者需要紧急抢救时，在有静脉留置针的情况下可以立即进行输液治疗，为挽救生命节约时间。

【操作程序】

1.评估

（1）患者年龄、病情、意识状态、心肺功能及治疗目的。

（2）穿刺部位皮肤的完整性：有无疤痕、硬结、炎症。

（3）静脉情况：解剖位置、充盈程度、弹性度。

（4）机体情况：有无偏瘫、血液循环障碍。

（5）患者有无相关药物过敏史。

（6）患者对静脉留置针及药物作用的认知程度及心理反应，必要时协助患者排便。

2.计划

（1）护士准备：洗手，戴口罩。

（2）环境准备：病室安静、安全、光线适中，符合无菌技术操作要求。

（3）用物准备。

①治疗车上层：注射盘内备皮肤常规消毒液、无菌棉签、一次性输液器、留置针、敷贴、胶布、封管液、输液瓶贴、止血带、一次性治疗巾、小垫枕、瓶套、启瓶器、砂轮、弯盘；液体及药物（遵医嘱备用）、病历夹及输液执行单、输液卡、速干手消毒液。

②治疗车下层：生活垃圾桶、医用垃圾桶、锐器回收盒。

3.实施

（1）准备。核对输液执行单、输液卡、输液瓶贴，检查药液质量，将瓶贴倒贴于输液瓶

（袋）。套瓶套，启瓶盖，消毒瓶塞及瓶颈，检查输液器质量，打开输液器包装，插入输液管针头，塞好通气管末端。

（2）核对解释。用物带至患者床旁，核对床号、姓名、年龄，向患者解释操作目的及配合事项。

（3）检查并打开输液器和留置针外包装，关闭调节器，将输液瓶挂于输液架上，排气。

（4）选择血管。首选前臂静脉，选择粗直、弹性好、血流丰富的血管，避开关节和静脉瓣，以及有疤痕、炎症、硬结静脉，在穿刺点上方10 cm处扎止血带，按常规进行局部皮肤消毒，范围大于8 cm×8 cm，待干。

（5）松动针芯（图3-36）。再次核对与排气，取出导管针，去除针套（图3-37），转动针芯使针头斜面向上。将已备好的静脉输液器的头皮针刺入肝素帽内，注意排尽空气，关闭输液器开关。

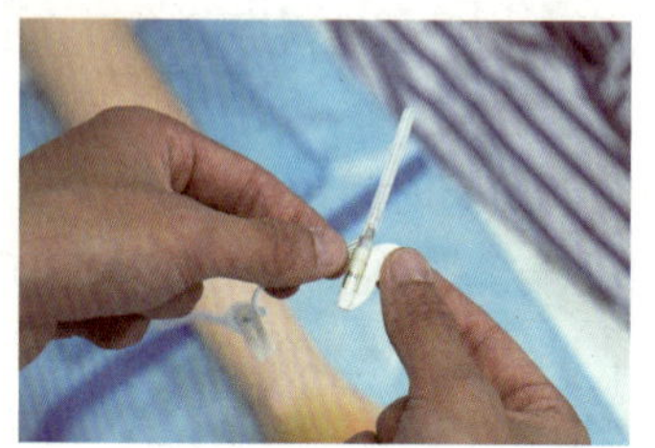

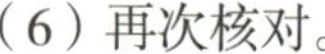
图3-36　左右松动针芯

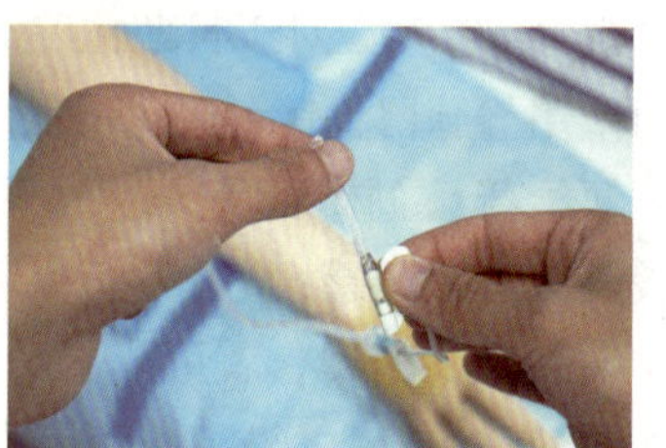

图3-37　去除针套

（6）再次核对。

（7）穿刺。绷紧皮肤，针头与皮肤呈15°~30°角进行穿刺，直刺静脉，进针速度慢。

（8）送导管。见回血后，降低角度5°~10°，再将穿刺针推进0.2 cm，针芯退出0.2~ 0.3 cm，再持针座送管，边推进边抽出针芯（图3-38），将外套管全部送入静脉，松止血带，嘱患者松拳，打开调节器。

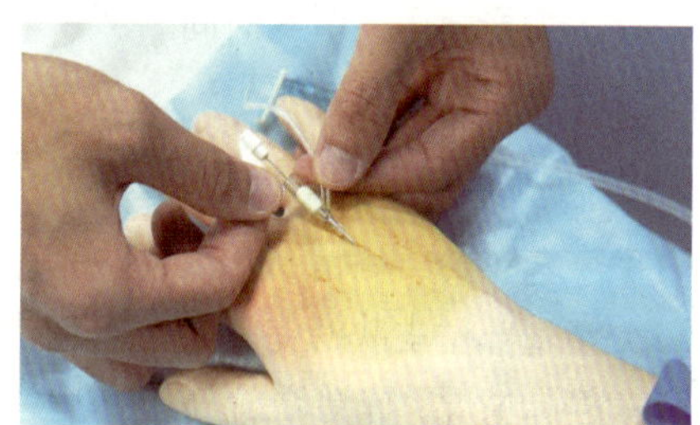

图3-38　后撤针芯

（9）敷贴固定。以穿刺点为中心用无菌透明敷贴横型固定（图3-39）。延长管U形固定（图3-40），肝素帽要高于导管尖端，且与血管平行，Y形接口朝外。透明敷贴固定要点：贴膜区域无菌干燥、无张力垂放（单手持膜）、敷料中央对准穿刺点，捏导管突起塑形，抚平整块敷料，边撕边框边按压。接头处取胶带用高举平台法固定，在胶布上注明置管日期、时间、操作者姓名。根据年龄、病情、药物，调节滴速。

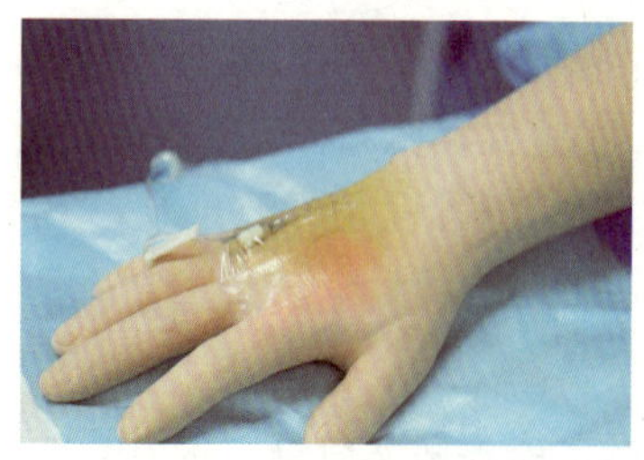

图3-39　贴无菌透明敷贴

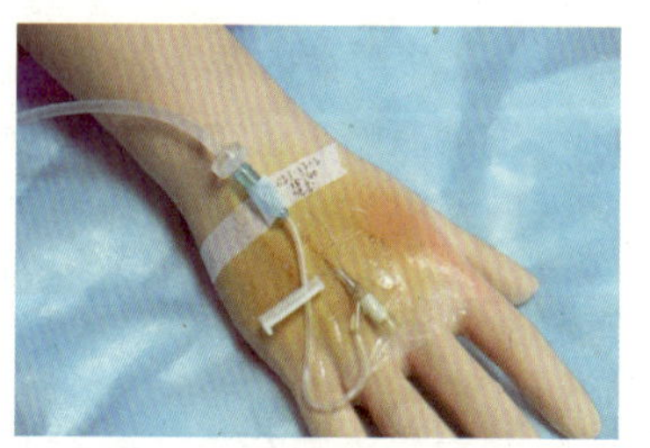

图3-40　U形固定

（10）洗手记录。再次查对无误后，洗手，在输液卡上记录。

（11）协助患者卧于舒适位置，整理床单元，按医用垃圾分类处理用物，洗手。

（12）向患者交代注意事项。根据情况进行健康教育。

（13）封管：当液体输完后进行封管。

①常规消毒肝素帽。

②将抽有封管液（生理盐水或肝素液）的注射器针头刺入肝素帽内。肝素液的配制浓度：1 支肝素 1.25 万 U 稀释于 125~1 250 mL 生理盐水中，即每毫升含 10~100 U 肝素，用量 5 mL。要严格掌握封管液的维持时间，一般生理盐水维持 6~8 h，稀释的肝素溶液维持 12 h。

③采用正压封管，边推注封管液边退针，推液速度大于拔针速度。

④一手持输液夹，一手快速将延长管（拿捏输液接头一端）推至输液夹底部，最后移除注射器。

（14）再次输液。

①常规消毒肝素帽。

②松开夹子，生理盐水脉冲式冲管。将抽有生理盐水的注射器针头刺入肝素帽内，先抽回血，再脉冲式推注 5~10 mL 生理盐水。

③将输液器头皮针刺入肝素帽内，打开调节器调节滴速进行再次输液。

（15）观察穿刺部位有无红肿，在完整敷料表面沿导管走向触摸有无触痛。

4.评价

（1）程序正确，动作规范，操作熟练。

（2）完成时间 12 min（从洗手开始至洗手后记录结束）。

（3）沟通恰当，指导正确，观察患者反应，满足其需要。

病例会诊

静脉留置针输液案例分析

患者齐某，女性，36 岁，因“头痛 2 d 伴恶心呕吐 2 h”来院就诊，平车入病房，既往有高血压史，平时服药不规律，急查 CT 显示“硬膜外血肿”，入院时：神志清楚，精神萎靡，BP 200/105 mmHg，医嘱予“25% 甘露醇 125 mL”静脉滴注。

请思考：应该如何为该患者执行静脉留置针输液完成医嘱？

知识拓展

王琇瑛：中国首枚南丁格尔奖章获得者

王琇瑛，1908 年 5 月 28 日出生于河北保定一个普通的教员家庭，12 岁就读于北京贝满女子中学（现 166 中学）。面对旧中国民不聊生、疾病肆虐的情况，面对“中国人与狗不得入内”的公园牌子，眼见手无寸铁的学生惨遭开枪镇压，游行队伍被驱散，她感慨万分。为了能救国，高中毕业的王琇瑛毅然选择了学医，报考了燕京大学和北京协和医学院。旧社会的妇女社会地位十分低，除了嫁人，想要找份工作很难。王琇瑛想起小时候，不少幼儿因患四六风（破伤风）、肺炎、痢疾等疾病被夺走生命的惨状。她认为只有学医，才能治病救人；中国人都健康了，才能建设我们的祖国。凭着朴素的感情，王琇瑛顺利考上了燕京大学。1926年至1931年，王琇瑛获得理学学士学位和护理专业文凭。王琇瑛在燕京大学的学习过程中，逐渐认识到护理工作的重要性，她对“一分预防胜过三分治疗”的内涵有了深刻的领悟。为了雪洗洋人把中国人叫“东亚病夫”之耻，王琇瑛立志一定要为人民的健康贡献自己的一份力量。进入临床实习时，王琇瑛利用工作之便，对100例内科患者进行了分析，结果发现，其中50%以上的疾病都是可以预防的。比如伤寒、痢疾、肺结核、性病、蛔虫病、皮肤病等。这件事情对王琇瑛的触动很大。她认识到，中国如此贫困，必须重视疾病的预防工作，预防必须先于治疗。毕业后，她选择了公共卫生护理和护理教育，留校任职。

1935年至1936年，王琇瑛被保送到美国哥伦比亚大学师范学院护理系，进修护理教育及公共卫生护理有关课程，次年获得硕士学位。回国后，王琇瑛埋头工作，一心报效祖国。与大伙儿一起夜以继日地编写了《公共卫生护士学进化史及原理概要》《卫生演讲广播集》，定期在电台广播。1937年至1941年，王琇瑛编写了小学一至四年级的卫生知识普及课本，并配之以试验教学法，在新鲜胡同小学试用。她把图文并茂的课本发给小学生，并对授课教师进行教学法的培训。她通过各种实验，用污染过的食物与洁净的食物、用正常饮食与缺乏维生素饮食分别喂养小白鼠，让孩子们通过观察，引发求知的兴趣，改正不讲卫生、挑食和一些不健康的生活方式。这些都成为我国首次在小学阶段开展公共卫生知识教育的典范。

1942年，协和医学院被日本军队占领。王琇瑛怀着不甘亡国之耻的心情，随医学院部分师生撤离北平（现北京），辗转到达四川成都。在华西大学医学院的协助下，护校师生开始筹备复校事宜。1946年，王琇瑛随协和医学院护士学校迁回北平，此后至解放初期，王琇瑛一直担任着协和医学院公共卫生护理系主任的职务。在当时动荡困难的环境里，她仍坚持奋战在公共卫生护理系教学及行政管理的岗位上。

1952年朝鲜战争期间，王琇瑛代表中华护理学会组织了第一个护士教学队，并亲自带队，为沈阳的后方医院培训了50余名优秀的护士长。她还到鸭绿江边考察战场救护工作，根据实地调研得到第一手资料，王琇瑛积极向领导反映情况，提出改进意见，因为意见得当，很多都被采纳。加上她领导有方，本职工作成绩卓著，受到了领导的高度评价，第一护士教学队也被授予多种荣誉称号。

王琇瑛对护理事业的献身精神受到了领导和群众的认可和赞扬，党和人民也给予了她很高的荣誉。她出席了1950年召开的全国卫生工作会议和1955年的全国青年社会主义建设积极分子大会；1978年，她还出席了全国医药卫生科学大会。1962年，她同参加中华护理学会学术会议的代表一道，受到了周恩来总理、邓颖超同志和其他党和国家领导人的接见。1981年春节前夕，国务院副总理陈慕华和国家卫生部（现已整合为国家卫生健康委员会）的领导亲切看望了王琇瑛。党和政府对王琇瑛的关心和慰问不仅是对她工作的支持和鼓励，更是对中国公共卫生护理事业的支持。

1983年7月11日，中国红十字会和中华护理学会在北京人民大会堂召开第29届南丁格尔奖章颁奖大会，全国政协主席、中华护理学会名誉理事长邓颖超向王琇瑛颁发了国际护士最高荣誉奖——南丁格尔奖章。王琇瑛成为中国首枚南丁格尔奖章获得者。

王琇瑛生前曾写道：“祖国江山多壮丽，振兴中华靠育人。万众护士一条心，卫民健康献终生。”这是王琇瑛一生的追求，也是她一生献身人民健康事业的真实写照。

创新园地

根据兴趣分组，每组 8～10 人。通过查阅收集资料，对现有的静脉留置针进行改良（或发明新的留置针套装），使之操作更方便，更能保护自己。通过讨论，说出现有产品的缺点，并提出改良计划（表 3－27）。

表 3－27 静脉留置针创新研究

<table>
<tr><td>专业</td><td colspan="2"></td><td>班级</td><td colspan="2"></td><td colspan="2">指导教师</td><td></td></tr>
<tr><td rowspan="5">项目成员
（姓名）</td><td colspan="2"></td><td colspan="2"></td><td colspan="2"></td><td colspan="2"></td></tr>
<tr><td colspan="2"></td><td colspan="2"></td><td colspan="2"></td><td colspan="2"></td></tr>
<tr><td colspan="2"></td><td colspan="2"></td><td colspan="2"></td><td colspan="2"></td></tr>
<tr><td colspan="2"></td><td colspan="2"></td><td colspan="2"></td><td colspan="2"></td></tr>
<tr><td colspan="2"></td><td colspan="2"></td><td colspan="2"></td><td colspan="2"></td></tr>
<tr><td colspan="2">产品设计背景</td><td colspan="7"></td></tr>
<tr><td colspan="2">产品优缺点对比</td><td colspan="7"></td></tr>
<tr><td colspan="2">产品设计原理</td><td colspan="7"></td></tr>
<tr><td colspan="2">产品设计创新点</td><td colspan="7"></td></tr>
<tr><td colspan="2">产品实施计划</td><td colspan="7"></td></tr>
<tr><td colspan="2">产品测试报告</td><td colspan="7"></td></tr>
<tr><td colspan="2">总结</td><td colspan="7"></td></tr>
</table>

考核标准

留置针静脉输液技术考核标准见表 3－28。

表 3-28 留置针静脉输液技术考核标准（满分 100 分）

班级　　　　　　　　姓名　　　　　　　　学号　　　　　　　　成绩

项目	操作标准	分值	扣分标准	扣分	自评	互评	教师评价
素质要求（2分）	1.报告姓名、操作项目，语言流畅，仪表大方，轻盈矫健	1	紧张、不自然，语言不流畅	1			
	2.衣、帽、鞋整洁，着装符合要求	1	衣、帽、鞋不整洁	1			
评估要求（15分）	1.环境评估：病室安静、安全、光线适中，符合无菌技术操作要求	2	未评估	2			
			评估不全，每缺 1 项	1			
	2.患者评估： （1）患者了解操作目的，愿意配合； （2）患者的病情、治疗情况、意识状态、肢体活动情况； （3）注射部位皮肤及心、肺、肾功能无异常情况； （4）必要时协助患者排便	4	未评估	4			
			评估不全，每缺 1 项	1			
	3.护士评估： （1）七步洗手法洗手，戴口罩； （2）了解操作项目、目的及应做准备	3	未洗手或洗手不规范	1			
			未戴口罩	1			
			不清楚操作项目及目的	1			
	4.用物评估： （1）治疗车上层包括注射盘内备皮肤常规消毒液、无菌棉签、一次性输液器、留置针、无菌敷贴、胶布、封管液、输液瓶贴、止血带、一次性治疗巾、小垫枕、瓶套、启瓶器、砂轮、弯盘；液体及药物（遵医嘱备用）、病历夹及输液执行单、输液卡、速干手消毒液。 （2）治疗车下层包括生活垃圾桶、医用垃圾桶、锐器回收盒	6	物品每缺 1 件	1			
			用物摆放不规范，无菌物品和非无菌物品未分开放置	2			

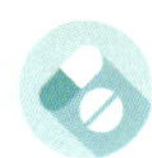

续表

项目	操作标准	分值	扣分标准	扣分	自评	互评	教师评价
实施步骤（75 分）	1.核对输液执行单、输液卡、输液瓶贴，检查药液质量，将瓶贴倒贴于输液瓶（袋）	5	未核对	2			
			未检查药物质量	1			
			核对不全，每缺 1 项	1			
			未贴瓶贴	2			
			瓶贴位置不合理	1			
	2.套瓶套，启瓶盖，消毒瓶塞及瓶颈	3	未套瓶套	1			
			未消毒	2			
			消毒不规范	1			
	3.检查输液器质量，打开输液器包装，插入输液管针头，塞好通气管末端	4	未检查输液器	1			
			针头未插到根部	2			
			输液器污染	1			
	4.携用物至患者床旁，认真辨识患者并做好解释及告知	3	未辨识患者	2			
			未做解释及告知	1			
	5.检查并打开留置针包装，连接输液器，排气，挂输液瓶	7	未旋紧头皮针连接处	2			
			未关闭调节器	1			
			一次排气不成功	2			
			排气浪费药液	1			
			滴管高度不合适	1			
	6.取舒适体位，垫小垫枕与治疗巾，选血管，常规消毒皮肤，待干，扎止血带，备敷贴	5	扎止血带高度不合适	1			
			扎止血带末端向下	1			
			消毒面积过小	1			
			违反无菌操作原则	1			
			未备敷贴	1			
	7.再次核对与排气，关闭调节器，取下护针帽，旋转针芯，调整针尖斜面朝上	7	未核对	2			
			排气浪费药液	2			
			输液管有气泡	2			
			未关闭调节器	1			
	8.一手绷紧皮肤，一手持针柄，穿刺角度为 15°~30°，见回血后，降低角度 5°~10°，使针头沿血管进入 0.2 cm，边推进边抽出针芯	10	未绷紧皮肤	2			
			穿刺角度不正确	4			
			穿刺不成功	4			
	9.固定针柄，松止血带、嘱患者松拳，打开调节器，观察滴入顺畅后，敷贴固定，胶布上注明置管日期、时间、操作者签名。根据年龄、病情、药物调节滴速	6	每少松 1 项	1			
			敷贴固定不正确	2			
			滴速调节不准确	2			

续表

项目	操作标准	分值	扣分标准	扣分	自评	互评	教师评价
实施步骤（75分）	10.核对后整理用物，协助患者取舒适卧位，整理床单元，呼叫器放于患者易取处，洗手，记录，挂输液卡	9	未核对	1			
			未整理用物	1			
			未协助患者取舒适卧位	1			
			未整理床单元	1			
			未放置呼叫器（或位置不妥）	1			
			未洗手	1			
			未记录	2			
			记录不全	1			
			未挂输液卡	1			
	11.巡视观察输液速度，滴管内液面高度，穿刺部位有无肿胀、疼痛，及时用生理盐水冲管更换药液	3	未巡视观察	1			
			未及时用生理盐水冲管	1			
			未及时更换药液	1			
	12.确认药液输入完毕，关闭调节器，迅速拔出头皮针，常规消毒静脉帽，用抽有封管液的注射器刺入静脉帽内，进行封管	6	未查对确认	2			
			拔针方法不正确	2			
			封管不正确	2			
	13.按医用垃圾分类处理用物，协助患者取舒适卧位，整理床单元，洗手后记录	7	垃圾分类错误	2			
			未协助患者取舒适卧位	1			
			未整理床单元	1			
			未洗手	2			
			未记录	1			
评价质量（8分）	1.程序正确，动作规范，操作熟练	2	程序错误，动作不规范	2			
	2.完成时间12 min（从洗手开始至洗手后记录结束）	3	每超时1 min	1			
	3.沟通恰当，指导正确，观察患者反应，满足其需要	3	沟通不恰当	1			
			指导不到位	1			
			未及时观察反应	1			
总分							

评价反思

留置针静脉输液操作评价与反思见表3-29。

表3-29 留置针静脉输液操作评价与反思

小组成员操作观察与记录
自我操作反思

课后练习

留置针静脉输液课后练习见表3-30。

表3-30 留置针静脉输液课后练习

课程名称	临床护理技能实训	专业		码上刷题
学习任务	模块三 治疗护理	班级		
学习内容	留置针静脉输液	姓名		
1. 留置针静脉输液完毕，应选用什么封管溶液？				
2. 留置针和头皮针有哪些区别？				

（肖红）

任务三　换药护理

思政导学

疫情不散，婚期延迟

2020 年，为抗击疫情，彭银华推迟了原定于正月初八的婚期。妻子的大度和理解是彭银华继续坚守在防疫最前线，以及最困难时刻的莫大的鼓舞和支持。如果没有这场疫情，正月初八应该是彭银华最值得期盼的日子，办公桌抽屉里还没来得及分发的请柬是他对妻子最大的愧疚。

那时，彭银华已经坚守在隔离病区快 1 个月了，白班夜班轮班倒。大年三十，同事们心疼他，让他回家休息，多陪陪未过门的妻子，他则表示“让更多有家人的同事多休息，我年轻，我先顶上”，和爱人简短通话后，彭银华再次义无反顾地穿上隔离衣，全身心投入更需要他的战场。

2020 年 1 月 21 日，彭银华所在的呼吸与危重症医学科 3 病区被列为第二批投入收治疫情患者的住院隔离病区。在随后的工作中，彭银华出现发热、咳嗽症状，1 月 25 日因“咳嗽发热 2 天”“发热待查：病毒性肺炎？”的诊断被医院收治。医院先后组织市、区疫情防控医疗专家组及江苏医疗队专家组对他多次会诊。1 月 30 日，彭银华病情加重，被紧急送往武汉市金银潭医院治疗。但终因病情恶化，经抢救无效，于 2020 年 2 月 20 日在武汉市金银潭医院去世。推迟婚礼，义无反顾地走上抗击疫情最前线，却永远倒在了病魔面前，这样的结局让人无比悲伤，也让人无比感动！

（资料来源：澎湃新闻）

解析：谁没有自己的亲人？谁不知道平安的可贵？谁不珍惜自己的生命？但是，没有国泰民安，哪有家庭幸福，为了全国人民的安危，白衣天使毅然决然告别家人，挥别家乡，义无反顾冲上火线、冲上战场！以命相搏，以身作障，他们把危险留给自己，把安全带给别人，同新冠肺炎疫情这个看不见的敌人进行着殊死搏斗！

教学目标

【知识目标】

1. 能说出临床常见伤口的处理措施及换药过程中的无菌原则。
2. 能归纳出伤口换药的注意事项及操作流程。

【技能目标】

能根据患者伤口的具体情况，采取正确有效的换药处理。

【素质目标】

培养学生爱伤意识及探索精神，提高学生的职业素养。

【思政目标】

培养学生认真的工作态度，做到以人为本，培养其换位思考的能力。

任务导入

患者蒋某，女性，58岁，诊断脑梗死。患者因脑梗死导致一侧肢体偏瘫，行动不便，长期卧床，本次因肺炎入院。入院时发现患者左侧臀部一处表皮破损，家属告知为水疱破损后导致。检查创面为100%红色组织，渗液中量，无明显异味。如果你是该患者的责任护士，应该如何护理该处伤口？

任务分组

换药护理任务分组见表3-31。

表3-31 换药护理任务分组

<table>
<tr><td>班级</td><td></td><td colspan="2">组号</td><td colspan="2"></td><td colspan="2">指导教师</td><td></td></tr>
<tr><td>组长</td><td colspan="3"></td><td colspan="2">学号</td><td colspan="3"></td></tr>
<tr><td rowspan="5">组员</td><td colspan="2">姓名</td><td colspan="2">学号</td><td colspan="2">姓名</td><td colspan="2">学号</td></tr>
<tr><td colspan="2"></td><td colspan="2"></td><td colspan="2"></td><td colspan="2"></td></tr>
<tr><td colspan="2"></td><td colspan="2"></td><td colspan="2"></td><td colspan="2"></td></tr>
<tr><td colspan="2"></td><td colspan="2"></td><td colspan="2"></td><td colspan="2"></td></tr>
<tr><td colspan="2"></td><td colspan="2"></td><td colspan="2"></td><td colspan="2"></td></tr>
<tr><td>任务分工</td><td colspan="8"></td></tr>
</table>

任务分析

（一）伤口概述

换药护理理论部分

1. 伤口定义及分类

伤口是正常皮肤组织在致伤因子作用下造成的组织损伤或缺损，常伴有皮肤完整性的破坏及一定量正常组织的丢失，皮肤的正常功能受损。有伤口的状态被认为是一种缺陷，会引起生理功能的损害和情感脆弱。

伤口按愈合时间可分为急性伤口与慢性伤口。一般认为急性伤口是指 2 周内能自行愈合的所有伤口（常见的急性伤口包括烧伤、手术切口、皮肤擦伤等）；而由于某些不利影响因素，如感染、异物、缺血等，影响伤口愈合，使伤口愈合部分或完全停止，愈合时间超过 2 周的伤口称为慢性伤口（包括压力性损伤、下肢血管性溃疡、糖尿病性足溃疡及其他难愈合伤口）。

2. 伤口愈合定义及影响伤口愈合的因素

伤口愈合是指由于致伤因子的作用造成组织损伤后，局部组织修复通过细胞和细胞间质再生增殖，充填、连接或替代损伤和缺损的组织等一系列病理生理过程。伤口愈合分为 3 个阶段，即炎症期、增生期、重塑期。愈合的过程是各种组织的再生和肉芽组织的增生、瘢痕形成的复杂组合，各阶段既连续发生，又相互交错、相互影响。

影响伤口愈合的全身因素包括年龄、营养状况、全身性疾病、肥胖、药物、放射治疗、吸烟、心理状态等；局部因素包括局部血液供应状态、伤口异物残留、伤口感染、伤口的温度和湿度、伤口的局部处理措施等。不适当的处理措施将极大地影响伤口的愈合，因此，了解伤口愈合的病理生理，熟悉各种因素对愈合过程的影响，掌握不同种类伤口护理产品的特点与作用机制，对不同类型伤口选择最合理的治疗方案至关重要，临床护理实践中必须强调，每一个伤口均需要个性化处理。

3. 伤口评估

伤口评估是一个动态的过程，便于不断调整处理方案。伤口评估的目的包括：提供伤口现状资料，作为伤口治疗和评估伤口进展的资料；以相同的方法及工具去评估伤口，便于临床工作人员沟通和统计；预知可能需要的治疗时间及费用。

（1）全身评估：患者营养状况、年龄、代谢性疾病（如糖尿病、肾衰竭等）、免疫状态、药物、血管功能、神经系统功能、凝血功能、心理状态等。

（2）局部评估：伤口的类型（伤口愈合的时间、伤口造成的原因、组织破坏的深度）、伤口的颜色、伤口位置、伤口渗液、伤口的大小（长、宽、深、潜行、窦道、瘘管）、伤口周围皮肤状况、伤口感染情况等。对伤口进行局部评估，以便确定伤口的分期和特点，有助于选择合适的伤口处理措施和相应的敷料。

（二）伤口换药技术

历史上最早有关伤口处理的记载主要是清洗伤口、盖上敷料、包扎伤口 3 个方面，这也成为现今伤口处理的主要原则。具体来说，伤口护理原则包括以下几个方面：清洁伤口、预防和控制感染、伤口探查、移除失活的组织及异物、保护伤口及其周围组织、为伤口愈合提供湿润平衡的环境、使患者感到舒适、伤口闭合等。

1. 伤口清洗

伤口清洗（cleaning）是伤口处理最基本且重要的步骤，适当的冲洗可将伤口表面上的污染源及异物清除，促进伤口的愈合。

（1）伤口清洗原则和方法。伤口清洗的基本原则是从较清洁部位先清洗，避免将污染部位的细菌带到清洁部位。伤口部位有引流管时，先清洗伤口，再清洗引流管；若为不同部位的伤口亦先清洗较清洁的伤口，例如植皮手术的伤口换药时，应先清洗捐皮区后再清洗受皮区。

（2）伤口清洗液的选择。一般来说，最理想、最经济的伤口清洗液是生理盐水（0.9% NaCl溶液）。在欧美国家，有些医院使用不含离子的清洁液，但成本过高，是不必要的。应注意的是尽量避免使用下列消毒液：肥皂水、过氧化氢溶液、碘酒、醋酸（acetic acid）等。碘液、过氧化氢或醋酸等溶液虽有杀菌的效果，但会对细胞造成伤害，阻碍伤口愈合。若需使用碘液清洗伤口，研究发现最合适的碘液浓度为0.001%。

2.伤口清创

伤口清创最早由巴黎学者德索提出，指的是利用手术方式除去坏死组织，后来这个名词被更广泛地解释为各种形式的清创。现代伤口护理的观点认为：对坏死组织，应尽早清除。伤口清创方法包括以下5种类型。

（1）外科清创或手术清创。

（2）机械清创：常用的方式为水疗法、湿纱浸泡法，以及连续性伤口的冲洗。机械性清创术具有费用低、取材容易、实施方便有效等优点，但是清创无选择性，易破坏新生成的上皮细胞，耗时长，疼痛感较明显、易造成伤口周围的皮肤过度浸润，有时会导致感染扩散。

（3）化学清创：优点是只溶解痂皮而不破坏活的组织，治疗过程不会造成伤口明显出血，患者一般无疼痛感；缺点是费用较昂贵，伤口感染率有增加的趋势，有时会有炎症症状和不适感。

（4）自溶清创：利用封闭敷料或半封闭敷料覆盖伤口，维持伤口湿润的环境，让身体本身产生酶（如蛋白质分解酶），软化坏死组织进行自体清创。适用于年纪大或抵抗力低的患者、慢性伤口或没有细菌感染的伤口。其优点是选择性高，不会破坏正常的组织，安全性高、有效、容易实行，患者一般无疼痛感；缺点是时效性较慢，需观察有无感染变化，有时会引发厌氧菌感染。

（5）蛆虫清创：将特定无菌培养的幼蛆放在伤口表面，盖上浸泡生理盐水的纱布，外层覆盖封闭性敷料，每2~3 d更换1次，重复更换直到坏死的组织被清除干净。幼蛆会选择性地吃掉坏死的组织，而不损伤正常组织。其优点是实施方便有效，有选择性，可减少伤口上细菌的负荷，促进伤口愈合，无过敏、毒性的报道；缺点是获取较不易，费用高，患者的接受度低。

3. 渗液管理

适量的渗液有益于防止伤口床干涸，帮助组织修复，细胞移动，提供细胞代谢所需营养，协助生长因子和免疫因子扩散，帮助分解坏死组织；渗液过多会延缓或阻止伤口愈合，引起生理或心理疾病，消耗医疗资源。伤口引流和使用造口袋对控制此问题和减少更换敷料的频率是经济有效的办法。在不能使用造口袋的伤口中，考虑使用伤口腔洞填充敷料或高吸收性敷料，如泡沫敷料、藻酸盐填充条、银离子泡沫敷料等。

（三）伤口敷料的选择与应用

1. 伤口敷料的分类

伤口敷料包括传统敷料，也称被动型敷料（纱布、人工合成纤维、油纱等）；新型敷料，即相互作用型敷料（水胶体敷料、水凝胶敷料、藻酸盐敷料、海绵类敷料、薄膜类敷料、透明薄膜类敷料、硅凝胶敷料、亲水性纤维敷料）；生物活性型敷料（抗菌敷料，如银离子敷料、生长因子类敷料）。每一种敷料都有其各自的优缺点和适应证。正确理解每一类伤口敷料的特性、适应证和禁忌证，可以帮助医护人员做出科学、正确的选择。

2. 伤口敷料的选用原则

一个正常的局部生理性创面愈合环境应具有适当的温度、正常的湿度、菌群平衡和中性到弱酸性的pH值，能维持局部生理性创面愈合环境。理想的伤口敷料应该能够促进伤口愈合或最大限度地控制感染、缓解或减轻疼痛、使用简单、安全。每一种敷料都应该达到生理性创面环境的某一目标（如消除无效腔），从而可以促进愈合。但是，因为没有一种伤口敷料可用于所有伤口的全部愈合过程，同时，治疗效果也是因人而异，所以医护人员需动态、准确评估伤口，灵活选用伤口敷料，并注意将传统敷料及新型功能性敷料结合使用，以达到用较少的经济成本实现最佳的、最安全的伤口愈合效果。

任务实施

【目的】

换药护理
实践部分

（1）评估伤口情况，清洁创面、去除坏死组织并更换伤口敷料。

（2）保持伤口清洁，预防和控制感染，促进伤口愈合。

【操作程序】

1. 评估

（1）患者评估：评估影响伤口愈合的相关因素；评估患者的心理状态，了解患者的心理状态及合作程度；评估患者的知识，了解患者对伤口愈合的认识程度。

（2）环境评估：评估环境是否清洁、安静，利于伤口换药。

2. 计划

（1）护士准备：着装整洁，戴帽子、口罩，仪表符合要求。

（2）用物准备：按需备齐用物（无菌换药碗、弯盘、适量无菌方纱、棉球、胶布、无菌剪刀、无菌止血钳、无菌镊子、无菌手套、测量工具，根据评估情况备清洗液、亲水敷料，必要时备好培养管），放置合理。

（3）患者准备：核对患者，向患者解释目的及换药过程。

（4）环境准备：清洁、安静，利于伤口换药。

3. 实施

（1）清除敷料。洗手，充分暴露伤口，铺治疗巾，置弯盘于合适的位置（图3-41），揭开外层敷料，观察渗液（图3-42）。洗手，打开一次性换药碗（注意无菌原则）（图3-43），整

理用物，备好碘伏棉球及生理盐水棉球。内层敷料用镊子揭开（图3-44），如遇内层敷料粘紧伤口，需用生理盐水浸湿后再揭开。

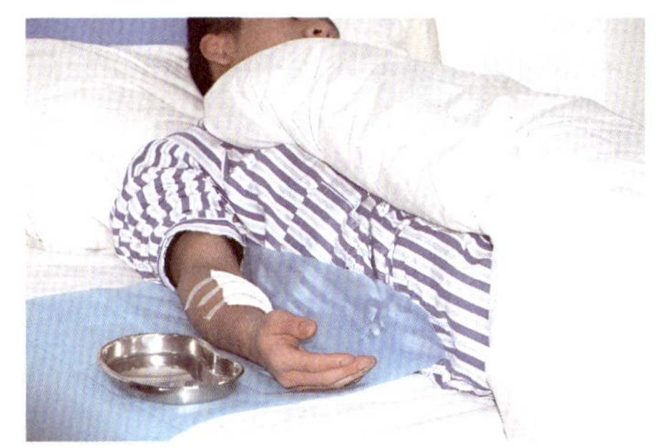

图3-41 铺巾置盘

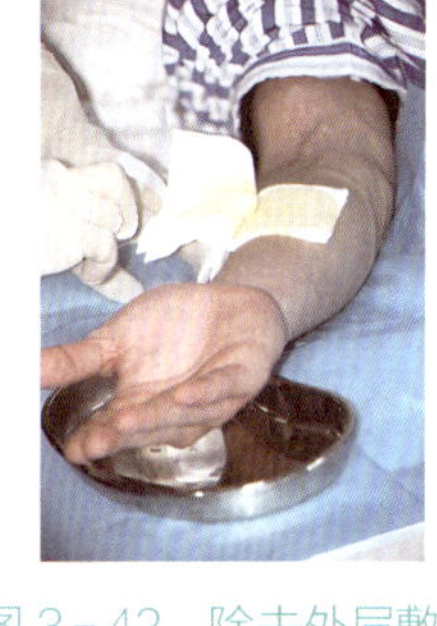

图3-42 除去外层敷料

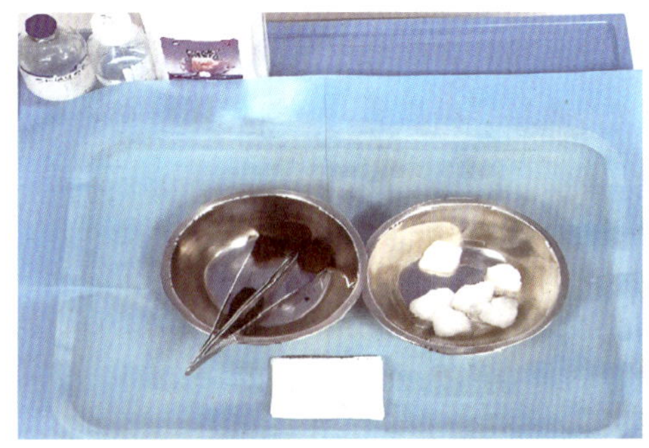

图3-43 打开无菌换药碗

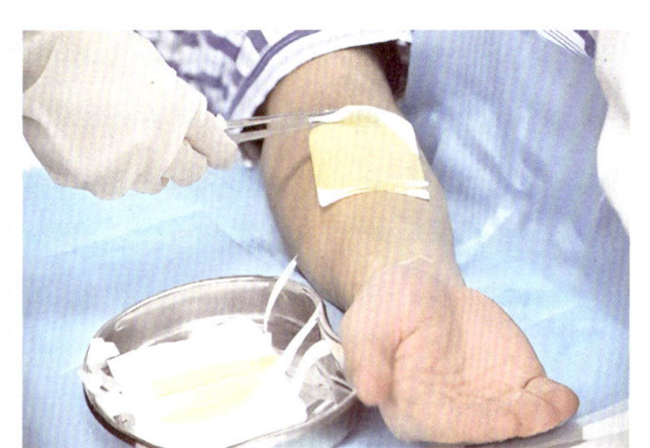

图3-44 用镊子除去内层敷料

（2）伤口评估。评估伤口类型、部位、大小、伤口基底颜色、渗液量，伤口周围皮肤状况等。

（3）消毒清洗伤口。戴无菌手套，非感染性伤口清洁由内向外消毒；感染性伤口，先根据细菌培养结果选择合适的消毒、抗菌清洗液，由外向内清洗（图3-45），再用生理盐水清洗干净伤口；有坏死组织的伤口，根据伤口情况，可采用保守锐器清创或自溶清创等方法清除坏死组织后，用生理盐水清洗干净，再用无菌方纱抹干（由内向外）。

（4）观察。伤口周围皮肤有无浸渍，伤口进展情况等。

（5）选择敷料。根据伤口评估情况，选择合适的敷料。

（6）包扎固定。根据伤口位置以及所选敷料的黏性，妥善固定与包扎（图3-46）。

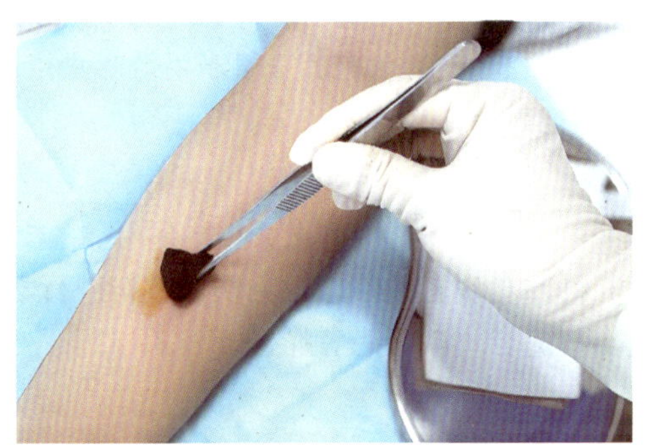

图3-45 伤口消毒及清洗

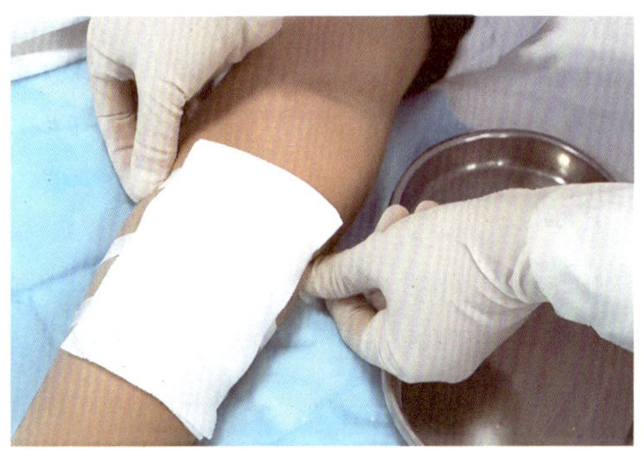

图3-46 包扎固定

（7）整理记录。询问患者感觉，协助其整理衣服及床单元；整理用物，分类、清洁、浸泡、消毒用具，有传染性的污物分类包装；洗手，记录。

（8）健康教育。指导患者注意保护伤口，避免二次伤害；向患者强调充足营养摄入及平衡膳食的重要性，告知患者补充优质蛋白，规律膳食；告知患者注意保持伤口敷料清洁干燥，潮湿时应及时更换，若有不适或伤口渗液较多时及时复诊。

4.评价

（1）患者感觉良好，疼痛较轻。

（2）无菌观念强，敷料选择合适，换药流程顺畅。

病例会诊

伤口护理案例分析

患者任某，男，22岁，因操作机器失误，右手绞轧伤伴皮肤组织缺损。第三掌骨骨折，用了克氏针固定。伤口见50%新鲜肉芽组织，部分肉芽组织水肿明显，有肌腱和骨骼外露，去除敷料时出血明显，有较多渗液，需要棉垫包扎，血性液体有明显臭味。

请思考：应该如何为该患者实施伤口护理？

知识拓展

护士在伤口处理中的角色

21世纪以前，缺乏临床造口伤口专科护士，护士在对患者的伤口临床护理中以观察为主，主要是为医生提供患者的医疗信息，是处于一种辅助的地位。即使是在处理压疮伤口时，往往也是被动地执行医生的医嘱，按医嘱为患者进行伤口的换药护理，缺乏自主性。国内很多综合性医院都设立了外科换药门诊，各类伤口的患者往往都是由医生诊治后开出换药的处方，由门诊换药的护士来执行换药，护士工作缺乏独立性。

21世纪初，国外的伤口湿性愈合理论的学习及造口伤口专科护士的培养，使得专科护士对患者伤口的护理发生了质的飞跃。一方面，造口伤口专科护士不仅能够对患者进行全面的评估，还能够对影响伤口愈合的因素进行分析，对患者伤口的护理更加系统化与有针对性，患者也对伤口专科护士更加信任与依赖，提高了护士在患者伤口处理中的自主性，特别是造口伤口专科门诊的开设，护士在伤口处理中的工作独立性充分体现出来。另一方面，造口伤口专科护士还对患者、家属进行专业的健康教育，对临床护士进行指导，起到了教育者和咨询者的作用。同时，专科护士还肩负着临床伤口护理研究的重任，专科护士对临床中的疑难病例及护理难点进行科学探索与研究，为临床护理解决问题。

创新园地

根据兴趣分组，每组8~10人，通过查阅收集资料，对现有的临床常见伤口敷料进行学习研究并尝试适当的改进，使换药更方便有效，促进伤口愈合，减轻患者痛苦（表3-32）。

表 3-32 临床常见伤口敷料创新研究

<table>
<tr><td>专业</td><td></td><td>班级</td><td></td><td>指导教师</td><td></td></tr>
<tr><td rowspan="5">项目成员
（姓名）</td><td></td><td></td><td></td><td></td><td></td></tr>
<tr><td></td><td></td><td></td><td></td><td></td></tr>
<tr><td></td><td></td><td></td><td></td><td></td></tr>
<tr><td></td><td></td><td></td><td></td><td></td></tr>
<tr><td></td><td></td><td></td><td></td><td></td></tr>
<tr><td>产品设计背景</td><td colspan="5"></td></tr>
<tr><td>产品优缺点对比</td><td colspan="5"></td></tr>
<tr><td>产品设计原理</td><td colspan="5"></td></tr>
<tr><td>产品设计创新点</td><td colspan="5"></td></tr>
<tr><td>产品实施计划</td><td colspan="5"></td></tr>
<tr><td>产品测试报告</td><td colspan="5"></td></tr>
<tr><td>总结</td><td colspan="5"></td></tr>
</table>

考核标准

伤口换药操作流程考核标准见表 3-33。

表 3-33　伤口换药操作流程考核标准（满分 100）

班级　　　　　　　姓名　　　　　　　学号　　　　　　　成绩

项目	操作标准	分值	扣分标准	扣分	自评	互评	教师评价
素质要求（3分）	1.报告姓名、操作项目，语言流畅，仪表大方，轻盈矫健	2	紧张、不自然，语言不流畅	1			
	2.衣、帽、鞋整洁，着装符合要求	1	衣、帽、鞋不整洁	1			
评估要求（12分）	1.患者评估： （1）评估影响伤口愈合的相关因素； （2）评估患者的心理状态，了解患者的心理状态及合作程度； （3）评估患者的知识，了解患者对伤口愈合的认识程度	9	有 1 项未评估	3			
			有 1 项评估不全	2			
	2.环境评估：评估环境是否清洁、安静，利于伤口换药	3	未评估	3			
			评估不全	2			
实施步骤（70分）	1.准备： （1）操作者准备。仪表符合要求，洗手、戴口罩、帽子。 （2）用物准备。按需备齐用物（无菌换药碗、弯盘、适量无菌方纱、棉球、胶布、无菌剪刀、无菌止血钳、无菌镊子、无菌手套、测量工具，根据评估情况备清洗液、亲水敷料，必要时备好培养管），放置合理。 （3）患者准备。核对患者，向患者解释目的及换药过程。询问患者是否需要镇痛药 。 （4）环境准备。保持环境整洁、安静、通风、采光，符合无菌操作	15	操作者准备不充分	2			
			用物未备齐（缺 1 项扣 1 分，扣完 5 分为止）	1			
			未核对患者	2			
			与患者的解释沟通不到位	3			
			环境不符合操作要求	2			
	2.清除敷料：戴薄膜手套，充分暴露伤口，铺治疗巾，揭开外层敷料，并观察渗液的颜色、形状和量。洗手，打开一次性无菌换药碗（注意无菌原则），备好碘伏棉球及生理盐水棉球，内层敷料用镊子揭开，如遇内层敷料粘紧伤口，需用生理盐水浸湿后再揭开	6	未充分暴露创面	2			
			手套污染	2			
			未观察	2			
	3.伤口评估：评估伤口类型、部位、大小，伤口基底颜色、渗液量，伤口周围皮肤状况等	5	伤口评估方法不正确	3			

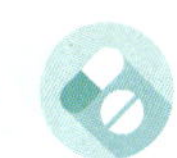

续表

项目	操作标准	分值	扣分标准	扣分	自评	互评	教师评价
实施步骤（70分）	4.清洗伤口：戴无菌手套，非感染伤口清洁由内向外清洗；感染性伤口，先根据细菌培养结果选择合适的消毒、抗菌清洗液，由外向内清洗，再用生理盐水清洗干净伤口；有坏死组织的伤口，根据伤口情况，可采用保守锐器清创或自溶清创等方法清除坏死组织后，用生理盐水清洗干净，再用无菌方纱抹干（由内向外）	8	伤口清洗顺序不正确	4			
			伤口清洗不充分	4			
	5.观察：伤口周围皮肤有无浸渍，伤口进展情况等	4	未仔细观察评估伤口及周围皮肤	3			
	6.选择敷料：根据伤口评估情况，选择合适的敷料	6	伤口敷料选择不合适	4			
	7.包扎固定：根据伤口位置及所选敷料的黏性，妥善固定与包扎	6	固定或包扎方法不正确	4			
	8.整理： （1）患者。询问患者感觉，协助其整理衣服及床单元。 （2）用物。整理用物，分类、清洁、浸泡、消毒用具，有传染的分类包装。 （3）洗手，记录	10	未询问患者感受	2			
			未协助整理患者衣物及床单元	2			
			用物整理分类不正确	4			
			未洗手或记录	2			
	9.指导患者： （1）日常活动指导。指导患者保护伤口。 （2）饮食与营养指导。强调充足营养摄入及平衡膳食的重要性。 （3）告知患者注意保持伤口敷料清洁干燥，潮湿时应及时更换	10	未对患者进行活动指导	3			
			未进行饮食及营养指导	4			
			未告知患者伤口及敷料注意事项	3			
评价质量（15分）	1.患者感觉良好，无疼痛	5	增加患者不必要的痛苦	5			
	2.无菌观念强，准确评估伤口、选择敷料	10	无菌观念不强	5			
			伤口敷料选择不合适	5			
总分							

评价反思

伤口换药操作评价与反思见表 3-34。

表 3-34　伤口换药操作评价与反思

小组成员操作观察与记录
自我操作反思

课后练习

换药护理课后练习见表 3-35。

表 3-35　换药护理课后练习

课程名称	临床护理技能实训	专业		码上刷题
学习任务	模块三　治疗护理	班级		
学习内容	换药护理	姓名		

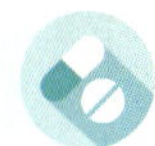

续表

1.简述换药的基本步骤。   2.简述在换药过程中，针对不同伤口肉芽组织的处理方法。

（武蓉）

模块四

急危重症护理

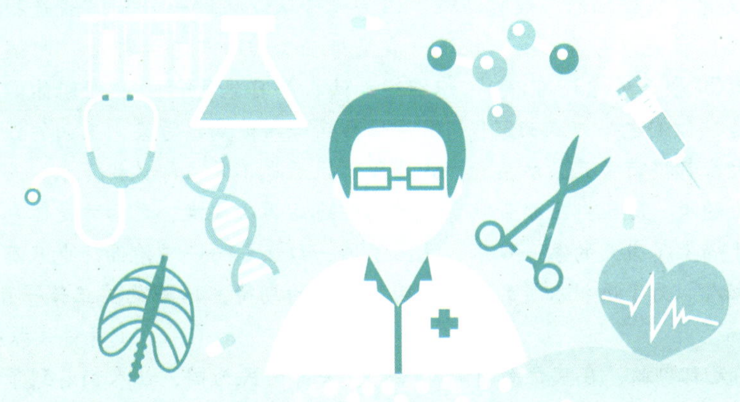

急危重症患者病情严重且变化快，随时可能危及生命，因此，护士必须熟练掌握心肺复苏、吸氧、吸痰、包扎、止血等抢救技术，以保证抢救工作有效进行。

任务一　心肺复苏

思政导学

最美护士长

“时隔17年，又一次穿上这身白色的战衣！17年前进入‘非典’一线病房时，我还是个未满30岁的年轻母亲。如今我已是过了不惑之年的中年人……”北京友谊医院感染科主管护师吴正芳的手机备忘录里，有这样一段日记，写自她到武汉的第4天，2020年1月30日。

2020年1月27日，在接到紧急通知后，北京友谊医院在2 h内完成13名队员的集结，与北京医疗队其他成员一起奔赴武汉。当吴正芳收拾好行李准备出门的时候，儿子跟爱人都哭了，但她没有丝毫犹豫。

1月29日，在武汉协和医院西院区，吴正芳临危受命，担任护士长，带领18名护士开了第一个病区，成为第一批进入隔离病房的队员。

医疗队来到武汉的第22天，病区连传喜讯，这些天已经送走8位治愈的新冠肺炎患者，这其中都有吴正芳等护士们的汗马功劳。护士们跟患者接触最频繁，每次上班，他们穿着防护服、隔离衣，戴着两三层口罩，交流沟通基本靠喊。呼吸不畅，护目镜起雾甚至滴水，很快就让人汗流浃背、头昏脑涨、喉咙沙哑，但吴正芳从没喊过一句苦，“我是护士长，别的护士都看着我呢！我要以身作则”。她还一直坚持在工作时与患者聊天：“阿姨，您今天身体感觉怎么样？”“今天感觉还可以。”“您继续加油，早日康复啊！”“谢谢你们，我们早一点回到家人身边，你们也早一点回家！”因为隔离病房内被病毒污染，里面的医护人员不能去厕所，所以大家都提前半天禁水禁食。走出隔离区后也不是立即放松下来，而是立即要洗一次半小时以上的澡，防止身上携带病毒。回到住地后再次洗澡，之后才是休息时间。夜深了，吴正芳终于喝上了当天的第一口水，吃上了第一口饭——一碗泡面。也只有在这时，她才有时间想起家人。为了医护人员的职责，为了家人的期待，45岁的吴正芳一直坚持着。

（资料来源：新浪科技）

解析：他们无私勇敢，在病毒面前毫不害怕，舍身为民为国，让人们看到了他们为之战斗的决心。防护服下的他们，也和你我一样，是子女、是父母、是挚友，是鲜活灿烂的普通人。他们怕吗？当然。但正是他们在危急时刻，克服恐惧、义无反顾地“顶上去”，是他们，面对肆虐的疫情，始终坚守在自己的岗位上，是他们，用逆行的单薄身躯，筑起疫情防控的铜墙铁壁。

教学目标

【知识目标】

1. 掌握心肺复苏的方法与步骤。
2. 能够总结归纳出心肺复苏过程中的注意事项。

【技能目标】

通过学习，能够正确实施现场心肺复苏术。

【素质目标】

培养学生救死扶伤的精神，并且具有争分夺秒的抢救意识。

【思政目标】

让学生具有仁爱精神，增强学生对生命的敬畏心，培养其“时间就是生命”的急救意识。

任务导入

小赵是某三甲医院心血管内科病房的护士，15 : 00 在医院大厅发现一名患者突然意识丧失。如果你是小赵，应该怎么做?

任务分组

心肺复苏任务分组见表 4-1。

表 4-1　心肺复苏任务分组

班级		组号		指导教师	
组长		学号			
组员	姓名	学号	姓名	学号	
任务分工					

任务分析

（一）心肺复苏术概述

心肺复苏
理论部分

1. 定义

心肺复苏术（cardio pulmonary resuscitation，CPR）是指对由于外伤、疾病、中毒、意外低温、淹溺和电击等各种原因，导致呼吸停止、心脏停搏的患者，必须紧急采取重建和促进心脏、呼吸有效功能恢复的一系列措施。

2. 基本特点

（1）需快速识别心脏骤停，采用胸外心脏按压和人工呼吸进行抢救。

（2）院内有医务人员协助时，应立即启动多学科团队的救治，实施高质量的心肺复苏。

（二）呼吸心搏骤停的原因

（1）意外事件：如遭遇雷击、电击、溺水、自缢、窒息等。

（2）器质性心脏病：如急性广泛性心肌梗死、急性心肌炎等均可导致室速、室颤、三度房室传导阻滞而致心脏停搏。

（3）神经系统病变：如脑炎、脑血管意外、脑部外伤等疾病导致的脑水肿、颅内压增高，严重可因脑疝发生损害生命中枢致心搏、呼吸停止。

（4）手术麻醉意外：如麻醉药剂量过大、给药途径有误、术中气管插管不当、心脏手术或术中出血过多致休克等。

（5）水电解质及酸碱平衡紊乱：严重的高血钾和低血钾均可引起心脏骤停；严重的酸碱中毒，可通过血钾的改变最终导致心搏停止。

（6）药物中毒或过敏：如洋地黄类药物中毒、安眠药中毒、化学农药中毒、青霉素过敏等。

（三）呼吸心搏骤停的临床表现

（1）突然面色死灰、意识丧失：轻摇或轻拍患者并大声呼叫，观察其是否有反应，如确无反应，说明患者意识丧失。

（2）大动脉搏动消失：因颈动脉表浅，且颈部易暴露，一般作为判断的首选部位。颈动脉位于气管与胸锁乳突肌之间，可用食指、中指指端先触及气管正中，男性可先触及喉结，然后滑向颈外侧气管与肌群之间的沟内，触摸有无搏动。其次，选股动脉。股动脉位于股三角区，可于腹股沟韧带稍下方触摸有无搏动。由于动脉搏动可能缓慢、不规律，或微弱不易触及，因此，触摸脉搏一般 5~10 s。确认摸不到颈动脉或股动脉搏动，即可确定心脏骤停。应注意，如对尚有心跳的患者进行胸外心脏按压，会导致严重的并发症。

（3）呼吸停止：应在保持气道开放的情况下进行判断。可通过听有无呼气声或用面颊部靠近患者的口鼻部感觉有无气体逸出，脸转向患者观察胸腹部有无起伏。

（4）瞳孔散大：须注意循环完全停止超过 1 min 后才会出现瞳孔散大，且有些患者可始终无瞳孔散大现象，同时，药物对瞳孔的改变也有一定影响。

（5）皮肤苍白或发绀：一般以口唇和指甲等末梢处最为明显。

（6）心尖搏动及心音消失：听诊无心音。心电图表现为心室颤动或心室停顿，偶尔呈缓慢而无效的心室自主节律（心电机械分离）。

（7）伤口不出血。

心脏骤停时，虽可出现上述多种临床表现，但其中以意识突然丧失和大动脉搏动消失这2项即可做出心脏骤停的判断，并立即开始实施基础生命支持（basic life support，BLS）技术。由于BLS技术的实施要求必须分秒必争，因此，在临床工作中不要因听心音、测血压、做心电图而延误宝贵的抢救时间。

（四）心肺复苏抢救有效的表现

（1）能扪及大动脉（股、颈动脉）搏动，血压维持在 60 mmHg 以上。

（2）口唇、面色、甲床等颜色由发绀转为红润；颤波由细小变为粗大，甚至恢复窦性心律。

（3）瞳孔随之缩小，有时可有对光反射。

（4）呼吸逐渐恢复。

（5）昏迷变浅，出现反射或挣扎。

任务实施

心肺复苏术

心肺复苏实践部分

【目的】

（1）通过实施基础生命支持技术，建立患者循环、呼吸功能。

（2）保证重要脏器的血液供应，尽快促进心跳、呼吸功能的恢复。

【操作程序】

1.评估

（1）评估现场环境是否安全。

（2）评估患者病情。

2.计划

（1）护士准备：着装整洁，剪指甲，取下手表。

（2）用物准备：无菌纱布或一次性人工呼吸面膜、手电筒、弯盘、记录单、手消毒液、笔、表，必要时备按压板，有条件的备血压计、听诊器、开口器、口咽通气管、舌钳、压舌板。

（3）环境准备：环境安全、木床或硬地板。

3.实施

（1）双手轻拍患者肩部，在其左右耳大声呼喊。

（2）若无反应，可判断意识丧失，立即求助他人，记录时间。

（3）触摸颈动脉 5~10 s，判断患者有无脉搏。如无脉搏搏动，立即进行胸外按压。

（4）置患者于心肺复苏体位。如卧软床的患者，肩背下需垫心脏按压板；如在地上应保证为硬地板。暴露胸腹部，松开腰带。

（5）抢救者跪于患者一侧，以髋关节为支点，挺直腰部，将一手掌根部紧贴在患者双乳头连线中点或胸骨中下 1/3，另一手掌根部重叠放于其手背上，十指相交扣，定位手的 5 个手指翘起，双臂伸直，依靠操作者的体重、肘及臂力，有节律地垂直按压，使胸骨下陷 5~6 cm，每次按压后使胸廓完全反弹，放松时手掌不能离开胸壁，按压与放松时间比为 1∶1。儿童、婴儿按压深度至少为胸廓前后径的 1/3，儿童大约 5 cm，婴儿大约 4 cm。按压频率为 100~120 次/分。按压过程中身体无摇晃，按压时始终观察患者面部（图 4－1）。

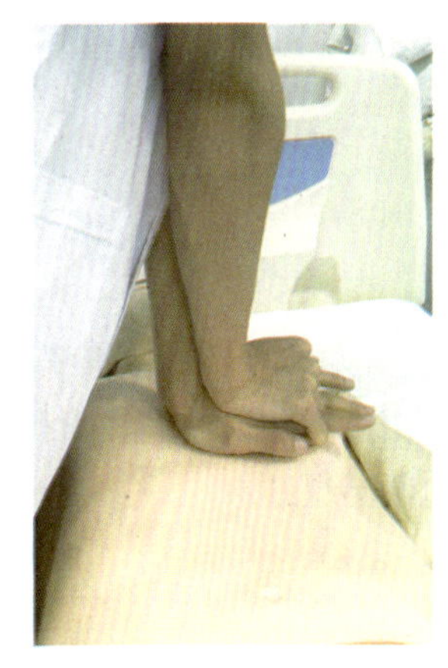

图 4－1 胸外心脏按压

（6）观察口腔，如有分泌物或异物，将头偏向一侧并清除，如有义齿取下活动义齿。

（7）开放气道。方法如下（图 4-2）。

①仰头提颏法：抢救者一手的小鱼际置于患者前额，用力向后压，使其头部后仰；另一手食指、中指置于患者的下颌骨下方，将颏部向前上抬起。注意手指不要压向颏下软组织深处，以免阻塞气道。

②仰头抬颈法：抢救者一手抬起患者颈部，另一手以小鱼际部位置于患者前额，使其头后仰，颈部上托。头颈部有损患者禁用。

③双下颌上提法：抢救者双肘置患者头部两侧，双手食指、中指、无名指放在患者下颌角后方，向上或向后抬起下颌。使患者头部保持中立位，不能使头后仰，不可左右扭动，适用于怀疑有颈椎损伤的患者。

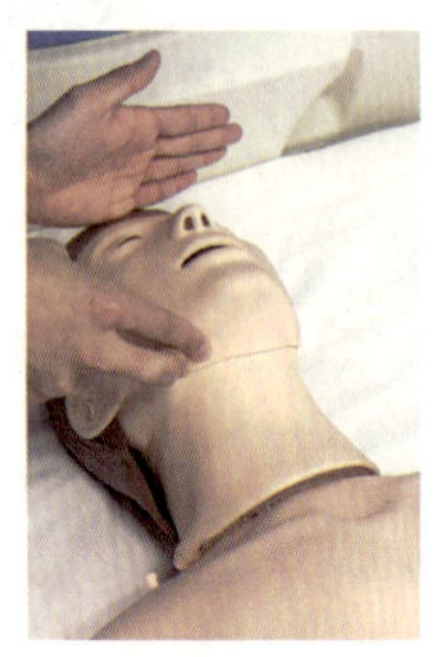
（a）仰头提颏法

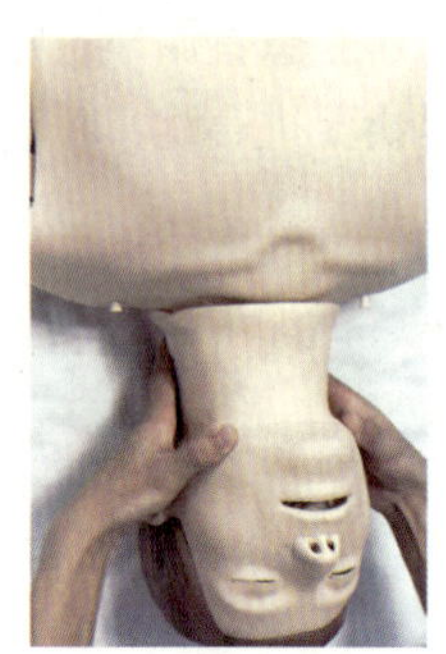
（b）仰头抬颈法

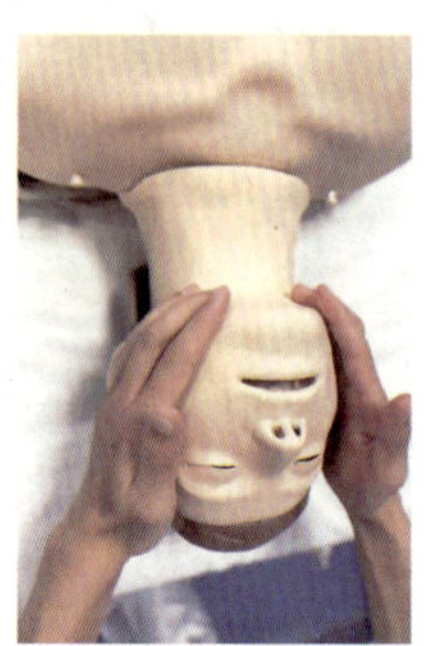
（c）双下颌上提法

图 4-2　开放气道的方法

（8）人工呼吸：将纱布置于口部，捏鼻包嘴；一手捏住患者鼻孔，另一手保持托颏状态，吹气 2 次，每次通气量 400～600 mL，持续 1 s（可见胸廓抬起）；吹气频率 10 次/分；吹气毕，放开鼻孔，让气体自然由口鼻逸出（图 4-3）。按压次数与通气次数比为 30∶2。按压与通气 5 个循环后，判断呼吸、脉搏、意识等，观察时间 5～10 s，如发生室颤，立即除颤。

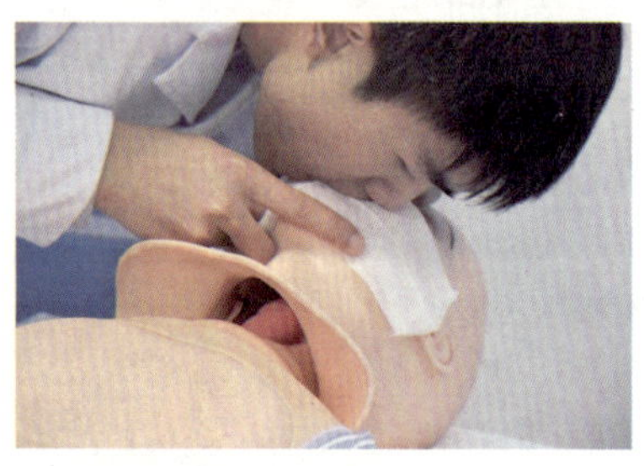
（a）吹气

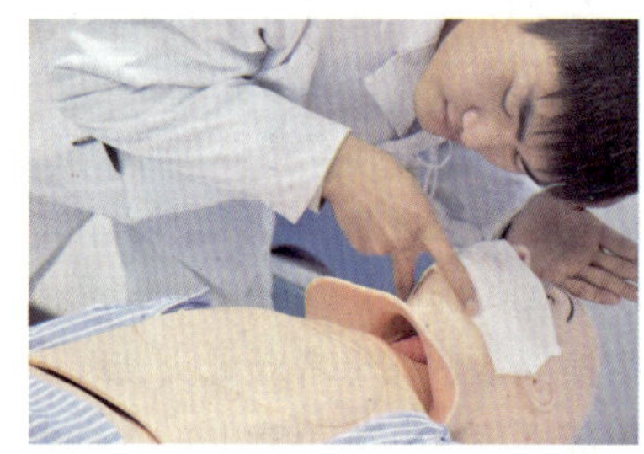
（b）观察

图 4-3　人工呼吸

（9）如出现复苏有效指征（如可触及颈动脉搏动、意识逐渐恢复、自主呼吸恢复、颜面口唇由发绀转为红润、瞳孔由大变小），进行高级生命支持。如未成功，则继续进行 CPR，评估时间不超过 10 s。

（10）操作完毕，用物分类处理，洗手，记录。

4. 评价

（1）动作规范，操作熟练，流畅。

（2）气道开放有效、心脏按压有效、按压时间中断不超过 10 s。

（3）在 3 min之内完成操作。

病例会诊

心肺复苏案例分析

一位长期高空作业人员，在工作过程中突然感到眩晕，从 3 m高空坠落地面，面部有明显的外伤及出血，呼之不应，同事立即拨打“120”。

请思考：急救人员到达现场后，应该如何处理？

知识拓展

中国好护士温贤秀：扎根护理事业近 37 年，视患者利益高于一切

温贤秀，女，中共党员，1964 年出生，汉族，大学本科，主任护师，硕士生导师，省劳动模范、省突出贡献和国务院特殊津贴专家。现任四川省医学科学院、四川省人民医院护理部主任、省护理学会理事长，省护理质控中心业务主任，中华护理学会护理行政管理委员会副主任委员。

温贤秀于 1982 年参加工作走上护理岗位，先后在手术室、外科病房、ICU 等病区工作。身为护士，她视患者如亲人，细心、耐心、无微不至关心患者的事迹数不胜数，她把宝贵的青春融入对生命的尊重、对工作的热忱和对护理事业的忠诚之中。

她勇担责任，在每次应急救援中挺身而出，展现了战胜灾难的强大精神力量。2003 年，“非典”肆虐。作为共产党员的温贤秀主动请命，带领护理团队到临时搭建的“非典医院”，投入抗击“非典”第一线。她和团队成员每天穿梭在隔离病房近 20 h，准备病区物资、布置床单元、规范病房布局、演练穿脱防护服、模拟吸痰、转运患者和应急抢救。每次地震灾难来临，温贤秀均身先士卒，投身到抗震救灾中。她带领省医护理团队成立地震伤员救治护理组，亲自筹建地震病房、组建机动库护士队伍，对伤员开展多元化护理，共参与院内外大型抢救 100 余起。

身为原卫生部“万名护理人才培训项目”授课专家之一，她心系“三州”、情牵西藏，帮带解难，携手共进，带动了西部地区护理事业的腾飞。作为医院护理部门负责人，她带领省医院护理学科成功申报全国首批临床护理重点专科，在护士岗位管理、优质护理示范工程活动中取得了一系列成果。温贤秀个人承担了国家级、省市级科研课题 14 项，编写护理专著 23 部，发表学术论文 120 余篇，获国家实用新型专利 10 项，获省、市级科学技术进步成果奖 16 项。温贤秀被授予“全国妇女创先争优先进个人”“首届全国优秀护理部主任”“四川省卫计委‘领军人才’”“四川省有突出贡献专家”等称号。

创新园地

分组进行情景模拟训练，每组 8～10 人，设置患者、护士、医生、家属等角色，设置溺水、电击、疾病导致心脏骤停等不同抢救场景。通过反复训练掌握心肺复苏抢救的重点、难点，并提出改进的流程与方法（表 4–2）。

表 4-2　心肺复苏情景模拟训练

专业		班级		指导教师	
项目成员（姓名）					
情景模拟 1					
情景模拟 2					
情景模拟 3					
情景模拟 4					
情景模拟 5					
改进流程					
改进方法					
总结					

考核标准

心肺复苏操作流程考核标准见表4-3。

表4-3 心肺复苏操作流程考核标准（满分100分）

班级　　　　姓名　　　　学号　　　　成绩

项目	操作标准	分值	扣分标准	扣分	自评	互评	教师评价
素质要求（2分）	1.报告姓名、操作项目，语言流畅，仪表大方，轻盈矫健	1	紧张、不自然，语言不流畅	1			
	2.衣、帽、鞋整洁，着装符合要求	1	衣、帽、鞋不整洁	1			
评估要求（13分）	1.环境评估：环境安全	2	未评估	2			
			评估不全	1			
	2.患者评估： （1）意识； （2）大动脉搏动和呼吸	4	未评估	4			
			评估不全，每缺1项	1			
	3.用物评估：无菌纱布或一次性人工呼吸面膜、手电筒、弯盘、记录单、手消毒液、笔、表，必要时备按压板，有条件的备血压计、听诊器、开口器，口咽通气管、舌钳、压舌板	7	用物每缺1件	1			
实施步骤（75分）	1.双手轻拍患者双肩，并在患者两侧耳边大声呼唤（报告结果）	2	拍打过重	1			
			未两侧呼唤	1			
	2.确认意识丧失，立即呼叫启动应急程序	2	未确认	1			
			未呼叫	1			
	3.判断颈动脉搏动： （1）将患者去枕仰卧，解开衣扣、腰带，暴露患者胸腹部； （2）右手食指、中指指尖触摸颈动脉搏动，口述“1001、1002、1003……”10 s钟内完成，同时判断呼吸（报告结果），看表计时（口述时间）	5	未暴露患者胸腹部	1			
			未判断动脉搏动	4			
			触摸颈动脉位置不准确	1			
			判断超时	2			
			未看表计时	1			
	4.安置体位： （1）置患者于硬板床上或地上，睡软床者，肩背下垫按压板（同时口述）； （2）头颈、躯干位于同一轴线，双手放于身体两侧，身体无扭曲（同时口述）	5	未口述（1）	2			
			卧位不当	1			
			未口述（2）	2			

续表

项目	操作标准	分值	扣分标准	扣分	自评	互评	教师评价
实施步骤（75分）	5.心脏按压： （1）抢救者立于患者右侧； （2）按压部位：胸骨中下1/3交界处； （3）按压方法：两手掌根部重叠，手指翘起不接触胸壁，上半身前倾，两臂伸直，垂直向下用力； （4）按压幅度：胸骨下陷5~6 cm； （5）按压频率：100~120次/分	20	站位错误	2			
			定位不准确	2			
			手指接触胸壁	2			
			未做到垂直用力，按压时肘部屈曲	2			
			胸骨下陷不达标（每次）	4			
			胸部回弹不充分（每次）	4			
			频率不达标（每循环）	4			
	6.畅通气道： （1）检查口腔，清除口腔异物，取出活动义齿（口述）； （2）判断颈部有无损伤，根据不同情况采取合适方法开放气道（口述：颈部无损伤与有损伤的开放气道方法，只需做第一个循环时口述）	15	未检查清理口腔	2			
			未口述（1）	2			
			未判断颈部损伤情况	2			
			气道未完全开放（每次）	4			
			未口述或口述不正确（2）	2			
	7.人工呼吸： （1）纱布置于口部，左手捏住患者鼻孔，正常吸气，张口紧包患者口部吹气，直至患者胸廓抬起； （2）吹气毕，松开捏鼻孔的手，头侧转换气，同时观察胸部情况，连续吹气2次； （3）按压与人工呼吸次数之比为30∶2，连续操作5个循环	16	胸部未抬起（每循环）	4			
			未松开鼻孔（每循环）	4			
			未观察胸部	4			
			比值错误	4			
	8.判断并报告复苏效果： （1）通过看、听、感觉，判断自主呼吸是否恢复，口述“1001、1002……1009”； （2）判断呼吸的同时接触颈动脉检查有无搏动； （3）手电筒照射观察患者一侧瞳孔是否缩小及对光反射是否存在； （4）观察患者面色、口唇、甲床和皮肤颜色是否转为红润； （5）测量血压（有条件时）	5	未判断	5			
			缺项，每缺1项	1			
	9.看表计时，安置患者，头偏向一侧	2	未计时	1			
			安置体位不正确	1			

续表

项目	操作标准	分值	扣分标准	扣分	自评	互评	教师评价
实施步骤（75分）	10.整理用物，洗手	2	未整理用物	1			
			未洗手或洗手不规范	1			
	11.记录抢救时间、抢救经过	1	来记录或记录不全	1			
评价质量（10分）	1.沉着冷静，动作敏捷，程序正确	3	程序错误，动作不规范	3			
	2.完成时间3 min（从报告开始至记录结束）	2	未完成	2			
	3.心肺复苏有效	3	无效抢救	3			
	4.关爱患者	2	对患者无关爱	2			
总分							

评价反思

心肺复苏操作评价与反思见表4-4。

表4-4 心肺复苏操作评价与反思

小组成员操作观察与记录
自我操作反思

课后练习

心肺复苏课后练习见表 4-5。

表 4-5　心肺复苏课后练习

课程名称	临床护理技能实训	专业		码上刷题
学习任务	模块四　急危重症护理	班级		
学习内容	心肺复苏	姓名		
1.心脏骤停有哪些临床表现？				
2.心肺复苏成功的表现有哪些？				
3.开放气道有哪些方法？具体应如何操作？				

（张丹）

任务二　吸痰法

思政导学

在金银潭医院支援

“疫情就是命令，防控就是责任。”对于呼吸内科护士杨媛媛来说，她还没来得及关注新冠肺炎疫情的新闻，便已加入了这场没有硝烟的“战争”……

2020 年 1 月 6 日，如往常一样，同济医院呼吸内科的杨媛媛刚下夜班，准备回家休息，突然接到护士长的紧急通知，现在金银潭医院人手不足，同济医院需要派人去支援。而呼吸科要派出一人，年龄 25~35 岁，党员护士……听到这里，她心想，这个人不就是自己嘛！

于是立即回家收拾好行李准备前去报到。因为疫情实在来得太快了，大家都措手不及。医院甚至都还没来得及组织誓师，说上就上了。下午 2：30，她到达金银潭医院护理部，经过短暂的培训，1 月 8 日杨媛媛正式进病房上班。

初生牛犊不怕虎

杨媛媛和同伴们换上密不透风的防护服，一头扎进隔离病房。把自己包裹得严严实实，只露出一双眼睛在外面，她感觉自己像个战士，既紧张又兴奋。由于口罩太紧，鼻子、面颊、额头都被压出深深的红痕。仅两天，她的鼻梁已经被压成紫红色伴脱皮，一碰就疼。憋闷，气促，流汗，呼吸困难——这些不仅仅是新冠肺炎患者的病毒之痛，也是每一个布满水汽、模糊不清的护目镜背后，医护人员苦撑六七个小时的“极限之痛”。在发热病房，她的主要工作，除了给患者完成药物治疗，还要穿着笨重的防护服为患者洗脸、刷牙、翻身、换衣服、擦拭身体，甚至协助大小便，倒尿壶、便盆。一些老人感激地说，重病床头，即便是自己的亲生孩子，也未必能如此照料。

“同济医院的”

一天，转来了一位阿姨，病情较重，入住病房的时候非常紧张焦虑。之后一天，杨媛媛连班，发现中午的饭菜已经发放很久了，那位阿姨还没吃，就过去问需不需要把饭菜热一下。阿姨答应后，她就去热饭。回来后，阿姨笑着说：“谢谢！”那是她第一次看到阿姨笑，愣了一下赶紧说：“不用谢！”趁阿姨吃饭间隙，她鼓励阿姨：“能多吃就多吃点，把自己的抵抗力提起来，我们有不少医院都派人过来支援了，一定可以早日战胜疾病的。”阿姨问她是哪个医院来的，她说是同济医院的，阿姨立刻提起了精神：“同济医院的！那好啊，真是谢谢你们了！”那一刻，杨媛媛真实地感受到了阿姨从内心深处燃起的希望。看着阿姨开始认真地将饭菜吃完，她也在内心为其加油鼓劲。

重大疫情不期而至，考验着党委政府应对风险挑战的决断力和行动力。面对异常严峻的疫情形势，杨媛媛扛责在肩、以身作则、勇挑重担，用自己的实际行动生动诠释了一名医护人员的奉献精神和本色。疫情面前，她是无惧无畏的“逆行者”。

（资料来源：护士网）

解析：生命重于泰山，抗击新冠肺炎，疫情就是命令！杨媛媛，一名普通的基层医护人员，用自己的行动诠释初心和使命，用自己的付出彰显责任与担当。她与同事们一起，万众一心、众志成城、同舟共济、守望相助，坚决打赢打胜疫情防控阻击战，在防控疫情斗争一线彰显白衣天使的责任与担当！

教学目标

【知识目标】

1. 能够说出经口鼻吸痰法的操作方法。
2. 能够归纳经口鼻吸痰法的注意事项。

【技能目标】

1. 能够正确实施患者评估，正确识别痰鸣音。

2. 能够正确执行经口鼻腔吸痰技术。

3. 能够与患者及家属进行有效沟通。

4. 能够正确判断、识别经口鼻腔吸痰技术的并发症，并正确为患者实施护理措施。

【素质目标】

培养学生关爱患者的品质和防护意识，以及爱岗敬业、求知、探索精神。

【思政目标】

使学生具有批判性思维，善于发现问题并具备解决问题的能力。

任务导入

患者胡某，男性，61岁，重症肺部感染，咳嗽时，可听见咽喉部有痰鸣音，患者不能自行将痰咳出，表情不自然，主诉咽部不适，紧张，立即呼叫护士。如果你是他的责任护士，应该做哪些准备工作？

任务分组

吸痰法任务分组见表4-6。

表4-6 吸痰法任务分组

<table>
<tr><td>班级</td><td></td><td>组号</td><td></td><td>指导教师</td><td></td></tr>
<tr><td>组长</td><td colspan="2"></td><td>学号</td><td colspan="2"></td></tr>
<tr><td rowspan="5">组员</td><td>姓名</td><td>学号</td><td>姓名</td><td colspan="2">学号</td></tr>
<tr><td></td><td></td><td></td><td colspan="2"></td></tr>
<tr><td></td><td></td><td></td><td colspan="2"></td></tr>
<tr><td></td><td></td><td></td><td colspan="2"></td></tr>
<tr><td></td><td></td><td></td><td colspan="2"></td></tr>
<tr><td>任务分工</td><td colspan="5"></td></tr>
</table>

任务分析

（一）经口鼻吸痰法定义

吸痰法理论部分

经口鼻吸痰法是指利用负压原理，经口、鼻腔将呼吸道分泌物吸出，以保持呼吸道通畅，预防吸入性肺炎、肺不张、窒息等并发症的一种方法。

（二）经口鼻吸痰法的适用情形和注意事项

经口鼻吸痰法用于危重疾病、年老体弱、昏迷、麻醉未清醒等各种原因造成的不能有效咳嗽者窒息时的急救，无绝对禁忌证。

1.经口鼻吸痰法的适用情形

医务人员应该在遇到患者下列情况时，予以经口鼻吸痰（按需吸痰）：

（1）呼吸音粗、明显痰鸣音或听诊双肺痰鸣音、患者无力咳痰；

（2）机械通气患者血氧分压、血氧饱和度降低或呼吸机气道高压报警；

（3）气管切开者气管内明显分泌物，呼吸频率加快，有自觉症状。

2.经口鼻吸痰法的注意事项

（1）严格执行无菌操作，吸痰用物每天更换 1~2 次，吸痰管每次更换。

（2）密切观察病情，发现喉头有痰鸣音或排痰不畅时立即抽吸。

（3）鼻腔、口腔、气管切开处需同时吸痰者，抽吸顺序为气管切开处—口腔—鼻腔。

（4）痰液黏稠时，可配合拍背或交替使用超声雾化，也可缓慢滴入少量生理盐水或化痰药物。

（5）吸痰前后应增加氧气的吸入，每次吸痰时间不能超过 15 s，以免因吸痰导致患者缺氧。为婴幼儿吸痰时，吸痰管要细、动作要轻、负压要小，以免损伤黏膜；气管插管或气管切开者也可向气管内滴入少量等渗盐水或化痰药物，使痰液稀释，便于吸出。

（6）储液瓶内液体及时倾倒，一般不应超过瓶的 2/3，以免痰液吸入吸引器，导致机器损坏。做好清洁消毒处理。

✿ 任务实施

（一）经口吸痰

吸痰法实践部分

【目的】

（1）清除呼吸道分泌物，保持呼吸道通畅。促进呼吸功能，改善肺通气。

（2）预防分泌物干结、脱落而阻塞气道，造成呼吸困难、肺不张及肺部感染等并发症发生。

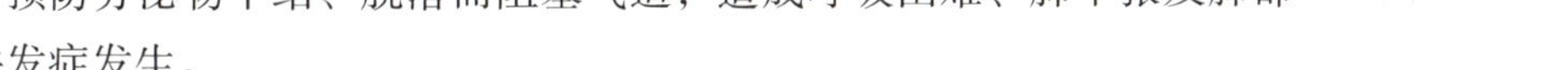

（3）获得化验标本。

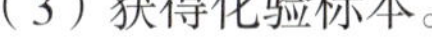

【操作程序】

1.评估

（1）环境评估：病室整洁宽敞、光线明亮、温湿度适宜，必要时用屏风或隔帘遮挡。

（2）患者评估：

①患者的病情、生命体征、治疗情况、呼吸状况、SpO_2、排痰能力；

②患者分泌物的量、黏稠度及部位深浅；

③患者口腔黏膜情况；

④患者的意识状态、心理状态、对吸痰的认知、合作程度。

2.计划

（1）环境准备：整洁、宽敞、干燥、安全、温湿度适宜。

（2）护士准备：着装整洁，剪指甲，洗手，戴口罩。

（3）用物准备。

①治疗车上层：治疗盘内备一次性吸痰管数根（吸痰管包内配有无菌手套）、纱布或纸巾、一次性治疗巾、手电筒、冲洗罐、生理氯化钠溶液 1 瓶，手消毒液。必要时备压舌板、开口器、口咽通气管 1 个。

②治疗车下层：生活垃圾桶、医用垃圾桶。

③另备电动吸引器 1 台或中心吸引装置。

3.实施

（1）携用物至患者床旁，认真辨识患者。

（2）向患者（神志清楚者）或家属解释，取得配合。

（3）接通电源，打开开关检查吸痰器各管连接是否通畅、有无漏气。调节负压：成人 300～400 mmHg（40.0～53.3 kPa），儿童 250～300 mmHg（33.0～40.0 kPa）。关闭开关。

（4）打开生理氯化钠溶液，将液体倒入冲洗罐，注明开瓶时间。

（5）将患者去枕仰卧，头转向操作者一侧，略向后仰。

（6）嘱患者张口（昏迷患者用开口器、压舌板打开口腔，舌后坠者也可使用口咽通气管开放气道）。

（7）检查患者口腔黏膜有无损伤，取下活动义齿。

（8）选择合适的吸痰管，检查有效期，包装有无破损，打开包装，右手戴一次性无菌手套，取出吸痰管。

（9）打开吸引器开关，将吸引器接头与吸痰管连接。

（10）左手拇指松开吸痰管侧孔，阻断负压。

（11）右手持吸痰管前段，将吸痰管插入口咽部，鼓励患者咳嗽，左手拇指关闭侧孔，恢复负压，吸净口咽部分泌物。

（12）更换吸痰管，更换一次性无菌手套。阻断负压，在患者吸气时右手持吸痰管插入气管适宜深度，恢复负压，左右旋转上提吸出痰液。每次吸痰时间$<$ 15 s。

（13）吸痰完毕，取下吸痰管，弃于医疗垃圾桶内，吸引器接头抽吸冲洗罐中生理氯化钠溶液冲洗连接管。关闭吸引器。

（14）吸痰过程中，观察患者口唇、呼吸、心率、SpO_2及痰液情况。必要时叩背，雾化吸入后再次吸痰。

（15）擦拭患者口鼻周围的分泌物，协助患者取舒适卧位，整理床单元，关爱患者。

（16）核对，清理用物。

（17）洗手，记录吸痰时间和痰液颜色、性质、量及吸痰效果。

4.评价

（1）评估准确，程序正确，动作规范，操作熟练，未损伤呼吸道黏膜，无菌观念强，有自我防护意识。

（2）患者呼吸道通畅，血氧饱和度改善，吸痰后患者感到舒适。

（3）态度和蔼，语言亲切，及时观察反应，关爱患者。

（二）经鼻吸痰

【目的】

（1）清除呼吸道分泌物，保持呼吸道通畅；促进呼吸功能，改善肺通气。

（2）预防分泌物干结、脱落而阻塞气道，造成呼吸困难、肺不张及肺部感染等并发症发生。

（3）获得化验标本。

【操作程序】

1.评估

（1）环境评估：病室是否整洁宽敞、光线明亮、温湿度适宜。

（2）患者评估：

①患者的病情、生命体征、治疗情况、呼吸状况、SpO_2、排痰能力；

②患者分泌物的量、黏稠度及部位深浅；

③患者鼻腔黏膜情况；

④患者的意识状态、心理状态、对吸痰的认知、合作程度。

2.计划

（1）环境准备：整洁、宽敞、干燥、安全、温湿度适宜，必要时用屏风或隔帘遮挡。

（2）护士准备：着装整洁，剪指甲，洗手，戴口罩。

（3）用物准备：

①治疗车上层：治疗盘内备一次性吸痰管数根（吸痰管包内配有无菌手套）、纱布或纸巾、一次性治疗巾、手电筒、冲洗罐、生理氯化钠溶液1瓶，手消毒液。必要时备压舌板，开口器、口咽通气管1个。

②治疗车下层：生活垃圾桶、医用垃圾桶。

③另备电动吸引器1台或中心吸引装置。

3.实施

（1）携用物至患者床旁，认真辨识患者。

（2）向患者（神志清楚者）或家属解释，取得配合。

（3）接通电源，打开开关检查吸痰器各管连接是否通畅、有无漏气（图4-4）。调节负压（图4-5）：成人300~400 mmHg（40.0~53.3 kPa），儿童250~300 mmHg（33.0~40.0 kPa）。关闭开关。

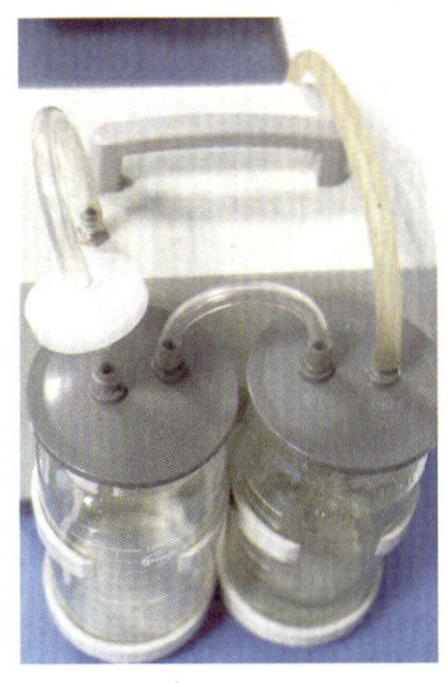

图4-4 检查吸痰器

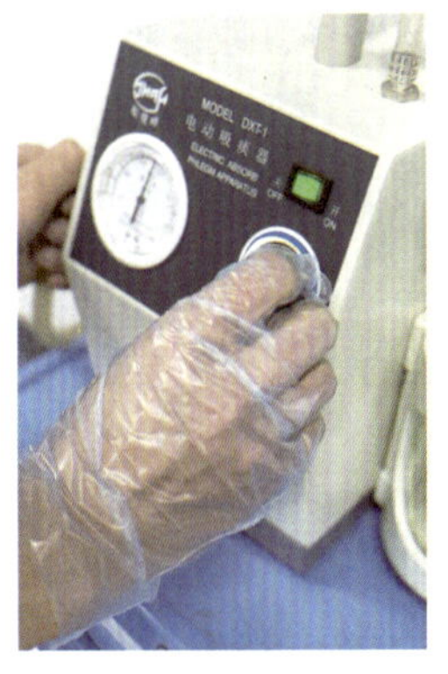

图4-5 负压调节

（4）打开生理氯化钠溶液，将液体倒入冲洗罐，注明开瓶时间。

（5）将患者去枕仰卧，头转向操作者一侧，略向后仰。

（6）检查并清洁鼻腔。

（7）选择合适的吸痰管，检查有效期，包装有无破损，打开包装，右手戴一次性无菌手套，取出吸痰管（图 4-6）。

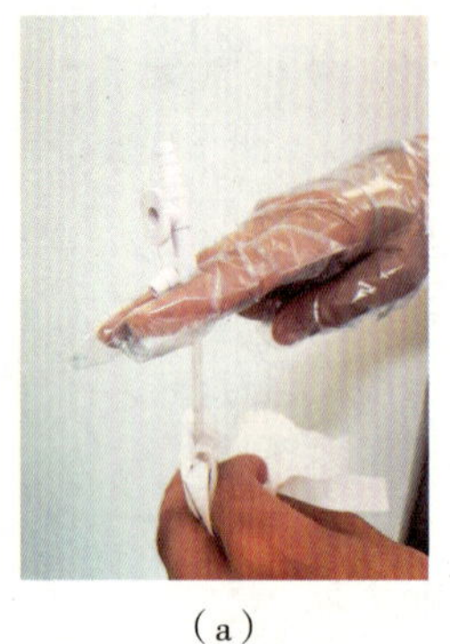

（a）

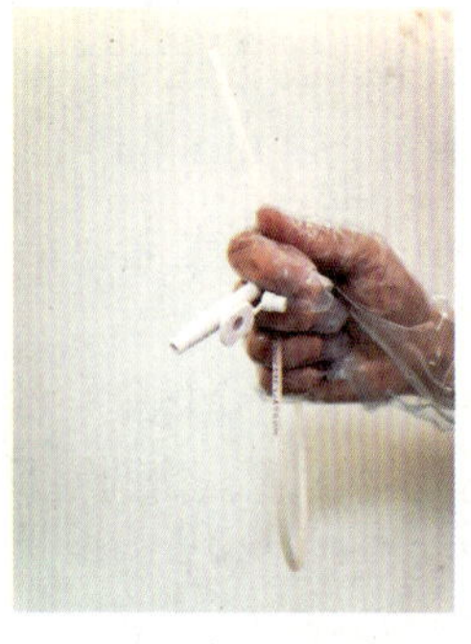

（b）

图 4-6　吸痰管的结构

（8）打开吸引器开关，将吸引器接头与吸痰管连接。

（9）左手拇指松开吸痰管侧孔，阻断负压（图 4-7）。

（10）右手持吸痰管前段，在患者吸气时，将吸痰管由清洁鼻孔快速轻柔地插入，达到一定深度，左手拇指关闭侧孔，恢复负压，左右旋转上提吸出痰液（图 4-8）。每次吸痰时间 < 15 s。

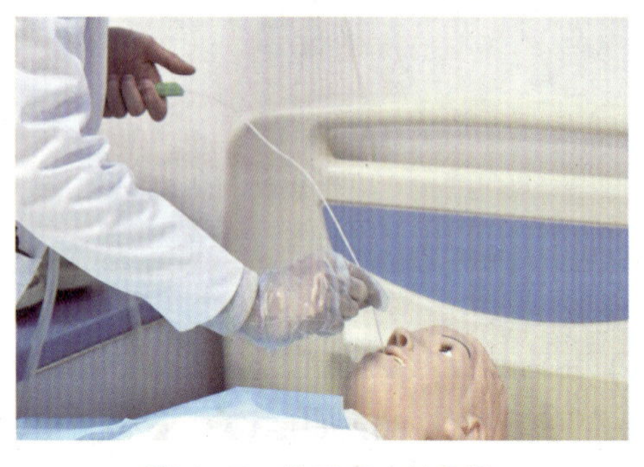

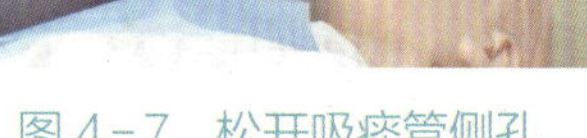

图 4-7　松开吸痰管侧孔

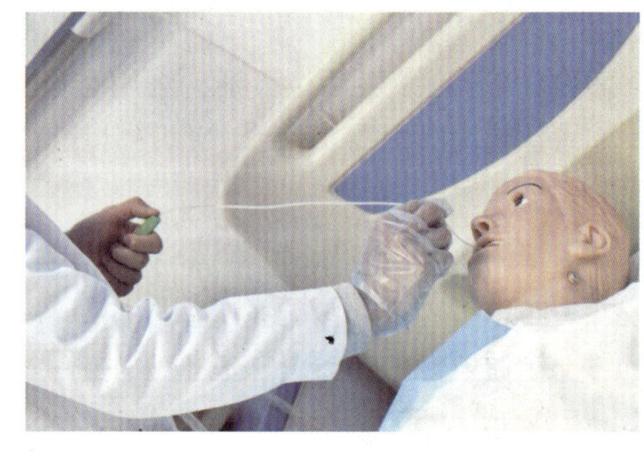

图 4-8　提拉吸痰管

（11）吸痰完毕，取下吸痰管，弃于医疗垃圾桶内，吸引器接头抽吸冲洗罐中生理氯化钠溶液冲洗连接管。关闭吸引器。

（12）吸痰过程中，观察患者口唇、呼吸、心率、SpO_2 及痰液情况。必要时叩背，雾化吸入后再次吸痰。

（13）擦拭患者口鼻周围的分泌物，协助患者取舒适卧位，整理床单元，关爱患者。

（14）核对，清理用物。

（15）洗手，记录吸痰时间和痰液颜色、性质、量及吸痰效果。

4.评价

（1）评估准确，程序正确，动作规范，操作熟练，未损伤呼吸道黏膜，无菌观念强，有自我防护意识。

（2）患者呼吸道通畅，血氧饱和度改善，吸痰后患者感到舒适。

（3）态度和蔼，语言亲切，及时观察反应，关爱患者。

病例会诊

吸痰法案例分析

患者汪某，女性，48岁，咳嗽、咳痰1周入院，患者痰多，不易咳出，体检双肺可闻及痰鸣音。

请思考：如何为该患者实施电动吸引器法吸痰？

知识拓展

评判性思维在临床工作中的应用

患者，女，90岁，因咳嗽、咳痰，气喘伴发热，以"肺炎慢性支气管炎（急性加重期）"于2019年5月7日2时57分入院，既往脑梗死病史8年余，遗留下肢、左上肢瘫痪，言语不能，右上肢能正常活动。高血压病史8年余，患者自此次发病以来，神志清，精神欠佳，进食较少且呛咳，睡眠欠佳，小便无异常，4~7天排便1次，体重变化不详。入院后给予Ⅰ级护理，低盐低脂饮食，止咳、化痰、平喘、抗感染及对症治疗。入院后行胸部CT示：右上肺实变影，余肺野可见多发感染灶。医师考虑患者肺炎与进食时呛咳有关，下达鼻饲医嘱。

2019年5月8日9时护士与家属沟通后同意置管。考虑患者痰液较多，首先经口腔吸出白色稀薄痰液约20 mL后，顺利置入胃管，置管深度为45 cm，抽取无胃液，听诊胃部有气过水声判定在胃里，经胃管内注入温水60 mL，患者无呛咳。

11：00准备给患者鼻饲饮食。胃管置入深度45 cm，回抽无胃液，抬高患者床头30°，经胃管内注入食物约30 mL，患者突然出现烦躁，咳嗽，血氧饱和度由95%降至80%，立即停止鼻饲注食，通知医师，再次确定胃管是否在胃内，首先胃管末端放入盛水碗内，无气泡逸出，说明未在气管内；再次将听诊器置于患者胃部，胃管内注气20 mL，听诊有气过水声判定在胃内。听诊有大量痰鸣音，立即给予吸痰，经口吸出大量白色黏痰约30 mL，患者症状减轻，血氧饱和度升至95%。向家属做好解释工作，家属理解。与医师沟通后暂不予拔出胃管，继续观察患者无不适感。

14：00，与医师沟通后先吸出大量白色黏痰后再进行鼻饲，胃管内注食200 mL，患者无不适感。各班做好交接：鼻饲前听诊患者痰液情况，必要时吸痰后再鼻饲。

置管第三天经过抗炎祛痰治疗，患者痰液减少，鼻饲前不用清理口腔及呼吸道分泌物，后患者好转出院。

对于高龄、伴有呼吸道感染、痰液增多、长期卧床患者，鼻饲前予以翻身叩背，听诊痰鸣音，彻底清理呼吸道分泌物（吸痰）后再给予鼻饲饮食。鼻饲过程中密切观察患者的变化，如出现气道分泌物增多，阻塞气道的情况应立即暂停鼻饲，并给予清除气道内分泌物。鼻饲后30 min勿进行翻身或其他操作。

在临床工作中遇到问题时，不能只片面地解决问题，要进行评判性思考。上例中，医师质疑胃管置入位置，欲立即拔出，经和医师沟通再次判定胃管位置，分析患者血氧饱和度下降原因后给予保留胃管，对患者进行完整、全面和正确的评估，制定合适的措施，减少患者的痛苦和经济负担，将评判性思维方式应用于以后的临床工作中。

创新园地

根据兴趣分组，每组 8~10 人，选择一种吸痰管或者负压吸引装置进行研究。通过查阅收集资料，对现有的吸痰管或者负压吸引装置进行改良，使之操作更方便，更能保护自己。通过反复试验与讨论，说出现有产品的缺点，并提出改良计划（表 4-7）。

表 4-7　吸痰管或负压吸引装置创新研究

专业		班级		指导教师	
项目成员（姓名）					
产品设计背景					
产品优缺点对比					
产品设计原理					
产品设计创新点					
产品实施计划					
产品测试报告					
总结					

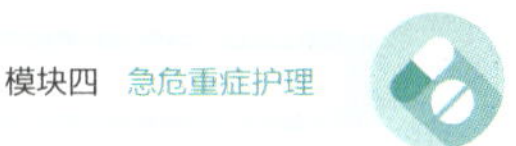

考核标准

经口鼻吸痰法考核标准见表 4–8。

表 4–8 经口鼻吸痰法考核标准（满分 100 分）

班级　　　　　　　　姓名　　　　　　　　学号　　　　　　　　成绩

项目	操作标准	分值	扣分标准	扣分	自评	互评	教师评价
素质要求（2 分）	1.报告姓名、操作项目，语言流畅，仪表大方，轻盈矫健	1	紧张不自然，语言不流畅	1			
	2.衣、帽、鞋整洁，着装符合要求	1	衣、帽、鞋不整洁	1			
评估要求（14 分）	1.环境评估：病室是否整洁宽敞、光线明亮、温湿度适宜	2	未评估	2			
			评估不全，每缺 1 项	1			
	2.患者评估： （1）患者的病情、生命体征、治疗情况、呼吸状况、SpO_2、排痰能力； （2）患者分泌物的量、黏稠度及部位深浅； （3）患者口鼻腔黏膜情况； （4）患者的意识状态、心理状态、对吸痰的认知、合作程度	4	未评估	4			
			评估不全，每缺 1 项	1			
	3.护士评估： （1）七步洗手法洗手，戴口罩； （2）了解吸痰的目的	3	未洗手或洗手不规范	1			
			未戴口罩	1			
			不了解吸痰目的	1			
	4.用物评估： （1）治疗车上层包括治疗盘内备一次性吸痰管数根（吸痰管包内配有无菌手套）、纱布或纸巾、一次性治疗巾、手电筒、冲洗罐、生理氯化钠溶液 1 瓶，手消毒液。必要时备压舌板、开口器、口咽通气管 1 个。 （2）治疗车下层包括生活垃圾桶、医用垃圾桶。 （3）另备电动吸引器 1 台或中心吸引装置	5	未检查一次性用物的有效期及质量	1			
			物品准备不全，每缺 1 项	1			
实施步骤（74 分）	1.携用物至患者床旁，认真辨识患者	2	未辨识患者	2			
	2.向患者（神志清楚者）或家属解释，取得配合	2	未解释	2			

续表

项目	操作标准	分值	扣分标准	扣分	自评	互评	教师评价
实施步骤（74分）	3.接通电源，打开开关检查吸痰器各管连接是否通畅、有无漏气。调节负压：成人300~400 mmHg（40.0~53.3 kPa），儿童250~300 mmHg（33.0~40.0 kPa）。关闭开关	4	未检查	2			
			负压不在规定范围内	2			
	4.打开生理氯化钠溶液，将液体倒入冲洗罐，注明开瓶时间	3	未检查生理氯化钠溶液	2			
			未注明开瓶时间	1			
	▲经口吸痰						
	5.将患者去枕仰卧，头转向操作者一侧，略向后仰	3	体位不正确	2			
			头未偏向操作者一侧	1			
	6.嘱患者张口（昏迷患者用开口器、压舌板打开口腔，舌后坠者也可使用口咽通气管开放气道）	3	未嘱患者	1			
			昏迷患者打开口腔方法不正确	2			
	7.检查患者口腔黏膜有无损伤，取下活动义齿（口述）	3	未检查	2			
			未口述	1			
	8.选择合适的吸痰管，检查有效期、包装有无破损，打开包装，右手戴一次性无菌手套，取出吸痰管	8	未检查	2			
			污染无菌手套	3			
			污染吸痰管	3			
	9.打开吸引器开关，将吸引器接头与吸痰管连接	2	未打开	1			
			未连接	1			
	10.左手拇指松开吸痰管侧孔，阻断负压	2	未阻断负压	2			
	11.右手持吸痰管前段，将吸痰管插入口咽部，鼓励患者咳嗽，左手拇指关闭侧孔，恢复负压，吸净口咽部分泌物	5	未恢复负压	3			
			动作不轻柔	2			
	12.更换吸痰管，更换一次性无菌手套。阻断负压，在患者吸气时右手持吸痰管插入气管适宜深度，恢复负压，左右旋转上提吸出痰液。每次吸痰时间<15 s	10	插入吸痰管时未阻断负压	1			
			吸痰管插好后未恢复负压	1			
			吸痰手法不正确	3			
			吸痰时间超过15s	3			
			动作不轻柔	2			

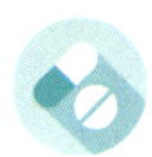

续表

项目	操作标准	分值	扣分标准	扣分	自评	互评	教师评价
实施步骤（74分）	13.吸痰完毕，取下吸痰管，弃于医疗垃圾桶内，吸引器接头抽吸冲洗罐中生理氯化钠溶液冲洗连接管。关闭吸引器	4	吸痰管触碰其他物品或操作者	2			
			吸痰管处理不正确	1			
			未冲洗吸引器管路	1			
	▲经鼻吸痰						
	14.检查并清洁鼻腔	2	未检查鼻腔	1			
			未清洁鼻腔	1			
	15.步骤同序号8、9、10，右手持吸痰管前段，在患者吸气时，将吸痰管由清洁鼻孔快速轻柔地插入，达到一定深度，左手拇指关闭侧孔，恢复负压，左右旋转上提吸出痰液。每次吸痰时间<15 s	5	插入吸痰管时未阻断负压	1			
			吸痰管插好后未恢复负压	1			
			吸痰手法不正确	1			
			吸痰时间超过15 s	1			
			动作不轻柔	1			
	16.吸痰完毕，步骤同序号13	4	扣分标准同序号13				
	17.吸痰过程中，观察患者口唇、呼吸、心率、SpO_2及痰液情况。必要时叩背，雾化吸入后再次吸痰（口述，报告呼吸、心率、SpO_2数值）	5	未口述	5			
			口述内容不全	3			
			未报告	2			
	18.擦拭患者口鼻周围的分泌物，协助患者取舒适卧位，整理床单元，关爱患者	2	未擦拭口鼻周围分泌物	1			
			未协助患者取舒适卧位	1			
	19.核对，清理用物	2	未核对	1			
			未清理用物	1			
	20.洗手，记录吸痰时间和痰液颜色、性质、量及吸痰效果	3	未洗手或洗手不规范	1			
			无记录	2			
			记录不全	1			
评价质量（10分）	1.评估准确，程序正确，动作规范，操作熟练，未损伤呼吸道黏膜，无菌观念强，有自我防护意识	3	程序错误，动作不规范	1			
			评估不到位	1			
			无菌观念差	1			
	2.完成时间12 min（从携用物到床旁至记录结束）	2	每超时1 min	1			

续表

项目	操作标准	分值	扣分标准	扣分	自评	互评	教师评价
评价质量（10分）	3.患者呼吸道通畅，血氧饱和度改善，吸痰后患者感到舒适	2	无效吸痰	2			
	4.态度和蔼，语言亲切，及时观察反应，关爱患者	3	未关爱患者	2			
			未及时观察反应	1			
总分							

评价反思

经口鼻吸痰操作评价与反思见表 4-9。

表 4-9　经口鼻吸痰操作评价与反思

小组成员操作观察与记录
自我操作反思

课后练习

吸痰法课后练习见表 4-10。

表 4-10　吸痰法课后练习

课程名称	临床护理技能实训	专业		码上刷题
学习任务	模块四　急危重症护理	班级		
学习内容	吸痰法	姓名		

续表

1.哪些情况下要为患者吸痰? 2.吸痰的注意事项有哪些?

(郑佳)

任务三 氧气吸入技术

思政导学

今天最高兴的事就是终于痛快地洗了把脸

2020年2月15日，武汉市汉口医院120急救站护士彭璟在一线抗疫已经30天，今天让她最高兴的一件事情就是——“我终于痛痛快快地洗了一把脸。”作为急诊室护士，30天来，她一直坚守在抗疫一线，每天面对与死亡较量的新冠肺炎患者，检查仪器、输液、配药、打针、铺床、换药……起早贪黑，不敢松懈。

做完手术上一线抗疫

2019年年底，彭璟感觉左眼视力下降，视力范围受限，经过检查，她患有虹膜粘连，急需手术治疗。经过本地一名眼科医生推荐，2020年1月13—15日，她在重庆第一附属医院分别做了2次手术，医生建议她休息一段时间才能去上班。当时正逢新冠肺炎疫情蔓延，武汉市汉口医院涌入许多前来求诊的患者，同事们忙得不可开交，彭璟决定赶回武汉和同事一起并肩作战。

1月16日下午，复查结束，她决定立即赶回武汉。恰逢春运期间，重庆直达武汉的动车票已经销售一空，她抢在最后5 min买了一张从重庆到丰都的火车票，经过一番折腾，成功上车。彭璟回忆称，上车后，她喜极而泣，回到武汉第二天，她就到医院上班了。

作为120急救站的护士，通常要上满24 h才会下班，不仅无法按时吃饭，睡眠也无法保证。当医院领导听说她刚做完手术，就劝她休息，她说是个小手术，无须休息。武汉汉口医院作为收治新冠肺炎患者的定点医院，承担大量的收治任务，而防护物资却极其匮乏。为节省护目镜，彭璟只能用84消毒液消毒护目镜，这样才能反复使用，但84消毒液产生的氯气会刺激眼睛，令人异常难受，每当她抢救完患者，只能用激素眼药水来减轻不适感。最让她难受的是，每次出车回来，她都无法用水洗脸，只能拿洗面巾擦面，每次下班，她都感觉脸上黏黏糊糊的，时间长了，会特别不舒服。

最长连续工作96 h

1月19日，这一天原本是彭璟的休息日，当天正好有一位年轻的护士临时有事，此时医院正是抗击疫情的关键时刻，正是用人之际，彭璟见到她很着急，主动提出帮忙顶班，此后她多次主动帮同事顶班。当有人问她，在眼睛急需休息之际，为何还要主动帮助同事顶班，她的回答是："我是他们的老大姐，也是一名党员，我应该做表率。"

在抗击疫情期间，彭璟值的最长的一次班是从1月23日至1月26日，她几乎都在医院出车，忙前忙后，前后总共工作了96 h才回家休息。由于长时间没有洗过头发，她忍不住戴着游泳镜洗了一回，未曾想因长期没有休息，抵抗力有所下降，那次洗完头发，她就出现感冒、咳嗽症状，她担心得了新冠肺炎，还到医院做了CT检查，所幸检查结果正常。

彭璟住得离医院很远，全城交通管制，她上班极为不便。虽然医院给医护人员提供了临时酒店，但她并没有申请，觉得应该留给其他住得远的医护人员。"我在值班室将就一下就可以了。"彭璟说。为赶医院的班车，她必须每天早晨5：30起床；下班的班车，即使是正常下班，她回到家通常也已是晚上8：00了。"看到同事们都团结、积极地奋战在一线，我会特别感动，别人能坚持，我也一定能坚持，我的要求不多，只要能正常洗脸、洗头，我就心满意足了。"彭璟说。

（资料来源：澎湃新闻）

解析：生活哪有什么岁月静好，只是有人在替他人负重前行。人们能够在家安心生活，正是因为有了一个个的"彭璟"在守护人们，负重前行。

教学目标

【知识目标】

1. 能够说出氧气吸入技术的操作方法。
2. 能够归纳氧气吸入技术的注意事项。

【技能目标】

1. 能根据患者的病情，采取正确有效的给氧措施。
2. 能够与患者及家属进行有效沟通。
3. 能够正确判断及识别氧气吸入技术的并发症，并正确为患者实施护理措施。

【素质目标】

培养学生安全意识，以及爱岗敬业、求知、探索精神。

【思政目标】

培养学生的人道主义精神及严谨求实的工作态度。

任务导入

患者陈某，女，56岁，于某日21时50分来急诊科就诊，主诉胸闷、呼吸困难，既往有肺炎病史。如果你是该院急诊科夜班护士，负责接待这名患者，应该做哪些准备工作？

任务分组

氧气吸入技术任务分组见表4－11。

表4－11　氧气吸入技术任务分组

<table>
<tr><td>班级</td><td></td><td>组号</td><td></td><td>指导教师</td><td></td></tr>
<tr><td>组长</td><td colspan="2"></td><td>学号</td><td colspan="2"></td></tr>
<tr><td rowspan="5">组员</td><td>姓名</td><td>学号</td><td>姓名</td><td colspan="2">学号</td></tr>
<tr><td></td><td></td><td></td><td colspan="2"></td></tr>
<tr><td></td><td></td><td></td><td colspan="2"></td></tr>
<tr><td></td><td></td><td></td><td colspan="2"></td></tr>
<tr><td></td><td></td><td></td><td colspan="2"></td></tr>
<tr><td>任务分工</td><td colspan="5"></td></tr>
</table>

任务分析

（一）氧气吸入技术概述

氧气吸入技术理论部分

1. 定义

氧气吸入法是指通过给氧提高患者的动脉血氧分压（PaO_2）和动脉血氧饱和度（SaO_2），预防和纠正各种原因引起的缺氧状态的技术方法。

2. 基本特点

改善患者的缺氧状态，保障患者生命安全。

3. 缺氧程度判断

临床上检测血氧分压的方法有两种。一种是动脉血气分析，正常人动脉血氧分压的正常值为80~100 mmHg。若低于80 mmHg，属于低氧血症。另一种检测血氧分压的方式为血氧饱和度，正常值应＞96%，＜93%诊断为低氧血症。

（1）轻度缺氧：无明显的呼吸困难，仅有轻度发绀，神志清楚。血气分析为动脉血氧分压为60~80 mmHg。

（2）中度缺氧：发绀明显，呼吸困难，神志正常或烦躁不安。血气分析动脉血氧分压为40~60 mmHg。

（3）重度缺氧：显著发绀，三凹征明显（胸骨上、锁骨上和肋间隙凹陷），患者失去正常活动能力，呈昏迷或半昏迷状态。血气分析动脉血氧分压＜40 mmHg。

4. 适应证

血气分析检查是用氧的指标，当患者的动脉血氧分压＜80 mmHg时，应当给予吸氧。

（1）因呼吸系统疾病而影响肺活量者。

（2）心肺功能不全使肺部充血而致呼吸困难者。

（3）各种中毒引起的呼吸困难。

（4）昏迷患者。

（5）其他：某些外科手术前后、大出血休克的患者，以及分娩时产程过长或胎心音不良等。

5.注意事项

（1）严格遵守操作规程，注意用氧安全，切实做好“四防”，即防震、防火、防热、防油。因此，在搬运氧气筒时，应避免倾倒撞击，防止爆炸。氧气助燃，氧气筒应放阴凉处，在筒的周围严禁烟火和放置易燃品，至少距明火 5 m，暖气 1 m。氧气表及螺旋口上勿涂油，也不可用带油的手拧螺旋，避免引起燃烧。

（2）用氧前,应先调节流量后插氧管，停用氧时，应先拔除氧管再关氧气开关；中途需要调节氧流量时，应先将氧气管和患者分离，调节好氧流量后再给氧。以免开错开关，大量气体冲入呼吸道损伤肺组织。

（3）用氧过程中，以观察患者的脉搏、血压、精神状态、皮肤颜色、温度与呼吸方式等有无改善来衡量氧疗效果，还可测定动脉血气分析判断疗效，选择适当的用氧浓度。

（4）氧气筒内氧气不可用尽，压力降至 0.5 MPa时，即不可再用，以防灰尘进入筒内，造成再次充气时发生爆炸。

（5）对未用和已用完的氧气筒应分别注明“满”或“空”的字样，便于及时储备，以应急需。

（二）氧气吸入的浓度及公式换算法

换算公式：吸氧浓度（%）= 21 + 4 × 氧流量（L / min）

掌握吸氧浓度对纠正缺氧起着重要的作用，低于 25%的氧浓度则和空气中氧含量相似，无治疗价值；高于 70%的浓度，持续时间超过 24 h，则可能发生氧中毒，氧中毒表现症状为眩晕、恶心、烦躁不安、面色苍白、进行性呼吸困难、血压下降等。对慢性呼吸衰竭，缺氧和二氧化碳潴留并存者，应低流量、低浓度持续给氧。慢性缺氧患者因长期二氧化碳分压高，其呼吸主要依靠缺氧刺激颈动脉和主动脉体化学感受器，沿神经上传至呼吸中枢，放射性地引起呼吸；若吸入高浓度氧，解除缺氧对呼吸中枢的刺激作用，可使呼吸中枢兴奋性降低，甚至呼吸停止。

任务实施

氧气吸入技术

氧气吸入技术
实践部分

【目的】

通过给氧提高患者的动脉血氧分压和动脉血氧饱和度，预防和纠正各种原因引起的缺氧状态。

【操作程序】

1.评估

（1）环境评估：病室是否整洁宽敞、光线明亮、温湿度适宜，无明火、避开热源。

（2）患者评估：患者的病情生命体征治疗情况、呼吸状况、缺氧程度；患者的鼻腔情况；患者的意识状态、对吸氧的认知、合作程度；患者的心理状态，有无因缺氧引起的不安情绪。

2. 计划

（1）护士准备：着装整洁，剪指甲，取下手表。

（2）用物准备。治疗车上层：治疗盘内备鼻导管 1 根、无菌棉签 1 包、小药杯（内盛冷开水）、纱布、弯盘、扳手、手消毒液、用氧记录单、笔、用氧标识、氧气表、湿化瓶（图 4-9）。治疗车下层：医用垃圾桶。另备氧气筒。

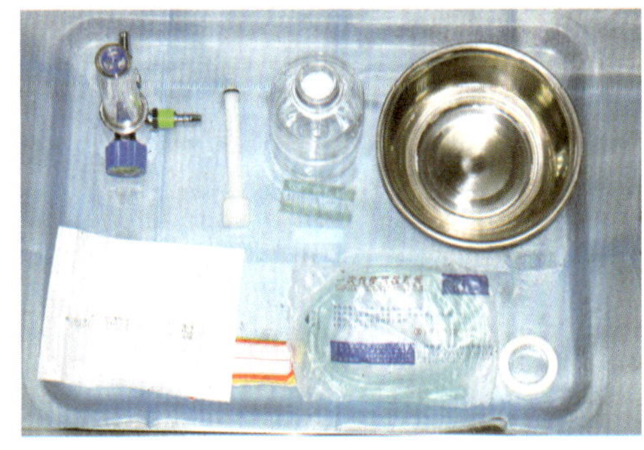

图 4-9 氧气吸入技术用物

（3）环境准备：整洁、宽敞、干燥、安全、温湿度适宜。

（4）患者准备：了解氧气吸入的意义，并且积极配合。

3. 实施

（1）连接吸氧装置。

①氧气筒吹尘：打开氧气筒总开关，放出少量氧气吹尘后关闭。

②安装氧气表，直立于氧气筒旁（图 4-10）。

③连接湿化瓶（图 4-11）。

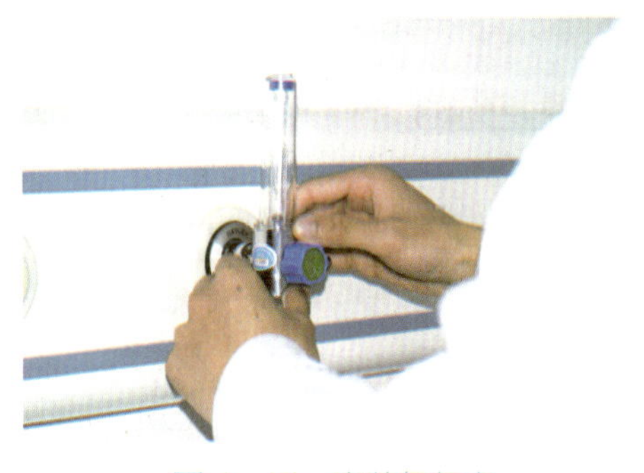

图 4-10 安装氧气表

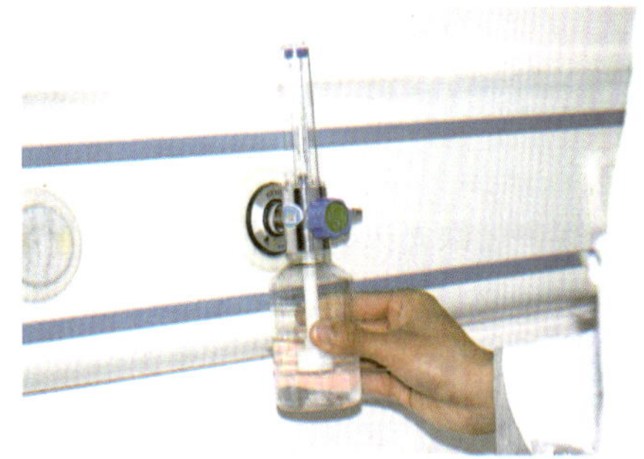

图 4-11 连接湿化瓶

④检查装置的密闭性和通畅性：检查流量开关是否关闭，打开总开关，检查有无漏气，再打开流量开关，检查是否通畅，关闭流量开关。

（2）吸氧。

①携用物至患者床旁，认真核对患者。

②向患者介绍吸氧的方法及注意事项，取得患者合作。

③协助患者采取舒适卧位。

④检查并清洁鼻孔。

⑤鼻导管与流量表的出口相连接，遵医嘱调节氧流量（图 4-12）。

⑥湿润鼻导管前端，并检查有无气泡逸出，确保鼻导管通畅（图 4-13）。

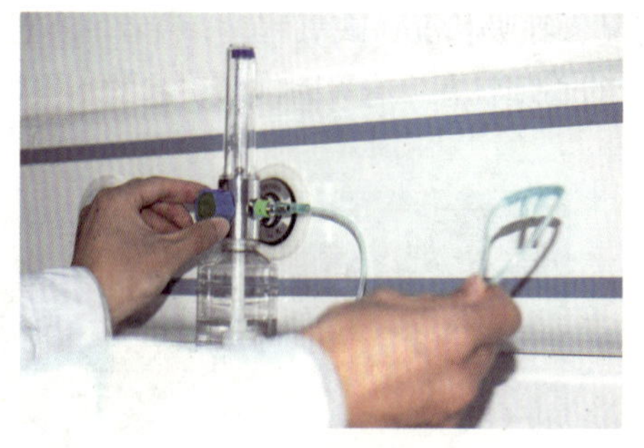

图 4－12　调节氧流量

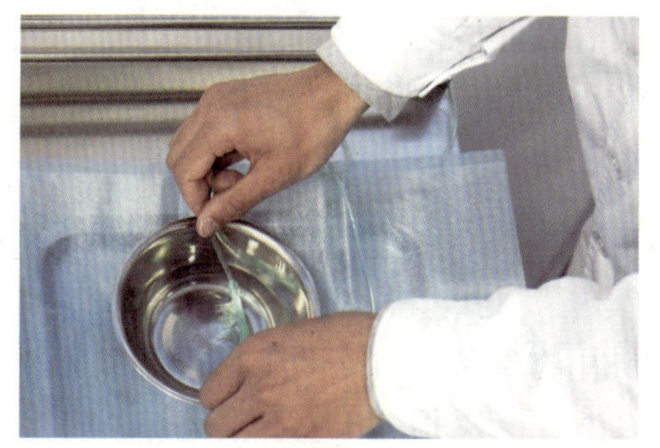

图 4－13　检查鼻导管是否通畅

⑦将鼻导管插入患者鼻孔，为患者供氧，调节松紧度，固定鼻导管（图 4－14）。

⑧询问患者的感受，告知吸氧的注意事项，取得患者配合。

⑨整理床单元，再次核对，清理用物。

⑩洗手消毒，记录给氧时间、氧流量，贴用氧标识于湿化瓶上（图 4－15）。

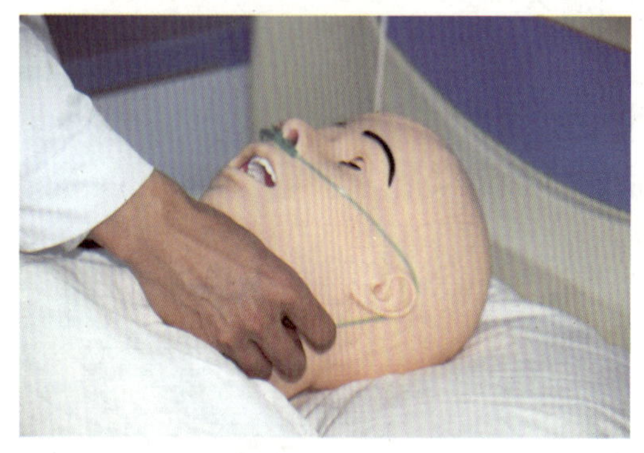

图 4－14　固定鼻导管

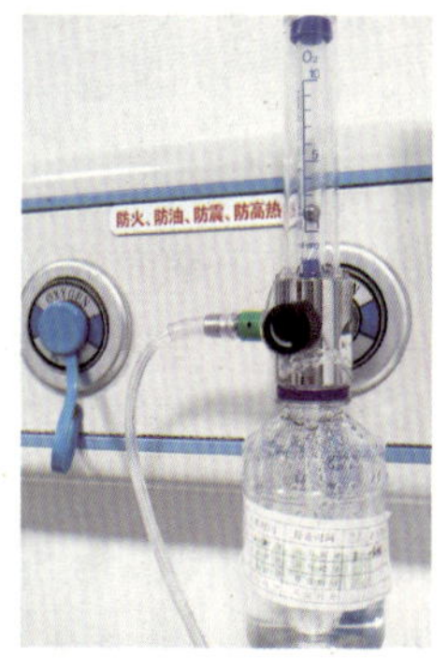

图 4－15　贴用氧标识

⑪观察患者缺氧改善情况、实验室指标、有无不良反应、氧气装置有无漏气。

（3）停止吸氧。

①携用物至患者床旁，核对患者。

②向患者解释，取得配合。

③取下鼻导管，为患者擦拭鼻部，鼻导管按医疗废物处理条例处理。

④关闭总开关放出余气，关闭流量开关。

⑤协助患者取舒适卧位，整理床单元，关爱患者。

⑥再次核对，取下湿化瓶，清理用物（一次性湿化瓶按医疗废物处理条例处理，重复使用的湿化瓶按消毒技术规范处理）。

⑦卸表（图 4－16）。

⑧洗手，记录停氧时间。

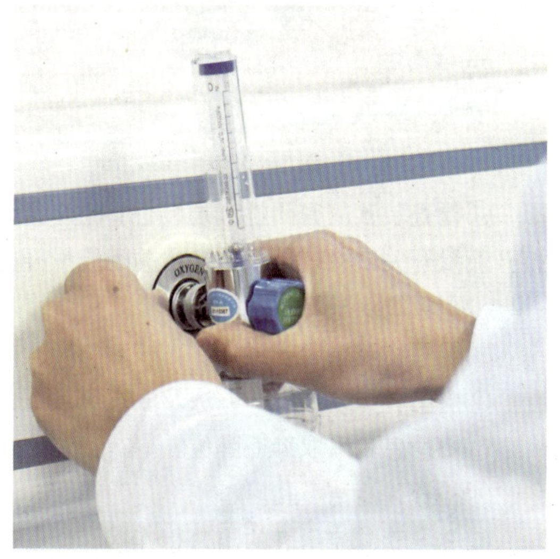

图 4－16　卸表

4.评价

（1）评估准确，程序正确，动作规范，操作熟练，安全意识强。

（2）完成时间 6 min（从上表开始至洗手，记录结束）。

（3）调节氧流量准确，吸氧有效。

（4）态度和蔼，语言亲切，沟通恰当，指导正确，观察患者反应，关爱患者。

病例会诊

吸氧案例分析

患者刘某，女，58 岁，慢性阻塞性肺疾患者，以“咳嗽、咳痰、气短 10 年，胸闷、气喘加重 2 h”入院。体检 T 36.5 ℃，P 120 次/分，R 20 次/分，BP 150/90 mmHg，SpO_2 89%，血气分析示 PO_2 50 mmHg，PCO_2 60 mmHg。

请思考：应该如何为该患者实施氧疗？

知识拓展

氧疗的起源和发展

从发现氧气起，经过科学研究和科学实验，人们逐渐认识到氧气在生命运动中的机理，氧气逐渐被利用到各种疾病的治疗中。1887 年 3 月，霍兹贝尔给肺炎患者吸氧，是最早记载的医疗尝试。后来，英国生理学家霍尔丹设计了吸氧用的面罩，创立了面罩吸氧方法。比面罩吸氧方便的鼻管吸氧方法，是斯托克斯首先提出来的。第一次世界大战期间，斯托克斯在洛克菲勒研究所修建了氧气室，在氧气室内治疗肺水肿获得成功。1920 年，希尔发明了氧气帐，氧气帐要比氧气室方便得多。

氧气疗法最初是用于肺炎、新生儿肺不张、肺萎陷、哮喘等病，之后逐渐使用在心脏病、脑梗死等疾病的治疗中。第一次世界大战期间，霍尔丹用氧气成功地治疗了氯气中毒，引起了医疗界的轰动。1924 年，霍尔丹给受伤士兵吸氧，战伤的死亡率大大降低，使人们对氧疗更加重视。以后，补给氧气逐渐成为医院的重要常规治疗手段。

与此同时，医学界开始了高压氧的研究。1834 年，法国人 Tunod 首次建立了高压舱，用高压空气治疗。1921 年，美国流感大流行。格宁汉姆发现，在海拔较高、气压低的地区，流感病情比较重，死亡率高。他认为，气压低会加重病情。他首次使用高压氧治疗并发紫绀和昏迷的流感患者，并获得成功。由于当时高压氧在身体的作用机理方面尚未明了，在治疗过程中又出现了氧中毒等不良反应。以致高压氧治疗在 100 多年来几起几落。直到 20 世纪 50 年代，经过大量研究，人们对高压氧的治疗机理有了系统深入的认识以后，高压氧医学作为一门综合性科学才算确定下来，从 20 世纪 50 年代，中国在上海建立第一座高压氧舱开始，目前已经发展到 1 000 多座，治疗的疾病上百种。

从 20 世纪 70 年代开始，氧疗渐渐进入家庭。1987 年 2 月，在美国召开了第一届国际家庭氧疗学术会议。会议指出：坚持家庭氧疗使一些疾病的死亡率成倍下降。

随着科学技术的进步，医学界对人体的研究，从人体进展到细胞，从细胞水准深入分子水准，对于氧气参与体内的代谢及氧的重要性，有了更深刻的了解，氧疗和高压氧也开始从治疗发展到保健领域，并将更为人们所需要。

创新园地

根据兴趣分组，每组 8~10 人，选择一种吸氧装置进行研究。通过查阅收集资料，对现有的吸氧用品进行改良（或发明新的吸氧用品），使操作更方便，更能让患者受益。通过反复试验与讨论，说出现有产品的缺点，并提出改良计划（表 4-12）。

表 4-12　吸氧用品创新研究

<table>
<tr><td>专业</td><td></td><td>班级</td><td></td><td>指导教师</td><td></td></tr>
<tr><td rowspan="5">项目成员
（姓名）</td><td></td><td></td><td></td><td colspan="2"></td></tr>
<tr><td></td><td></td><td></td><td colspan="2"></td></tr>
<tr><td></td><td></td><td></td><td colspan="2"></td></tr>
<tr><td></td><td></td><td></td><td colspan="2"></td></tr>
<tr><td></td><td></td><td></td><td colspan="2"></td></tr>
<tr><td>产品设计背景</td><td colspan="5"></td></tr>
<tr><td>产品优缺点对比</td><td colspan="5"></td></tr>
<tr><td>产品设计原理</td><td colspan="5"></td></tr>
<tr><td>产品设计创新点</td><td colspan="5"></td></tr>
<tr><td>产品实施计划</td><td colspan="5"></td></tr>
</table>

续表

产品测试报告	
总结	

考核标准

氧气筒氧气吸入技术考核标准见表（4－13）。

表 4－13 氧气筒氧气吸入技术考核标准（满分 100 分）

班级　　　　　　姓名　　　　　　学号　　　　　　成绩

项目	操作标准	分值	扣分标准	扣分	自评	互评	教师评价
素质要求（2 分）	1.报告姓名、操作项目，语言流畅，仪表大方，轻盈矫健	1	紧张、不自然，语言不流畅	1			
	2.衣、帽、鞋整洁，着装符合要求	1	衣、帽、鞋不整洁	1			
评估要求（13 分）	1.环境评估：病室是否整洁宽敞、光线明亮、温湿度适宜，无明火、避开热源。必要时用屏风或隔帘遮挡	2	未评估	2			
			评估不全，每缺 1 项	1			
	2.患者评估： （1）患者的病情生命体征、治疗情况、呼吸状况、缺氧程度； （2）患者鼻腔情况； （3）患者的意识状态、对吸氧的认知、合作程度； （4）患者的心理状态，有无因缺氧引起的不安情绪	4	未评估	4			
			评估不全，每缺 1 项	1			
	3.护士评估： （1）七步洗手法洗手，戴口罩； （2）了解吸氧的流量及目的	3	未洗手或洗手不规范	1			
			未戴口罩	1			
			不清楚吸氧的流量及目的	1			

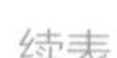
续表

项目	操作标准	分值	扣分标准	扣分	自评	互评	教师评价
评估要求（13分）	4.用物评估： （1）治疗车上层包括治疗盘内备鼻导管1根、无菌棉签1包、小药杯（内盛冷开水）、纱布、弯盘、扳手、手消毒液、用氧记录单、笔、用氧标识、氧气表、湿化瓶； （2）治疗车下层包括医用垃圾桶； （3）另备氧气筒	4	未检查一次性用物的有效期及质量	1			
			物品准备不全，每缺1项	1			
实施步骤（75分）	1.打开氧气筒总开关，放出少量氧气吹尘后关闭	1	未吹尘	1			
	2.安装氧气表，直立于氧气筒旁	1	氧气表倾斜	1			
	3.连接湿化瓶	1	湿化瓶连接不紧密	1			
	4.检查流量开关是否关闭，打开总开关，再打开流量开关，检查有无漏气	1	未检查流量开关	1			
	5.关闭流量开关	1	未关闭流量开关	1			
	▲吸氧						
	6.携用物至患者床旁，认真核对患者	2	未核对患者	2			
	7.向患者介绍吸氧的方法及注意事项，取得患者合作	5	未解释	5			
			解释不全	2			
	8.协助患者取舒适卧位	2	未协助患者取舒适卧位	2			
	9.检查并清洁鼻孔	4	未检查鼻孔	2			
			未清洁鼻孔	2			
	10.将鼻导管与流量表的出口相连接，遵医嘱调节氧流量	5	未调节	5			
			调节方法不正确	2			
	11.湿润鼻导管前端，并检查有无气泡逸出，确保鼻导管通畅	5	未湿润、检查	5			
	12.将鼻导管插入患者双鼻孔，为患者供氧，注意调节松紧度	2	调节不舒适	2			
	13.询问患者的感受，告知吸氧的注意事项，取得患者配合	5	未解释	5			
			解释不全	2			
	14.整理床单元，再次核对，清理用物	3	未核对	2			
			整理不到位	1			

续表

项目	操作标准	分值	扣分标准	扣分	自评	互评	教师评价
实施步骤（75分）	15.洗手消毒，记录给氧时间、氧流量，贴用氧标识于湿化瓶上	5	手消毒不规范	2			
			未记录	2			
			未贴用氧标识	1			
	16.观察患者缺氧改善情况，实验室指标，有无不良反应，氧气装置有无漏气（口述）	3	未口述	3			
			口述不全	2			
	▲停止吸氧						
	17.携用物至患者床旁，核对患者	2	未核对患者	2			
	18.向患者解释，取得配合	2	未解释	2			
	19.取下鼻导管，为患者擦拭鼻部，鼻导管按医疗废物处理条例处理	6	先停氧后取下鼻导管	2			
			未擦净患者鼻部	2			
			未分类处理用物	2			
	20.关闭总开关，放出余气，关闭流量开关	4	未关总开关	2			
			未关闭流量开关	2			
	21.协助患者取舒适卧位，整理床单元，关爱患者	5	未协助患者取舒适卧位	2			
			未关爱患者	3			
	22.再次核对，取下湿化瓶，清理用物（一次性湿化瓶按医疗废物处理条例处理，重复使用的湿化瓶按消毒技术规范处理）	4	未核对	2			
			湿化瓶处理不正确	2			
	23.卸流量表	2	未卸表	2			
	24.洗手，记录停氧时间	4	未洗手或洗手不规范	2			
			未记录	2			
评价质量（10分）	1.评估准确，程序正确，动作规范，操作熟练，安全意识强	2	程序错误，动作不规范	1			
			评估不到位	1			
	2.完成时间 6 min（从上表开始至洗手、记录结束）	2	每超时 1 min	1			
	3.调节氧流量准确，吸氧有效	3	调节不准确或无效吸氧	3			
	4.态度和蔼，语言亲切，沟通恰当，指导正确，观察患者反应，关爱患者	3	未关爱患者	1			
			指导不到位	1			
			未观察患者反应	1			
总分							

评价反思

氧气吸入技术操作评价与反思见表 4-14。

表 4-14 氧气吸入技术操作评价与反思

小组成员操作观察与记录
自我操作反思

课后练习

氧气吸入技术课后练习见表 4-15。

表 4-15 氧气吸入技术课后练习

课程名称	临床护理技能实训	专业		码上刷题
学习任务	模块四　急危重症护理	班级		
学习内容	氧气吸入技术	姓名		
1. 如何判断缺氧程度?				

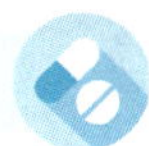

续表

2.氧气吸入技术的适应证?
3.什么情况下氧疗会出现副作用?氧疗副作用都有哪些?

（彭娜）

任务四 止血包扎

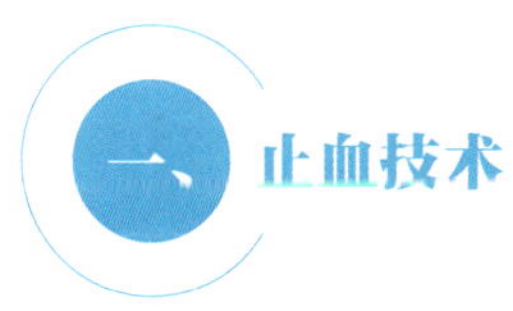

一、止血技术

思政导学

最美骑行者

甘如意，24岁，是一名普通基层卫生院的血液检验科医生，为了能够分担同事的工作压力，从200多公里外，骑着自行车向武汉进发。她靠共享单车骑行200多公里，花了三天两夜，从家乡荆门一路赶赴武汉，目的只有一个，就是能够尽快地赶回医院上班，替换已经在一线防疫的同事。

2020年1月31日上午，甘如意穿着一件棉袄，戴上帽子和口罩，从家里出发。在寒冷的冬天，穿着笨重的衣服骑行并不容易，在奔赴武汉的路上，她有机会就搭会儿车，但是多数时间只能骑行。这一路上，她累了就推着走，有力气了就继续骑行，中途靠借宿和在旅馆休息。2月1日骑至荆州市，2月2日骑至潜江市。在抵达潜江的晚上，甘如意遇到了民警，为了顺利抵达卫生院，她还得到一张特殊的“通行证”。“通行证”上车牌号一栏清楚地写着

“自行车”三个字，通行事由是：到武汉江夏金口中心卫生院上班。民警看到这样的通行证，便想办法帮助这个善良勇敢的女孩。“民警怕我不安全，帮我找了辆去汉口的车带我。”然而，让甘如意没有想到的是，汉口离江夏更远了，于是她中途在汉阳区下车，随后，找了辆共享单车，又开始了她的骑行，让人欣慰的是，她最终从汉阳骑行抵达了江夏金口，回到金口中心卫生院时已是2月3日的夜晚。虽然这一路上非常辛苦，也充满了危险，但是甘如意最终回到了自己的岗位。

（资料来源：搜狐网）

解析：24岁的甘如意可以说是很年轻，但却非常有责任心。同时，她也是许多基层人民的代表，是无数螺丝钉中的代表——招之即来，来之能战。有人说，这是他的工作，但是在疫情面前，每一个生命都是等价的。在生死面前，没有领导和普通员工的区别，也没有医护人员和普通居民的区别，他们都是一个个鲜活的生命。在疫情中，大量的医护人员用自己的生命守护着其他人的生命。

教学目标

【知识目标】

1. 能说出外伤止血的临床意义。
2. 能说出动脉出血与静脉出血常用的止血方法。
3. 能说出止血带止血的注意事项。

【技能目标】

1. 能够正确判断出血的类型。
2. 能根据患者出血的情况，采取正确有效的止血措施。

【素质目标】

1. 关爱患者，能够急患者所急。
2. 具备与患者良好沟通的能力，对患者高度负责。

【思政目标】

让学生了解生命的可贵，能够在急救现场临危不乱。

任务导入

患者王某，男，司机。因车祸致右前臂、右大腿外伤拨打急救中心电话。急诊科医护人员接到电话立即出诊。到现场见患者神志清楚，表情痛苦。查体：脉搏96次/分，呼吸20次/分，血压115/70 mmHg；右上臂有5 cm皮肤裂口，血流不止，右大腿上段疼痛，畸形，活动受限。诊断：右股骨干骨折，右上臂皮肤裂伤。医嘱：止血、包扎。如果你是急诊科医护人员，应该如何为该患者止血？

任务分组

止血技术任务分组见表4-16。

表 4-16 止血技术任务分组

<table>
<tr><td>班级</td><td colspan="2"></td><td>组号</td><td colspan="2"></td><td>指导教师</td><td></td></tr>
<tr><td>组长</td><td colspan="3"></td><td colspan="2">学号</td><td colspan="2"></td></tr>
<tr><td rowspan="5">组员</td><td colspan="2">姓名</td><td colspan="2">学号</td><td colspan="2">姓名</td><td>学号</td></tr>
<tr><td colspan="2"></td><td colspan="2"></td><td colspan="2"></td><td></td></tr>
<tr><td colspan="2"></td><td colspan="2"></td><td colspan="2"></td><td></td></tr>
<tr><td colspan="2"></td><td colspan="2"></td><td colspan="2"></td><td></td></tr>
<tr><td colspan="2"></td><td colspan="2"></td><td colspan="2"></td><td></td></tr>
<tr><td>任务分工</td><td colspan="7"></td></tr>
</table>

任务分析

（一）外伤止血技术概述

止血包扎
理论部分

1. 外伤止血技术依据

血液是维持生命活动的重要物质，正常成年人全身血液占体重的 7%~8%。若失血量小于 10%，可有轻度头晕，交感神经兴奋或者无任何反应；失血量达到 20% 左右，可出现失血性休克的症状，如血压下降，脉搏细速，肢端厥冷，意识模糊等；失血量达到 30%，患者将出现严重的失血性休克，若不及时抢救，短时间可危及患者的生命或发生严重并发症。急性大出血是人体受伤早期致死的主要原因。因此，在保证呼吸道通畅的同时，及时、有效、准确的止血措施是挽救生命的首要环节。

2. 外伤止血的定义和目的

（1）定义。外伤止血技术是指在紧急情况下，根据出血部位及现场的具体条件选择最佳的方法，采取有效的止血措施，达到迅速止血的一种处理措施。

（2）目的。外伤止血技术是外伤急救技术之首，其目的是减少出血，使失血量降至最低程度，防止休克，挽救患者生命，给医院进行进一步救治奠定良好的基础。

（二）出血类型

准确判断出血类型是现场快速选择适宜的止血措施的第一步。

（1）毛细血管出血：血液从创面或创口四周渗出，出血量少、色红，找不到明显的出血点，危险性小。这种出血通常能自动停止。

（2）静脉出血：暗红色的血液，缓慢不断地从伤口流出，其后由于局部血管收缩，血流逐渐减慢，危险性也较小。

（3）动脉出血：血液随心脏搏动而喷射涌出，来势较猛，颜色鲜红，出血量多，速度快，危险性大。

（三）外伤止血技术的分类

（1）直接压迫止血法。

（2）间接压迫止血法。

（3）止血带止血法。

（四）外伤止血的具体措施

1. 直接止血法

（1）加压包扎止血法。加压包扎止血法是指伤口覆盖无菌敷料后，再用纱布、棉花、毛巾、衣服等折叠成相应大小的垫，置于无菌敷料上面，然后再用绷带、三角巾等紧紧包扎，以停止出血为度。

适用于加压包扎止血法的情况：适用于全身各部位的小动脉、静脉和毛细血管出血。

（2）填塞止血法。填塞止血法是指用消毒材料填塞在伤口内，起到压迫止血的方法。

适用于填塞止血法的情况：四肢有较深大的伤口或者伴有大的动脉、静脉损伤出血严重时；腹股沟、腋窝及鼻腔出血，以及盲管伤、穿通伤等；不能采用指压法或止血带止血法的出血。

使用填塞止血法的注意事项：伤口内有碎骨片时，禁用此法，以免加重损伤；一般需要持续 5~15 min才可奏效；将受伤部位抬高也有利于止血。

2. 间接止血法

（1）间接止血法通常采用指压止血法，即用手指压迫伤口近心端的动脉，阻断动脉血运，此方法能有效地达到快速止血的目的。

（2）指压止血法适用于头部和四肢部位的大出血。

（3）使用指压止血法的注意事项：由于是直接徒手压迫，易造成伤口感染；情况紧急时，可作为应急情况下的首选，但不推荐使用。

3. 止血带止血法

止血带止血法是指使用绷带、橡皮胶管、三角巾等，将出血的肢体扎住，以阻断血流达到止血的方法。

（1）根据所用材料的不同，可分为橡皮止血带止血法、分压表式止血带止血法、布条止血带止血法 3 种。

（2）如果现场无上述材料时，可就地取材对出血肢体进行捆扎，但捆扎部位必须垫好后才可进行。

（3）止血带止血法可使肢体的血流中断，但若上止血带时间过长，可引起肢体坏死的严重后果。

（4）止血带止血法适用于四肢大血管出血。

（5）止血带止血的注意事项包括以下几点。

①部位准确。止血带应扎在伤口的近心端，并尽量靠近伤口。不强调“标准位置”的限制（以往认为上肢出血应扎在上臂的上1/3处，下肢应扎在大腿根部），也不受前臂和小腿的“成对骨骼”的限制。

②压力适当。止血带的标准压力为上肢250~300 mmHg，下肢300~500 mmHg。无压力表时，以刚达到远端动脉搏动消失、出血停止，止血带最松状态为宜。

③下加衬垫。止血带不能直接扎在皮肤上，应先用衬垫垫好再扎止血带，以防勒伤皮肤。切忌用绳索或铁丝直接扎在皮肤上。

④控制时间。上止血带的总时间不应超过5 h（冬天可适当延长），因止血带远端组织缺血、缺氧，产生大量组胺类毒素，突然松解止血带时，毒素吸收可引起“止血带休克”，甚至急性肾衰竭。若使用止血带总时间已超过5 h，而肢体确有挽救希望，应先做深筋膜切开引流，观察肌肉血液循环。时间过长且远端肢体已有坏死征象者，应立即行截肢术。

⑤定时放松。应每隔0.5~1 h放松1次，放松时可用指压法临时止血，每次松开2~3 min，再于稍高的平面上扎止血带，不可在同一平面上反复缚扎。

⑥标记明显。上止血带的伤员要在手腕或胸前衣服上做明显标记，注明上止血带时间，以便后续救护人员继续处理。

⑦做好松解准备。松解前要先补充血容量，做好纠正休克和止血用器材的准备。

（五）直接止血法程序

1.加压包扎止血法

加压包扎止血法的程序见表4-17。

表4-17 加压包扎止血法的程序

步骤	措施	备注
1	患者具有加压包扎指征	全身各部位的小动脉、静脉、毛细血管出血
2	通知医生	向患者解释，取得理解与配合
3	用物准备	纱布、绷带、三角巾、棉垫
4	患者取坐位或卧位，抬高伤肢	骨折肢体除外
5	检查伤口有无异物	
6	用敷料覆盖伤口	敷料超过伤口周边至少3 cm
7	用厚纱布、棉垫置于无菌敷料上	
8	用绷带或三角巾包扎	以停止出血为度
9	检查肢端循环情况	

2.填塞止血法

填塞止血法的程序见表4-18。

表 4-18 填塞止血法的程序

步骤	措施	备注
1	患者具有填塞止血法指征	较深大的伤口
2	通知医生	向患者解释，取得理解与配合
3	用物准备	纱布（棉垫）、绷带、三角巾，如鼻腔出血备棉球或小纱布块
4	患者取坐位或卧位，抬高伤肢	骨折肢体除外
5	检查伤口有无异物	
6	用无菌纱布或者棉垫填塞在伤口内	如鼻腔出血使用棉球或小纱布块填塞
7	用绷带或三角巾包扎	松紧以刚好达到止血目的为度

（六）间接止血法程序

指压止血法的程序见表 4-19。

表 4-19 指压止血法的程序

步骤	措施	备注
1	患者具有指压止血法指征	头面部、四肢动脉出血
2	通知医生	向患者解释，取得理解与配合
3	用物准备	
4	患者取坐位或卧位，抬高伤肢	骨折肢体除外
5	检查伤口有无异物	
6	用手压迫损伤动脉相应的搏动点	以停止出血为度
7	注意检查肢端循环情况	肢端颜色、温度、动脉搏动

（七）止血带止血法程序

1. 橡皮止血带止血法

橡皮止血带止血法的程序见表 4-20。

表 4-20 橡皮止血带止血法的程序

步骤	措施	备注
1	患者具有橡皮止血带止血法指征	四肢大动脉出血，加压包扎法无效者
2	通知医生	向患者解释，取得理解与配合

续表

步骤	措施	备注
3	用物准备	橡皮止血带、衬垫（毛巾、平整的衣物等）
4	在准备结扎的部位加好衬垫	加在上臂上 1/3 或大腿中上段近心端
5	操作者左手拇指、食指、中指拿好止血带的一端，右手拉好止血带围绕肢体缠绕一周，压住止血带的一端	
6	再缠绕第二周	以停止出血为度
7	将止血带末端用左手食指、中指夹紧，向下拉出固定	还可将止血带末端插入结中，拉紧止血带的另一端，使之更加牢固
8	记录使用止血带时间	手腕、胸前做明显标注

2.气压表式止血带止血法

气压表式止血带止血法的程序见表 4-21。

表 4-21 气压表式止血带止血法的程序

步骤	措施	备注
1	患者具有气压表式止血带止血法指征	四肢大动脉出血，加压包扎法无效
2	通知医生	向患者解释，取得理解与配合
3	用物准备	衬垫、气压表式止血带、绷带
4	在准备结扎的部位加好衬垫	加在上臂上 1/3 或大腿中上段近心端
5	将止血带缠在肢体上	
6	打开充气阀，用充气杆充气至适宜压力	上肢适宜压力为 300 mmHg，下肢为 600 mmHg
7	关紧充气阀，记录使用时间及压力	
8	用绷带缠绕加强，以防止止血带松脱	

3. 布条止血带止血法

布条止血带止血法的程序见表 4-22。

表 4-22 布条止血带止血法的程序

步骤	措施	备注
1	患者具有布条止血带止血法指征	四肢大动脉出血，加压包扎法无效
2	通知医生	向患者解释，取得理解与配合

续表

步骤	措施	备注
3	用物准备	衬垫、布条、止血带
4	将患者伤肢抬高	
5	将准备结扎的部位加好衬垫	加在上臂上 1/3 或大腿中上段近心端
6	将三角巾折成带状或将其他布带绕伤肢一圈，打个蝴蝶结；取一根小棒穿在布带圈内，提起小棒拉紧，将小棒依顺时针方向绞紧，将绞棒一端插入蝴蝶结环内，最后拉紧活结并与另一头打结固定	以伤口不出血为度
7	记录使用时间	

任务实施

（一）加压包扎法

止血包扎实践部分

【目的】

各种伤口的快速止血。

【操作程序】

1.评估

（1）患者的伤口部位、出血量、出血程度。

（2）患者全身情况。

2.计划

（1）护士准备：着装整洁，戴帽子、口罩。

（2）用物准备：无菌纱布、棉垫、绷带或三角巾。

（3）环境准备：安全。

3.实施

（1）敷料覆盖伤口。用无菌敷料覆盖伤口，然后用纱布、棉垫放在无菌敷料上。包扎范围应该比伤口稍大。在没有无菌纱布时，可使用消毒卫生巾、餐巾等替代。

（2）加压包扎。用绷带或三角巾加压包扎（图 4－17）。

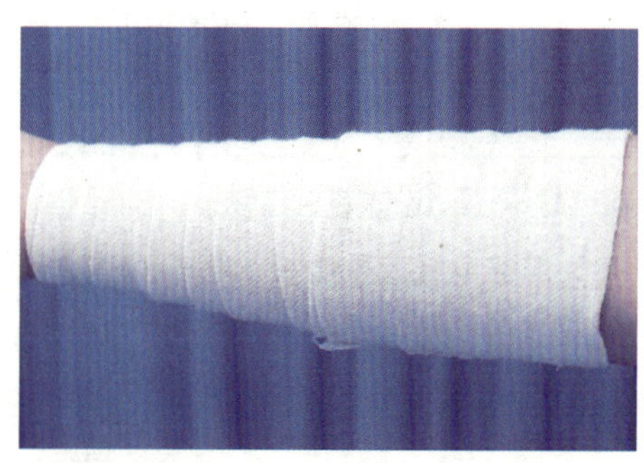

图 4－17　加压包扎止血法

4.评价

（1）取用无菌敷料符合无菌技术操作标准。

（2）包扎时松紧要适宜，既能止血，又不阻断肢体的血流为准。

（二）填塞止血法

【目的】

颈部和臀部较大而深的伤口快速止血，或鼻腔大出血的止血。

【操作程序】

1.评估

（1）患者的伤口部位、出血量、出血程度。

（2）患者全身情况。

2.计划

（1）护士准备：着装整洁，戴帽子、口罩。

（2）用物准备：无菌纱布、无菌持物镊、绷带或三角巾，鼻腔内出血备棉球或小纱布块。

（3）环境准备：安全。

3.实施

（1）填塞止血（以鼻腔内出血为例）。用镊子夹住无菌小纱布块塞入鼻腔内（图 4-18）。

（2）包扎固定。颈部出血或臀部出血者，填塞后用绷带或三角巾固定。

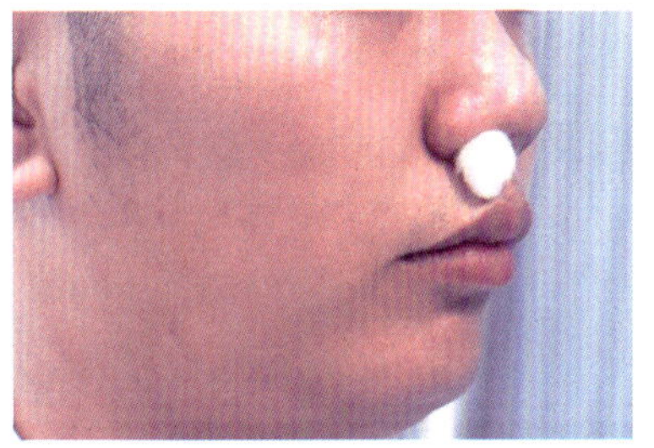

图 4-18 填塞止血法

4.评价

（1）动作轻柔，符合无菌技术操作标准。

（2）填塞松紧适宜，达到止血要求。

（三）指压止血法

【目的】

大动脉、大静脉出血时快速止血。

【操作程序】

1.评估

（1）患者的出血部位、程度、出血量。

（2）评估是动脉出血还是静脉出血。

（3）患者全身情况。

2.计划

（1）护士准备：着装整洁，戴帽子、口罩。

（2）用物准备：无。

（3）环境准备：安全。

3.实施

（1）颞动脉压迫止血法。

①适用于一侧头顶、额部的外伤大出血。

②压迫点：伤侧耳前部的颞浅动脉（同侧外耳门上方，颧弓根部，用拇指或食指压向下颌关节）。

③具体方法：一只手的拇指对准下颌关节压迫颞浅动脉，另一只手固定伤员头部（图 4–19）。

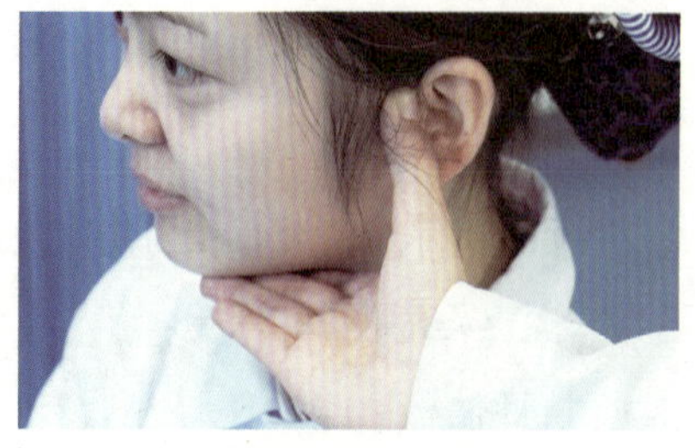

图 4–19　颞动脉压迫止血法

（2）颌外动脉压迫止血法。

①适用于一侧颜面部外伤大出血。

②压迫点：面动脉（同侧下颌骨下缘，下颌角前端，压向下颌骨面）。

③具体方法：用一只手的拇指和食指或拇指和中指分别压迫双侧下额角前约 1 cm的凹陷处，阻断面动脉血流。因为面动脉在颜面部有许多小分支相互吻合，所以必须压迫双侧（图 4–20）。

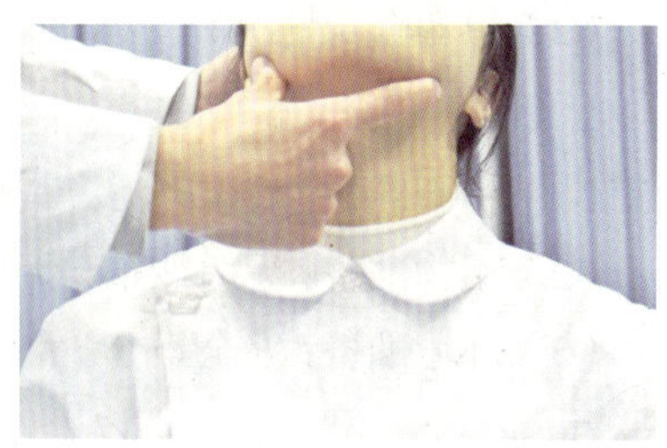

图 4–20　颌外动脉压迫止血法

（3）颈总动脉压迫止血法。

①常在头、颈部大出血而采用其他止血方法无效时使用。

②压迫点：颈总动脉（气管与同侧胸锁乳突肌之间，甲状软骨下方外侧，压向第 5 颈椎横突）。

③具体方法：在气管外侧，胸锁乳突肌前缘，将伤侧颈动脉向后压于第五颈椎上。但禁止双侧同时压迫（图 4–21）。

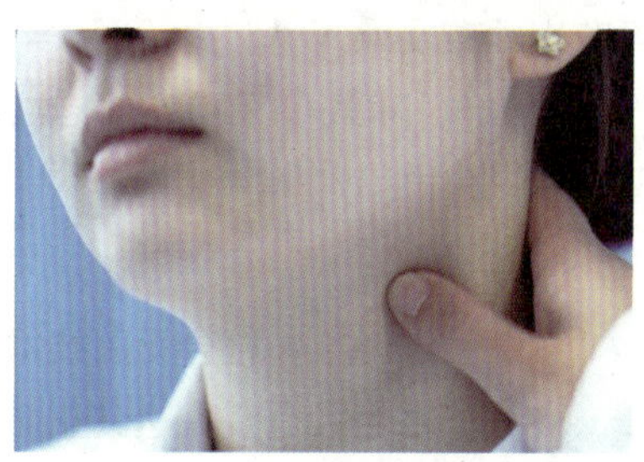

图 4–21　颈总动脉压迫止血法

（4）枕动脉压迫止血法。

①适用于头后部出血。

②压迫点：枕动脉（耳后乳突下面稍外侧，压向枕骨面）。

③具体方法：用一只手压迫耳后与枕骨粗隆之间的凹陷处，阻断枕动脉的血流，另一只手固定伤员头部（图 4–22）。

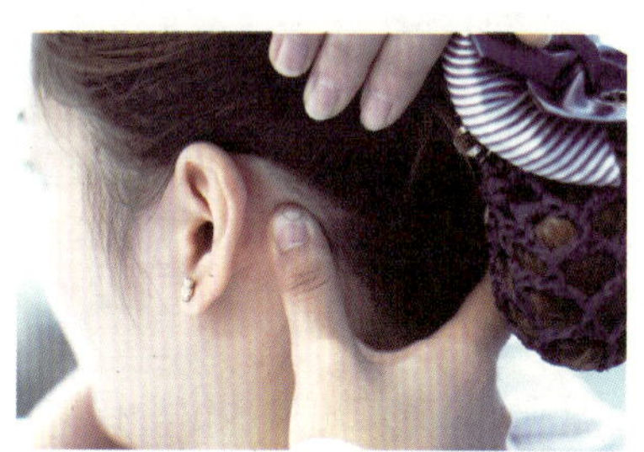

图 4–22　枕动脉压迫止血法

（5）锁骨下动脉压迫止血法。

①用于腋窝、肩部及上肢出血。

②压迫点：在锁骨上窝内 1、3 处按到动脉搏动后，将其压在第一肋骨上。

③具体方法：用拇指在锁骨上凹摸到动脉跳动处，其余四指放在患者颈后，以拇指向下内方压向第一肋骨（图 4–23）。

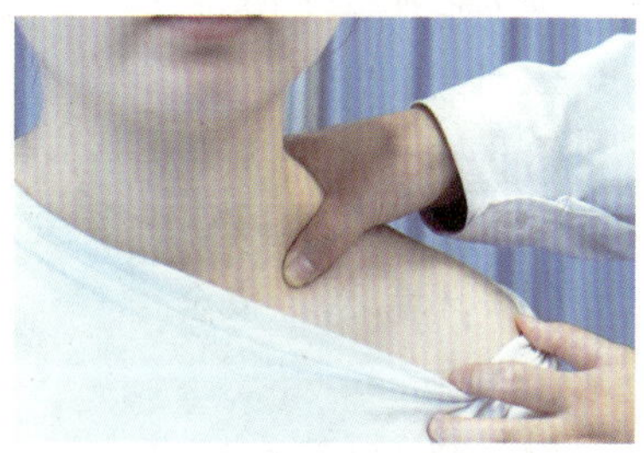

图 4–23　锁骨下动脉压迫止血法

（6）肱动脉压迫止血法。

①用于手、前臂及上臂下部的出血。

②压迫点：肱二头肌沟骨触到搏动处。

③具体方法：在用拇指压迫伤侧肱二头肌肌腱内侧的肱动脉末端，或用拇指或其余四指压迫上臂内侧肱二头肌内侧沟处的搏动点（图4–24）。

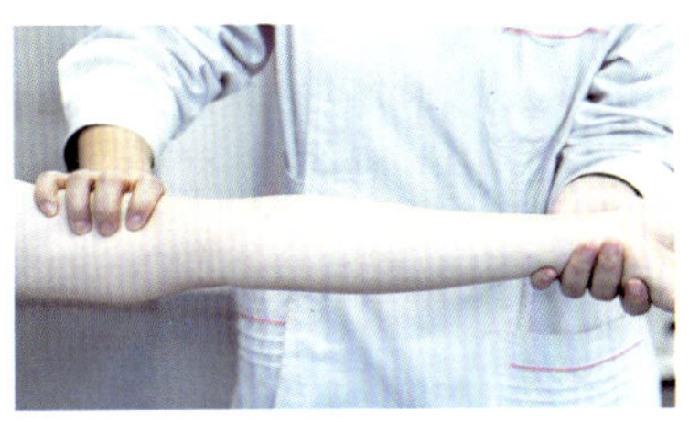

图4–24　肱动脉压迫止血法

（7）尺、桡动脉压迫止血法。

①用于手部出血时止血。

②压迫点：尺、桡动脉（手腕横纹稍上处内外两侧，压向尺桡骨面）。

③具体方法：用两手的拇指分别压迫伤侧手腕两侧的桡动脉和尺动脉，阻断血流。因为桡动脉和尺动脉在手掌部有广泛吻合支，所以必须同时压迫双侧（图4–25）。

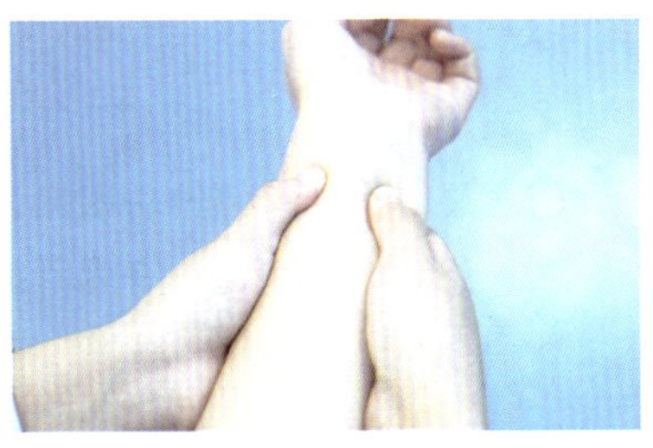

图4–25　尺、桡动脉压迫止血法

（8）股动脉压迫止血法。

①用于下肢大出血时止血。

②压迫点：腹股沟韧带中点偏内侧下方。

③具体方法：能摸到股动脉强大搏动，用拇指或掌根向外上压迫止血（图4–26）。

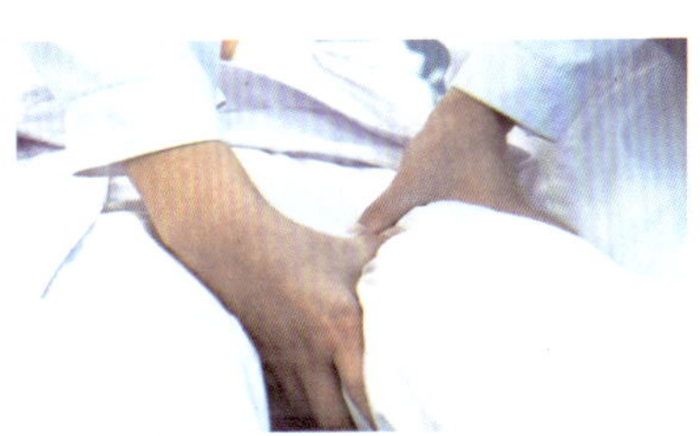

图4–26　股动脉压迫止血法

（9）足背、胫后动脉压迫止血法。

①用于足部出血时止血。

②压迫点：足背动脉（足背皮肤皱纹中点，压向跖骨）与胫后动脉（跟骨和内踝之间，压向跟骨）。

③用两手的拇指分别压迫伤脚足背中部搏动的胫前动脉及足跟与内踝之间的胫后动脉（图4–27）。

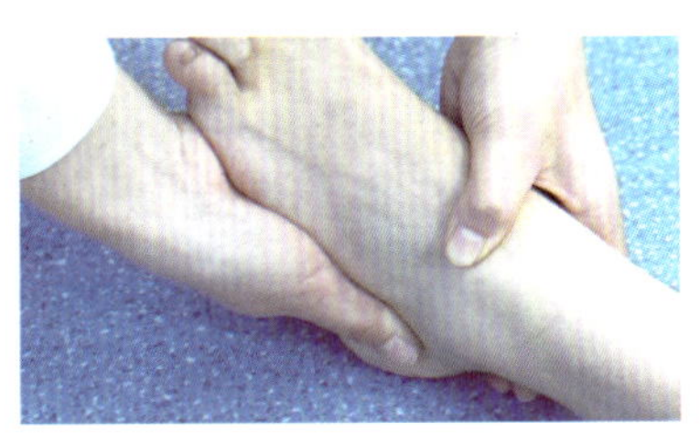

图4–27　足背、胫后动脉压迫止血法

（10）指（趾）动脉压迫止血法。

①用于手指（脚趾）大出血。

②用拇指和食指分别压迫手指（脚趾）两侧的指（趾）动脉，阻断血流（图4–28、图4–29）。

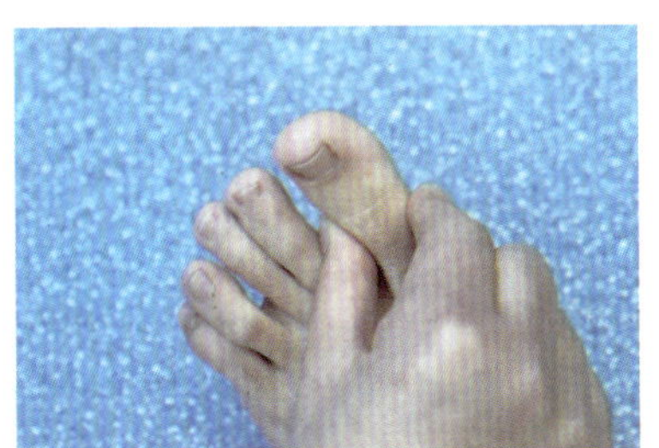

图4–28　趾动脉压迫止血法

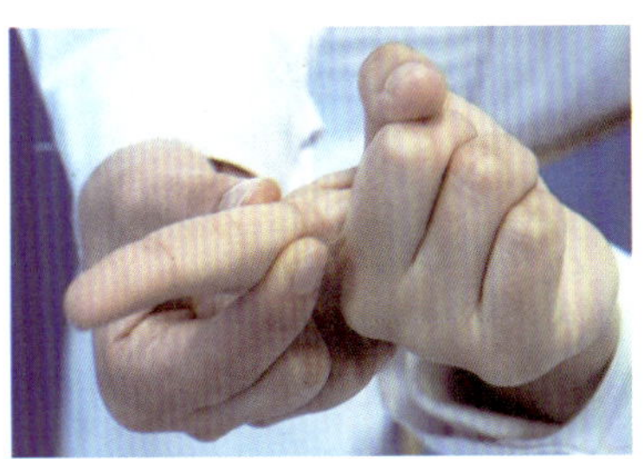

图4–29　指动脉压迫止血法

4.评价

（1）压迫部位正确，力度适宜。

（2）压迫时间不超过 15 min，保持伤处肢体抬高。

（四）止血带止血法

【目的】

四肢大出血，其他止血方法效果不好时止血。

【操作程序】

1.评估

（1）患者的伤口部位、出血量、出血程度。

（2）患者全身情况，有无骨折或关节损伤。

2.计划

（1）护士准备：着装整洁，戴帽子、口罩。

（2）用物准备：橡皮止血带（橡皮条和橡皮带）、气压表式止血带（如血压计袖带）和布条止血带。

（3）环境准备：整洁、宽敞、温湿度适宜。

3.实施

（1）橡皮止血带止血法（图 4－30）。

左手在离带端约 10 cm 处由拇指、食指和中指紧握，使手背向下放在扎止血带的部位，右手持带中段绕伤肢一圈半，然后把带塞入左手的食指与中指之间，左手的食指与中指紧夹一段止血带向下牵拉，使之成为一个活结，外观呈 A 字形。

（2）气压表式止血带止血法。

此法常用血压计袖带，把袖带绕在扎止血带的部位，然后打气至伤口停止出血。

（3）布条止血带止血法（图 4－31）。

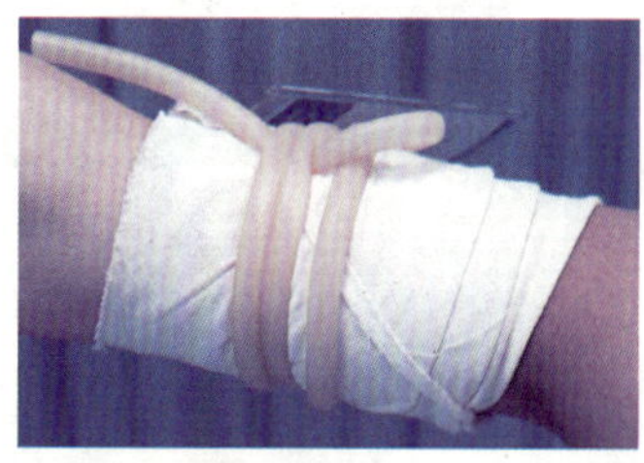

图 4－30　橡皮止血带止血法

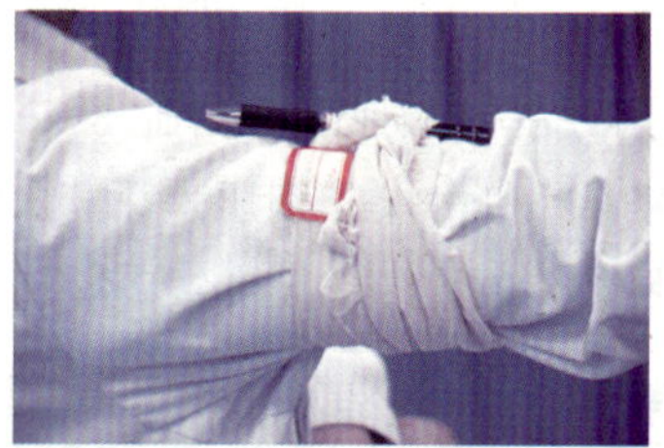

图 4－31　布条止血带止血法

①将三角巾折成带状或将其他布带绕伤肢一圈，打个蝴蝶结。

②取一根小棒穿在布带圈内，提起小棒拉紧，将小棒依顺时针方向绞紧，将绞棒一端插入蝴蝶结环内，最后拉紧活结并与另一头打结固定。

4.评价

（1）动作轻柔，关爱患者。

（2）操作方法正确，松紧适宜，达到止血目的。

病例会诊

止血技术案例分析

患者孙某，男，40 岁，因“车祸伤 2 h”入院，体检发现，患者神志清楚，呼吸、脉搏尚正常，口咽部未见明显异物及出血点，主诉有点心慌，左上肢疼痛难忍，其左前臂可见外伤出血。

请思考：应该如何对该患者进行包扎止血？

知识拓展

人生不过“认真”二字

韩琳，甘肃省兰州市皋兰县人，生于 1979 年，护理学博士，医院管理专业博士后，硕士研究生导师，现任甘肃省人民医院护理部主任，兼任兰州大学护理学院院长一职。

她从甘肃省卫校毕业，在甘肃省人民医院工作 3 年后辞职，考入华西医学院攻读护理本科和研究生，然后到北京协和医学院攻读护理学博士学位。攻读博士期间的 2007 年 8 月到 2008 年 2 月，韩琳到美国耶鲁大学做访问学者。2009 年博士毕业后，刚 30 岁就被甘肃省人民医院作为人才引进直接聘为护理部主任；2010 年，她被评为甘肃省卫生系统领军人才，同年被聘为宁夏医科大学硕士研究生导师；2016 年，兼任兰州大学护理学院院长，同时也是第一任院长。3 次获得国家自然科学基金资助，带领甘肃省人民医院护理专业获评国家临床护理重点专科，在医院推行护士全员人事代理实现同工同酬。

2011 年、2013 年、2016 年共获得 3 项国家自然科学基金资助，是目前甘肃省唯一一位获得国家自然科学基金资助的护理专家。国家自然科学基金，即使是临床医生博士毕业多年，也很难取得一项。2012 年，甘肃省人民医院护理专业获评国家临床护理重点专科。

从中专一路读到博士，不少人认为韩琳天生聪明，是个学霸。也常有人问她，学习有什么秘诀？能有什么秘诀，不过“认真”二字。韩琳中专毕业时 19 岁，分配到省人民医院烧伤科工作，那时她想考大学，可是要考高等数学，内容涉及微积分等，这可难倒了连高中数学都没学过的她。说来也是和兰州大学的渊源，她请了一位兰州大学数学专业的研究生给她当家教，每周上 2 次课，用 10 周时间把高等数学学了一遍。那时候她主动要求上夜班，当完成了患者的护理工作后，就坐在办公室做练习题，那段时间每天都是这样度过。后来她参加成人高考，满分 150 分的高数考了 135 分，其他科目也取得高分，总分是当年报考华西医学院护理专业的第一名。后来，她在考硕士研究生时，以总分 397 的高分、排名第一的成绩被四川大学华西医学中心录取，这些都是对她“认真”学习最好的肯定与回报。一路走来，学习、生活、工作，她养成了一丝不苟的精神，对自己的人生认真，要么不做，要做就努力做到最好。

她对待自己，从点滴小事到人生大事，皆为“认真”。毛泽东曾说，世界上怕就怕“认真”二字，认真是一种态度，认真了无事不成；认真是一种修为，对人认真，不苟且；认真是一种姿态，做事认真，不敷衍。

人生不过“认真”二字！

创新园地

根据兴趣分组，每组8～10人，制作外伤止血宣传海报，要求图文并茂。指导其他专业同学学会至少一种止血方法（表4－23）。

表4－23　外伤止血宣传活动计划

<table>
<tr><td>专业</td><td colspan="2"></td><td>班级</td><td></td><td>指导教师</td><td></td></tr>
<tr><td rowspan="5">项目成员
（姓名）</td><td colspan="2"></td><td></td><td colspan="2"></td><td></td></tr>
<tr><td colspan="2"></td><td></td><td colspan="2"></td><td></td></tr>
<tr><td colspan="2"></td><td></td><td colspan="2"></td><td></td></tr>
<tr><td colspan="2"></td><td></td><td colspan="2"></td><td></td></tr>
<tr><td colspan="2"></td><td></td><td colspan="2"></td><td></td></tr>
<tr><td colspan="2">海报设计背景</td><td colspan="5"></td></tr>
<tr><td colspan="2">选择此类止血方法的目的</td><td colspan="5"></td></tr>
<tr><td colspan="2">活动策划</td><td colspan="5"></td></tr>
<tr><td colspan="2">制订计划</td><td colspan="5"></td></tr>
<tr><td colspan="2">实施计划</td><td colspan="5"></td></tr>
<tr><td colspan="2">实施报告</td><td colspan="5"></td></tr>
<tr><td colspan="2">总结</td><td colspan="5"></td></tr>
</table>

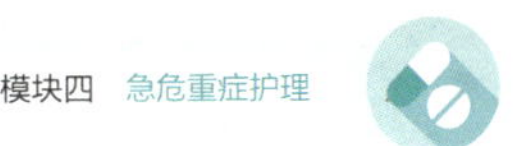

考核标准

外伤止血技术考核标准见表 4-24。

表 4-24 外伤止血技术考核标准（满分 100 分）

班级　　　　　　姓名　　　　　　学号　　　　　　成绩

项目	操作标准	分值	扣分标准	扣分	自评	互评	教师评价
素质要求（5 分）	1.报告姓名、操作项目，语言流畅，仪表大方，轻盈矫健	2	紧张、不自然，语言不流畅	2			
	2.衣、帽、鞋整洁，着装符合要求	3	衣、帽、鞋不整洁	3			
评估要求（20 分）	1.评估环境是否安全并报告	2	未评估	2			
			评估不全	1			
	2.患者评估： （1）评估患者出血部位、性质、出血量、病情、意识状态、合作能力及心理状态； （2）有效和患者及家属沟通，取得配合	8	未评估	8			
			评估不全，每缺 1 项	1			
	3.用物评估： 洗手液、无菌帽子、无菌手套、无菌纱布、无菌持物钳、三角巾、弹力绷带、无菌敷料、止血带、衬垫或棉垫、笔、纸	10	物品准备不全，每缺 1 项	1			
实施步骤（65 分）	1. 急救物品准备齐全	3	与拟采用止血方法所需用物不符	3			
	2. 止血方法选择恰当	5	止血方法选择有误	5			
	3. 敷料选择合适	5	所选敷料不符合止血要求	5			
	4. 无菌原则取敷料	5	违反无菌技术操作规范	5			
	5. 止血有效	10	不戴帽子、手套	2			
			止血操作不熟练	5			
			止血操作程序混乱	8			

续表

项目	操作标准	分值	扣分标准	扣分	自评	互评	教师评价
实施步骤（65 分）	6. 止血有效	10	止血无效	10			
	7. 观察止血效果，肢体血液循环状况和神经功能，判断患者病情变化	10	未评估止血效果	2			
			补救措施有误	5			
			不知如何补救	8			
	8. 观察止血效果，评估肢端血液循环状况和神经功能，判断患者病情变化	10	未评估止血效果	2			
			未评估肢端血液循环与神经功能	5			
			未做评估	10			
	9. 准确记录止血方法、所用敷料的名称及数量、止血时间	5	未做记录	5			
			记录不全	2			
	10. 将垃圾分类处理	2	未做垃圾分类处理	2			
评价质量（10 分）	1. 止血技术熟练，符合操作规程	5	程序错误，动作不规范	5			
	2. 止血有效，患者及家属对服务满意	3	无效止血	3			
	3. 无菌观念强	2	无菌观念不强	2			
总分							

评价反思

外伤止血技术评价与反思见表 4-25。

表 4-25　外伤止血技术评价与反思

小组成员操作观察与记录

续表

自我操作反思

课后练习

止血技术课后练习见表4-26。

表4-26 止血技术课后练习

课程名称	临床护理技能实训	专业		码上刷题
学习任务	模块四 急危重症护理	班级		
学习内容	止血技术	姓名		
1.动脉出血、静脉出血、毛细血管出血的特点及其各自适用的止血方法是什么？				
2.止血带止血法的注意事项有哪些？				

（刚海菊）

二、包扎技术

思政导学

“95后”已经长大，可以保护家人，保护世界

唐鑫元是成都市第三人民医院的一名普通护士。当武汉遭遇新冠肺炎疫情袭击，向医疗部门发出支援的请求时，“95后”的CCU护士唐鑫元主动请缨，并从千余名医护人员中脱颖而出，成为成都市公立医院第一批赴鄂的19名队员之一。年仅24岁的他，是这支队伍里年龄最小的队员。

在毕业成为一名正式的护士之前，唐鑫元一直以“永争第一”的标准要求自己。先后荣获了“四川省优秀大学毕业生”“四川省护理学会科普演讲比赛一等奖”“国家励志奖学金”及校级、市级操作技能大赛一等奖等诸多荣誉，还以第一负责人的身份申请了学院学生自主科研项目3项。他的先进，并不局限于专业知识，还曾先后荣获学院“十佳共青团员”“青春榜样”，“中国大学生自强之星”称号等荣誉。在校期间，更是向党组织提交了入党申请书，经组织考核已成为入党积极分子。

去年底正式投身护理行业后，唐鑫元对于“护理”两个字也是有了更新、更深的认知，“想成为好的护士，不仅要专业好，更是要有责任心和担当。”抱着这样的想法，在本次疫情防控的“战役”中，他成为首批递交请愿书的医务人员之一。

“我让爸妈放心，说去武汉后一定保护好自己。”临行前，唐鑫元将赴鄂抗疫的消息告知了父母。话还没说完，妈妈就在电话那头透露出了巨大的担忧，说他临床经验不足，无法胜任这一艰巨而光荣的任务。“在你们眼中的我还是个‘孩子’，但实际上我已经长大了，我可以保护好你们，也想保护好我爱的这个世界。”唐鑫元态度坚定地说，作为一名医务人员，保护人民生命健康是义不容辞的责任，只要有需要，就应当积极出力，“这是我的使命，更是我的荣幸”。

“你能代表医院去一线，是组织对你的信任，你一定要尽力完成任务。爸爸妈妈有我们照顾，你安心工作就好。”而后，在同为医务人员的哥哥姐姐的解释下，妈妈虽然心里还是有所担忧，但却也从中看到了儿子的成长，并支持他的决定。家人的鼓励和支持，也成了唐鑫元在一线冲锋的无限动力。

（资料来源：搜狐网）

解析：危难之时，最体现一个人的责任与担当。作为一个中国人，我们要勇于担当起社会责任；作为一名医护人员，在祖国需要时，我们挺身而出，别无选择。

教学目标

【知识目标】

1. 能说出包扎的临床意义。

2. 能说出三角巾包扎与绷带包扎的适用范围。

【技能目标】

能够正确根据伤口类型实施包扎技术。

【素质目标】

1. 使学生关爱患者，动作轻柔。
2. 使学生具备良好的沟通技巧，对患者高度负责。

【思政目标】

使学生了解生命的可贵，在急救过程中能够临危不惧。

任务导入

患者王某，男，司机。因车祸致右前臂、右大腿外伤拨打急救中心电话。急诊科医护人员接到电话立即出诊。到现场见患者神志清楚，表情痛苦。查体：脉搏 96 次/分，呼吸 20 次/分，血压 115/70 mmHg；右上臂有 5 cm 皮肤裂口，血流不止，右大腿上段疼痛，畸形，活动受限。诊断：右股骨干骨折，右上臂皮肤裂伤。医嘱：止血、包扎。如果你是急诊科医护人员，应该如何在止血后为该患者包扎？

任务分组

包扎技术任务分组见表 4-27。

表 4-27 包扎技术任务分组

<table>
<tr><td>班级</td><td colspan="2"></td><td>组号</td><td></td><td>指导教师</td><td></td></tr>
<tr><td>组长</td><td colspan="3"></td><td>学号</td><td colspan="2"></td></tr>
<tr><td rowspan="5">组员</td><td>姓名</td><td colspan="2">学号</td><td colspan="2">姓名</td><td>学号</td></tr>
<tr><td></td><td colspan="2"></td><td colspan="2"></td><td></td></tr>
<tr><td></td><td colspan="2"></td><td colspan="2"></td><td></td></tr>
<tr><td></td><td colspan="2"></td><td colspan="2"></td><td></td></tr>
<tr><td></td><td colspan="2"></td><td colspan="2"></td><td></td></tr>
<tr><td>任务分工</td><td colspan="6"></td></tr>
</table>

任务分析

（一）包扎概述

包扎是外伤现场应急处理的重要措施之一，及时正确的包扎，可以达到压迫止血、减少感染、保护伤口、减少疼痛，以及固定敷料和夹板等目的；相反，错误的包扎可导致出血增加、加重感染、造成新的损害、遗留后遗症等不良后果。

（二）包扎的原则

包扎时，要做到快、准、轻、牢。

（1）快，即动作敏捷迅速。

（2）准，即部位准确、严密。

（3）轻，即动作轻柔，不要碰撞伤口。

（4）牢，即包扎牢靠，不可过紧，以免影响血液循环；也不能过松，以免纱布脱落。

（三）包扎的方法及步骤

1.清洁、消毒伤口

（1）清洁伤口前，尽量对患者讲清目的，这样既能取得患者的合作及知情同意，又可以避免患者因害怕或疼痛发生晕厥等意外事故。

（2）如周围皮肤太脏并混有泥土等，应先用清水洗净，然后再用75%乙醇消毒创面周围的皮肤。涂擦乙醇时要由内往外，即由伤口边缘开始，逐渐向周围扩大消毒区，这样越靠近伤口处越清洁。如用碘酒消毒伤口周围皮肤，必须再用乙醇脱碘，避免碘酒灼伤皮肤。

（3）伤口要用棉球蘸生理盐水轻轻擦洗。

（4）清洁伤口时，如有大而易取的异物，可酌情取出；深而小又不易取出的异物切勿勉强取出，以免把细菌带入伤口或增加出血。如果有刺入体腔或血管附近的异物，切不可轻率地拔出，以免损伤血管或内脏，引起危险。

（5）伤口清洁后，可进行包扎。如果是黏膜处小的伤口，可撒上消炎粉，但是大面积创面不要涂撒药物。

（6）大的伤口需要包扎。包扎前，最好垫衬敷料（一般是由纱布块做成），用于止血和吸收伤口分泌物。也可直接用包扎材料包扎。

2.包扎材料及包扎方法

根据伤口的不同部位，选择包扎材料和包扎方法。包扎材料最常用绷带和三角巾，紧急情况下可用干净的布料、手绢代替。

（1）三角巾包扎法。一块边长1 m的正方形棉布，对角剪开就成了两条三角巾。三角巾分顶角、底角、斜边和底边，在顶角上加带子，便于包扎时使用。三角巾应用灵活，包扎面积大，各个部位都可使用。

由三角巾变化而来的“燕尾巾”也很常用，将三角巾的顶角向底边偏左或偏右对折，即成燕尾巾。

（2）绷带包扎法。各种宽度和长度的用纱布卷成的绷带卷，一般长 5 m，绷带可以适应人体的多数部位。家庭也可以用干净的纱布蒸煮 15 min后自制备用。

（四）包扎的注意事项

（1）包扎时动作要迅速准确，不能加重伤员的疼痛、出血和污染伤口。

（2）包扎要松紧适宜，太紧容易影响血液循环，太松会使敷料脱落或松动。

（3）最好用消毒的敷料覆盖伤口，紧急情况可以用清洁的布料。

（4）包扎四肢时，手指、脚趾最好露在外面，方便观察末梢血液循环。

（5）用三角巾包扎时，边要固定，角要拉紧，中心伸展，包扎要贴实，打结要牢固。

（五）三角巾包扎的技术措施

1. 头部帽式包扎法

（1）将三角巾底边折出 2 指宽的边。

（2）正中点平放在前额眉上，顶角向后拉盖住头顶。

（3）然后两底边延两耳上方向后拉至枕部下方，左右交叉压住顶角。

（4）两底边经耳上绕到前额打结。

（5）最后将顶角向上掖入交叉处。

2. 胸部包扎法

（1）将三角巾底边横放于伤侧胸部。

（2）顶角上拉经伤侧肩至背后，把左右两底角拉到背后。

（3）在顶角正下方打结，再和顶角相结。

3. 腹部包扎法

（1）将三角巾顶角朝下，底边横放腹部。

（2）两底角在腰后打结。

（3）将顶角由两腿间拉至腰后与底角打结。

4. 单肩燕尾式包扎法

（1）将三角巾折成夹角约 80°的燕尾巾。

（2）夹角朝上，向后的一角压住向前的一角，放于伤侧肩部。

（3）燕尾底边包绕上肩在腋前打结。

（4）两燕尾角分别经胸和背部拉到对侧腋下打结。

5. 双肩燕尾式包扎法

（1）将三角巾折叠成两燕尾角等大的燕尾巾。

（2）夹角朝上对准颈后正中。

（3）左右两燕尾由前往后包绕肩部到胸下，与燕尾底边打结。

6. 上肢悬吊包扎法

（1）将三角巾铺于伤员胸前，顶角对准肘关节稍外侧。

（2）屈曲前臂并压住三角巾，两底角绕过颈部在颈后打结。

（3）肘部顶角反折用别针扣住。

7. 膝部、肘部包扎法

（1）将三角巾折叠成适当宽度的带式。

（2）将带的中段斜放于膝（肘）伤部，包绕肢体一周打结。

8. 手部包扎法

（1）将三角巾底边横放在腕部下面，手掌向下放在三角巾中央。

（2）再将顶角反折盖住手背，然后将两底角交叉压住顶角。

（3）在腕部绕一周打结，再将顶角折回打结内。

9. 足部包扎法

（1）将三角巾底边横放于踝部后侧，脚底向下放在三角巾中央。

（2）再将顶角反折盖在脚背上，然后将两底角交叉压住顶角。

（3）在踝部绕一周打结，再将顶角折回打结内。

（六）绷带包扎的技术措施

绷带适用于头颈及四肢的包扎，可随部位的不同变换不同的包扎方法。使用适当的拉力，将保护伤口的敷料固定及达到加压止血的目的。因此，绷带有保护伤口、压迫止血、固定敷料和夹板的功能。

1. 环形法

（1）适用于肢体粗细相等部位，如颈部、胸腹部、四肢、手指、脚趾。

（2）小伤口的包扎可用此法。

（3）包扎方法。

①将绷带做环形缠绕，第一圈略斜一点，第二圈与第一圈重叠，将第一圈斜出的一角压于环形圈内，固定更牢靠些。

②从第三圈开始，每一圈都将上一圈压住约 3/4，按同一方向缠绕，到将敷料全部包裹住。

③将绷布剪断，用胶带或别针固定，或剪开带尾成两头打结，或者将绷带反方向再拉出一段，形成一边单层，一边双层，然后打结。

2. 螺旋法

（1）适用于四肢和躯干等处。

（2）包扎方法。从肢体较细部位开始，把绷带向渐粗部位缠绕，每一圈压在上一圈的 1/2 处，然后将绷带尾端固定。

3. 螺旋反折法

（1）适用于四肢的包扎。

（2）包扎方法。将绷带由肢体细端开始缠绕，每绕一圈把绷带反折一下，盖住上一圈的1/3~2/3，然后固定。

4. “8”字形法

（1）多用在肩部、膝部、脚踝（髂、髁）等部位。

（2）包扎方法。先绕两圈固定，然后一圈向上缠绕，再一圈向下，每圈在正面和前一圈相交叉，并压盖前一圈的1/2，然后固定绷带尾端。

（3）注意事项。用“8”字形法包扎手和脚时，手指、脚趾无创伤时应暴露在外，以观察血液循环情况，如水肿、发紫等。

5. 回返法

（1）适用于头和断肢端的包扎。

（2）包扎方法。将绷带多次来回反折。第一圈从中央开始，接着每圈一左一右，直至将伤口全部包住，然后将反折的各端固定。

（3）注意事项。

①此法需要一位助手在反折时按压一下绷带的反折端。

②松紧要适度。

6. 蛇形法

（1）多用在夹板的固定上。

（2）包扎方法。蛇形法先将绷带头压住，然后按每圈与上一圈间隔为一个绷带宽度来缠绕，到末端后再反折缠回来缠第二层，将上一层的空隙盖住，固定。

（七）三角巾包扎程序

1. 头顶帽式包扎

头顶帽式包扎程序见表4－28。

表4－28 头顶帽式包扎程序

步骤	措施	备注
1	患者具有三角巾包扎指征	患者头部受伤
2	通知医生	向患者解释，取得理解与配合
3	用物准备	无菌纱布敷料、三角巾
4	患者取坐位	操作者站在患者身后
5	用无菌纱布敷料覆盖伤口	敷料超过伤口周边至少3 cm
6	将三角巾底边向内折叠成约2横指宽，边缘置于患者前额齐眉处	三角巾顶角正对后正中线
7	三角巾的两底角经两耳上方拉向头后部交叉并压住顶角	交叉部位在枕骨粗隆下方

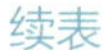

续表

步骤	措施	备注
8	绕回前额齐眉打结	以停止出血为度
9	顶角拉紧，折叠后掖入头后部交叉处内	

2. 上臂包扎

上臂包扎程序见表4-29。

表4-29 上臂包扎程序

步骤	措施	备注
1	患者具有三角巾包扎指征	患者一侧手臂受伤
2	通知医生	向患者解释，取得理解与配合
3	用物准备	无菌纱布敷料、三角巾
4	患者取坐位	操作者站在患者伤肢一侧
5	用无菌纱布敷料覆盖伤口	敷料超过伤口周边至少3 cm
6	将三角巾一侧底角打结，套在伤肢的中指	
7	三角巾的另一底角覆盖同侧肩背部	
8	顶角向上，由外向内用顶角包绕伤肢，用顶角带系好	
9	将伤肢屈曲于胸前，两底角相遇打结	手在健侧锁骨处

3. 单胸固定

单胸固定程序见表4-30。

表4-30 单胸固定程序

步骤	措施	备注
1	患者具有三角巾包扎指征	患者胸部受伤
2	通知医生	向患者解释，取得理解与配合
3	用物准备	无菌纱布敷料、三角巾
4	患者取坐位	操作者面对患者伤肩一侧
5	用无菌纱布敷料覆盖伤口	敷料超过伤口周边至少3 cm
6	将三角巾顶角放在伤侧肩上	

续表

步骤	措施	备注
7	三角巾底边向内折叠两横指，围绕胸部及背部，两底角相遇打结	
8	将三角巾或角带向背后拉紧，与两底角相遇打结	操作者站在患者背后

4.手固定

手固定程序见表4－31。

表4－31　手固定程序

步骤	措施	备注
1	患者具有三角巾包扎指征	患者手部受伤
2	通知医生	向患者解释，取得理解与配合
3	用物准备	无菌纱布敷料、三角巾
4	患者取坐位	操作者站在患者伤肢一侧
5	用无菌纱布敷料覆盖伤口	敷料超过伤口周边至少3 cm
6	将三角巾展开	
7	患者手指尖朝向三角巾顶角	
8	患者伤手平放在三角巾中央	
9	指缝间插入敷料	
10	将三角巾折回覆盖手背	
11	三角巾两底角分别包绕至手背部交叉	
12	在腕部围绕一周后，在手背部打结	

（八）绷带包扎程序

绷带包扎程序见表4－32。

表4－32　绷带包扎程序

步骤	措施	备注
1	患者具有绷带包扎指征	头部、四肢伤口
2	通知医生	向患者解释，取得理解与配合

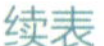

续表

步骤	措施	备注
3	用物准备	纱布、卷轴绷带、胶布、剪刀、伤口消毒液
4	患者取合适体位，保持肢体功能位，暴露包扎部位	操作者站在患者一侧
5	评估受伤情况	
6	对伤口进行清洁消毒处理	清洁消毒范围超过伤口周边 5 cm
7	用无菌纱布敷料覆盖伤口	敷料超过伤口周边至少 3 cm
8	缠绕绷带	根据伤口位置采用环形包扎法、螺旋包扎法、螺旋反折包扎法或者蛇形包扎法
9	伤肢外侧胶布粘贴固定或剪开绷带中部后打结固定	
10	观察伤口情况，观察包扎肢体末梢血运情况	

任务实施

（一）三角巾包扎

【目的】

保护伤口，减少感染，压迫止血，固定骨折，减少疼痛。

【操作程序】

1.评估

（1）患者的受伤部位。

（2）患者伤口情况。

（3）患者全身情况。

2.计划

（1）护士准备：着装整洁，戴帽子、口罩。

（2）用物准备：洗手液、手套、生理盐水、3%过氧化氢消毒液、棉签、消毒液、无菌纱布或敷料、三角巾。

（3）环境准备：整洁、宽敞、干燥、安全，温湿度适宜。

3.实施

（1）头部包扎。适用于头部外伤止血处理后较大创面，不便绷带包扎或现场没有绷带。

①普通头部包扎：先将三角巾底边折叠，把三角巾底边放于前额拉到脑后，相交后先打一半结，再绕至前额打结（图 4－32）。

②风帽式头部包扎：将三角巾顶角和底边中央各打一结成风帽状。顶角放于额前，底边结

放在后脑勺下方，包住头部，两角往面部拉紧向外反折包绕下颌（图 4－33）。

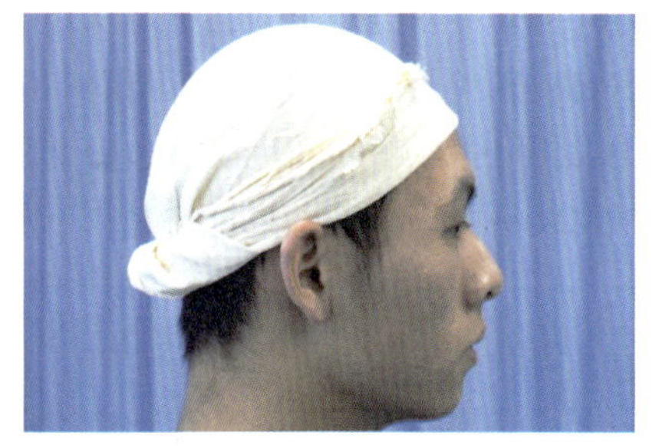

图 4－32 普通头部包扎

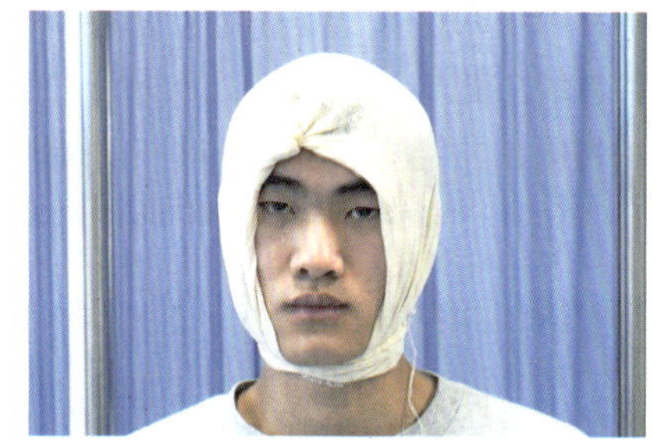

图 4－33 风帽式头部包扎

③单侧面部包扎：将三角巾对折双层，一手将顶角压在伤员健侧眉上，另一手将底边的一半经耳上绕到头后，用底角与顶角打结，然后将底边的另一半反折向下包盖面部，并绕颌下用底角与顶角在耳上打结（图 4－34）。

④脑组织膨出包扎：遇有脑组织从伤口膨出，不可压迫包扎，要先用大块消毒湿纱布盖好，然后再用纱布卷成保护圈，套住膨出的脑组织，再用三角巾包扎（图 4－35）。

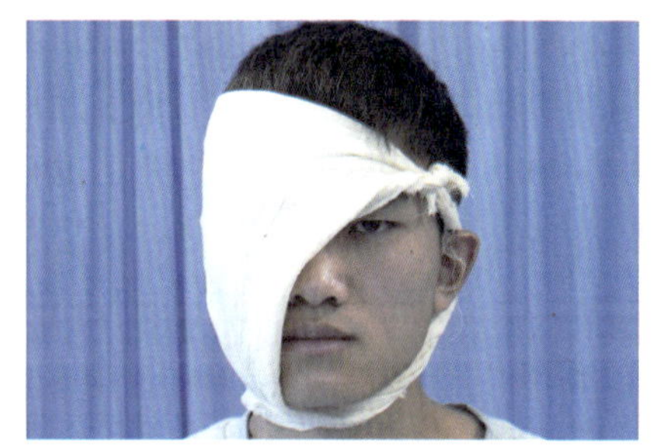

图 4－34 单侧面部包扎

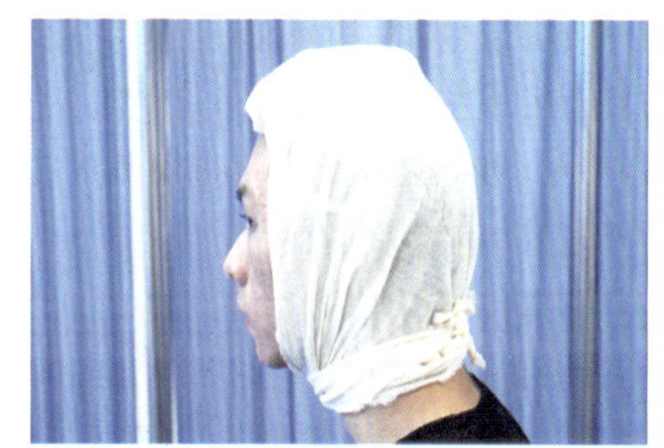

图 4－35 脑组织膨出包扎

⑤头顶下颌包扎：将三角巾折成 3 指宽带形，留出系带一端从颈后包住下颌部，与另一端在颊侧面交叉反折，转回颌下，再伸向头顶部在两耳交叉打结固定（图 4－36）。

⑥面具式包扎：用于广泛的面部损伤或烧伤。方法是将三角巾的顶部打结后套在下颌部，罩住面部及头部后拉到枕后，将底边两端交叉拉紧后到额部打结，然后在口、鼻、眼部剪孔、开窗（图 4－37）。

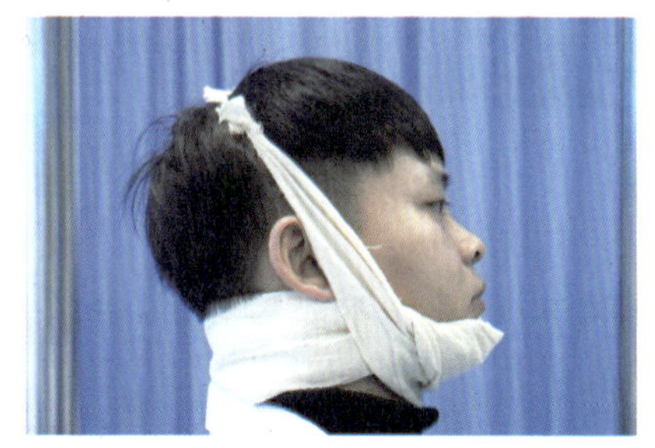

图 4－36 头顶下颌包扎

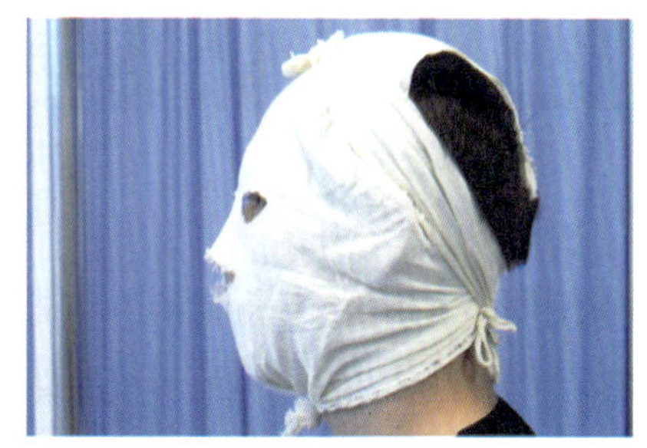

图 4－37 面具式包扎

⑦单眼包扎：将三角巾折成四指宽的带状巾，以 2/3 向下斜放在伤眼上，将下侧较长的一端经枕后绕到额前压住上侧较短的一端后，长端继续沿着额部向后绕至健侧颞部，短端反折环

绕枕部至健侧颞部与长端打结（图 4-38）。

⑧双眼包扎：将三角巾折成四指宽的带状巾，将中央部盖在一侧伤眼上，下端从耳下绕到枕后，再经对侧耳上至眉间上方压住上端，继续绕过头部到对侧耳前，将上端反折斜向下，盖住另一伤眼，再绕耳下与另一端在对侧耳上或枕后打结（图 4-39），也可用带状巾做交叉法包扎。双眼包扎法还可用三角巾折叠成四指宽的带状巾横向绕头两周，于一侧打结。

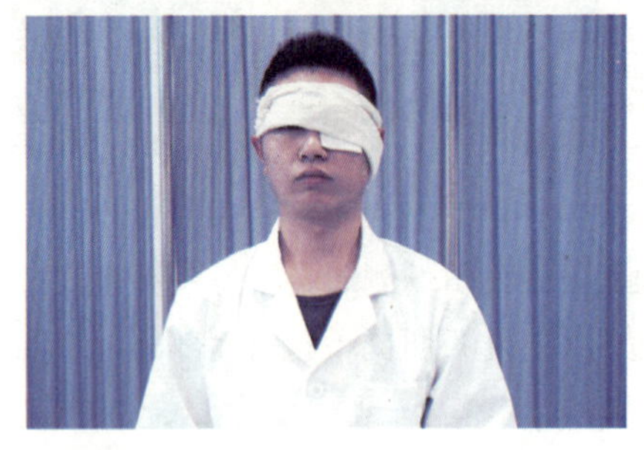
图 4-38　单眼包扎

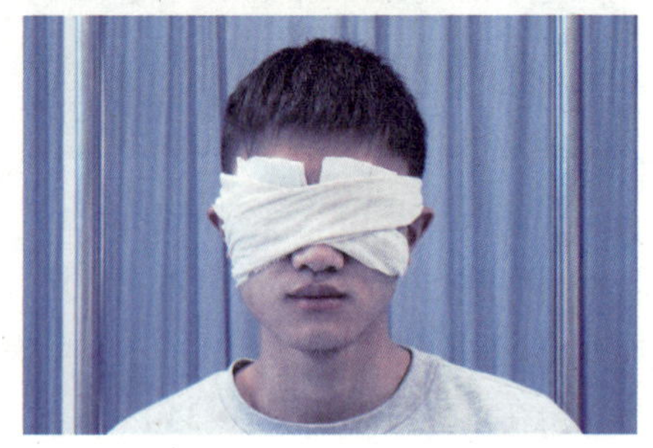
图 4-39　双眼包扎

（2）胸腹部包扎。

①一侧胸部包扎：如果伤在右胸，就将三角巾的顶角放在右肩上，然后把左右底角从两腋窝拉过到背后（左边要长一些）打结，再把顶角拉过肩部与双底角结系在一起，或利用顶角小带与其打结。如果是左胸，就把顶角放在左肩上（图 4-40）。使用在左背和右背上也和胸部一样，不过其结应打在胸前。

②全胸部包扎：用一个大三角巾的顶角在中间直向剪开 25~30cm，分别放在颈部左右两边，然后把底边的左右两角在背后打一半结，再把本结两角上提和顶角撕开的两头相结（图 4-41）。

③腹部包扎：把三角巾横放在腹部，将顶角朝下，底边置于脐部，拉紧底角至围绕到腰后打结，顶角经会阴拉至臀部上方，用底角余头打结（图 4-42）。此法也可包扎臀部，不同的是顶角和左右两底角在腹部打结。

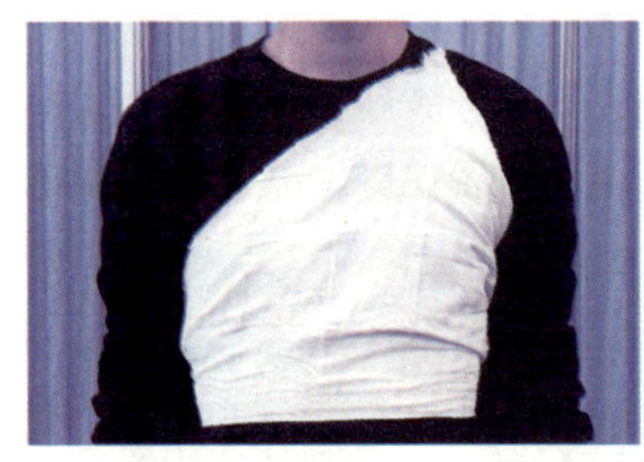
图 4-40　一侧胸部包扎法

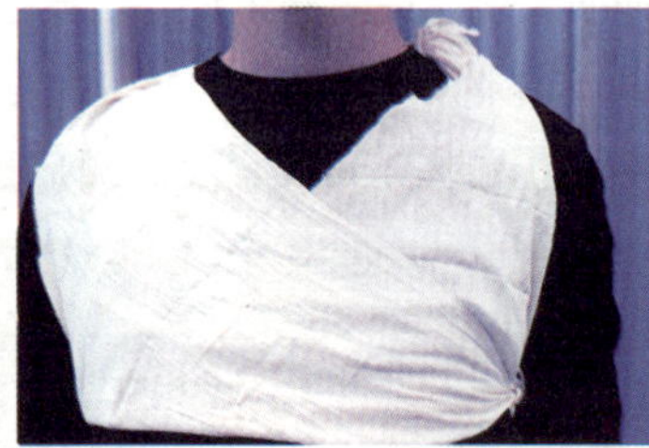
图 4-41　全胸部包扎法

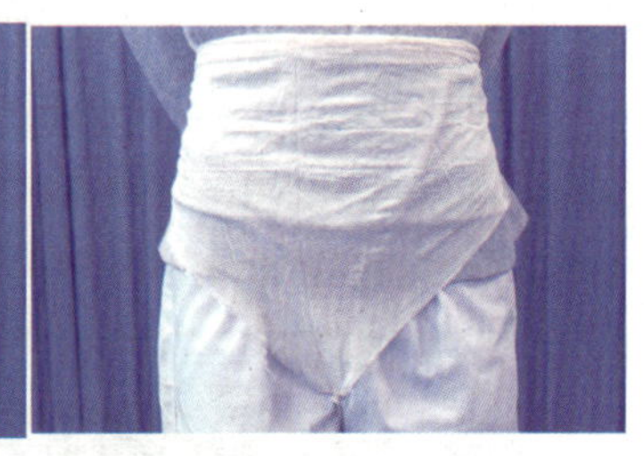
图 4-42　腹部包扎法

（3）臀部、四肢包扎。

①单侧臀部包扎：将三角巾置于大腿外侧，中间对着大腿根部，将顶角系带围绕缠扎，然后将下边角翻上拉至健侧髂嵴部与前角打结（图 4-43）。

②大腿根部包扎：把三角巾的顶角和底边中部（稍偏于一端）折叠起来，以折叠缘包扎大腿根部，在大腿内侧打结。两底角向上，一前一后，后角比前角要长，分别拉向对侧，在对侧髂骨上缘打结（图 4-44）。

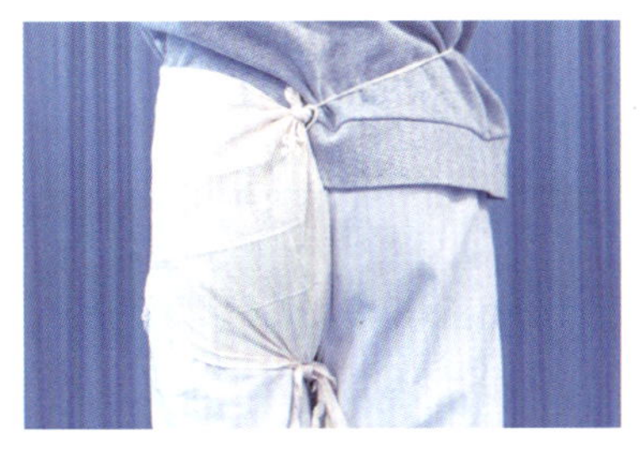
图 4-43 单侧臀部包扎

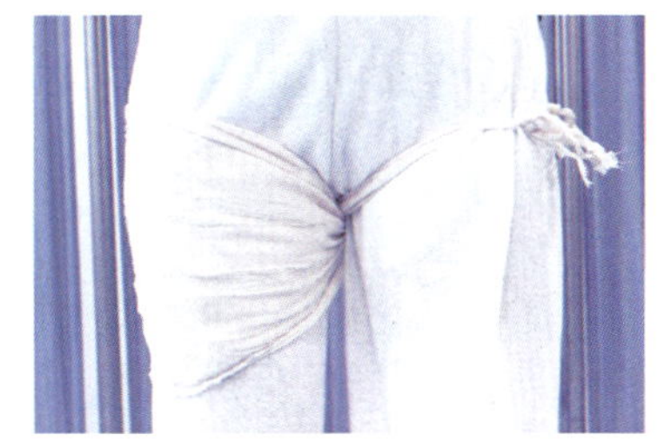
图 4-44 大腿根部包扎

③膝部包扎：根据伤情把三角巾折成适当宽度的带状巾，将带状巾的中段斜放在伤部，其两端分别压住上下两边，两端于膝后交叉，一端向上，另一端向下，环绕包扎，在膝后打结，呈“8”字形（图 4-45）。

④小腿及以下部位包扎：脚朝向三角巾底边，把脚放进底角底边一侧，提起顶角与较长一侧的底角交叉包裹，在小腿打结，再将另一底角折到足背，绕脚腕与底边打结（图 4-46）。

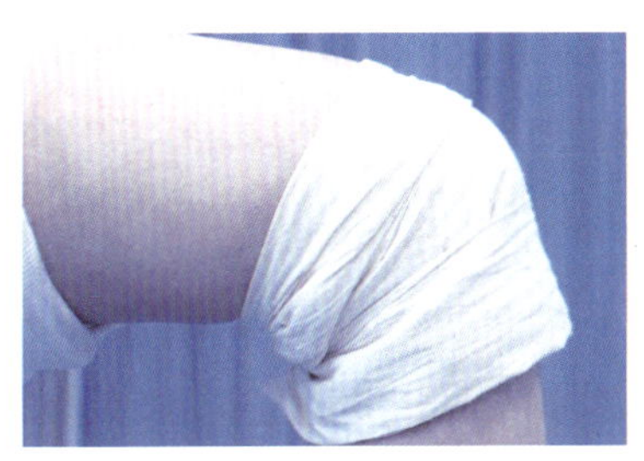
图 4-45 膝部包扎

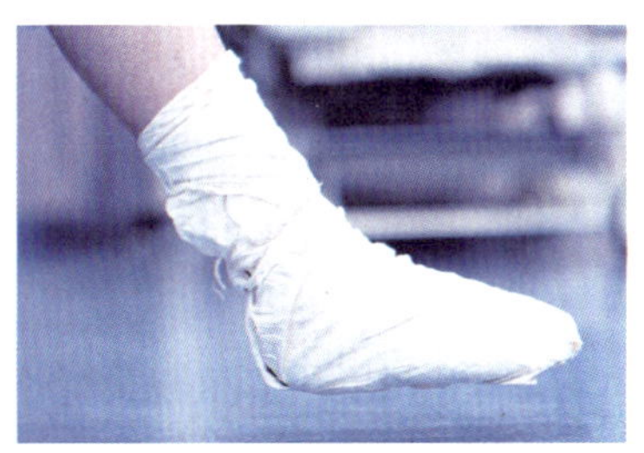
图 4-46 小腿及以下部位包扎

⑤肩部包扎：先把三角巾的中央放于肩部，顶角向颈部，底边折二横指宽横放在上臂上部，两端绕上臂在外侧打结，然后把顶角拉紧经背后绕过对侧腋下拉向伤侧腋下，借助系带与两底角打结（图 4-47）。

⑥上肢悬吊包扎：将三角巾铺于伤员胸前，顶角对准肘关节稍外侧，屈曲前臂并压住三角巾，两底角绕过颈部在颈后打结，肘部顶角反折用别针扣住（图 4-48）。

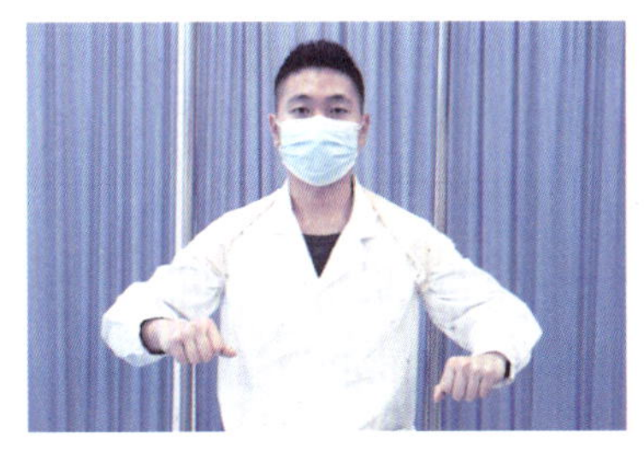
图 4-47 肩部包扎

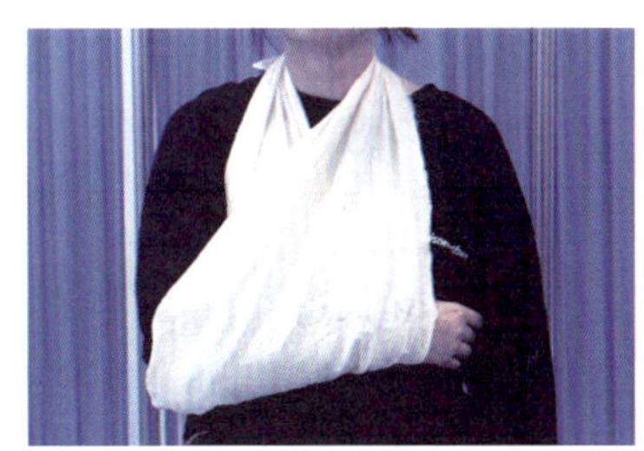
图 4-48 上肢悬吊包扎

⑦前臂及上臂包扎：此法用于上肢大面积损伤，如烧伤等。将三角巾一底角打结后套在伤手上，结留余头稍长些备用；另一底角沿手臂后侧拉到对侧肩上，顶角包裹伤肢，前臂曲至胸前，拉紧两底角打结，并起到悬吊作用（图 4-49）。

⑧手部包扎：将伤手平放在三角巾中央，手指指向顶角，底边横于腕部，再把顶角折回拉到手背上面，然后把左右两底角在手掌或手背交叉地向上拉到手腕的左右两侧缠绕打结（图4-50）。

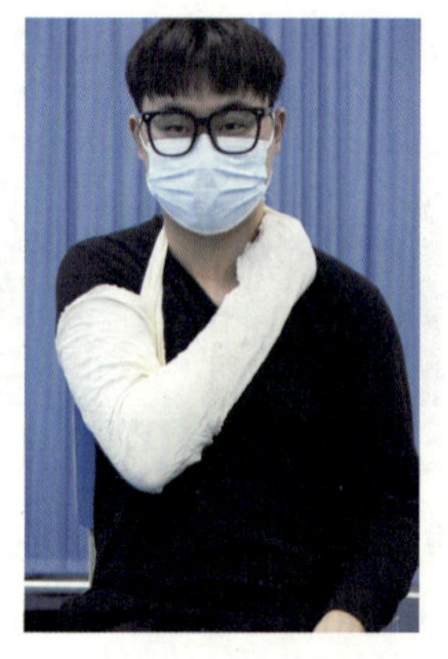

图 4-49　前臂及上臂包扎

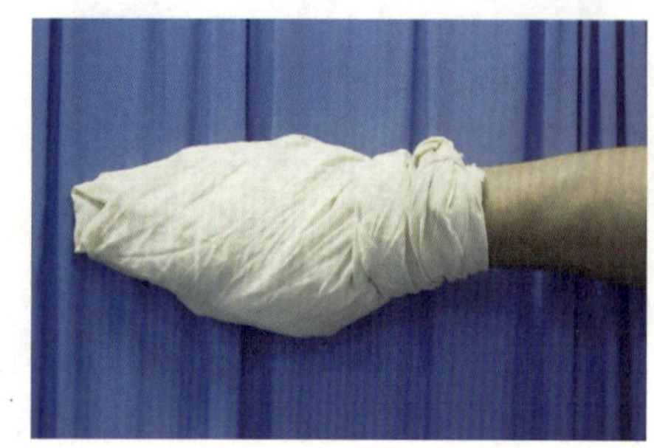

图 4-50　手部包扎

4.评价

（1）包扎方法正确，松紧适宜。

（2）动作熟练轻柔，关爱患者。

（二）绷带包扎法

【目的】

（1）保护术区和创部，防止继发感染，避免再度受损。

（2）止血并防止或减轻水肿。

（3）防止或减轻骨折错位。

（4）保温、止痛。

（5）固定敷料。

【操作程序】

1.评估

（1）患者的受伤部位。

（2）患者伤口情况。

（3）患者全身情况。

2.计划

（1）护士准备：着装整洁，戴帽子、口罩。

（2）用物准备：洗手液、手套、生理盐水、3%过氧化氢消毒液、棉签、消毒液、无菌纱布或敷料、绷带、剪刀、胶布。

（3）环境准备：整洁、宽敞、干燥、安全，温湿度适宜。

3.实施

（1）绷带基本包扎法。

①环形法（也叫环绕法）：把绷带做环形重叠缠绕。多用在胸、腹部和粗细相等的部位。各种不同的绷带的开始和终了都用这种缠法。要使绷带牢固，环行包扎的第一圈可以稍斜缠绕，第二、三圈用环行，并把斜出圈外的绷带的一角折回圈里，再重叠缠绕，防止滑脱（图 4-51）。

②螺旋法：把绷带逐渐上缠，每圈盖住前圈的1/3~1/2，成螺旋形，用在粗细相差不大的部位（图4-52）。如粗细相差较大时，可做反折包扎，并把反折排在一条线上，呈“人”字形。

③“8”字形法：在弯曲关节的上下方，把绷带由下而上，呈“8”字形来回地缠绕（图4-53）。

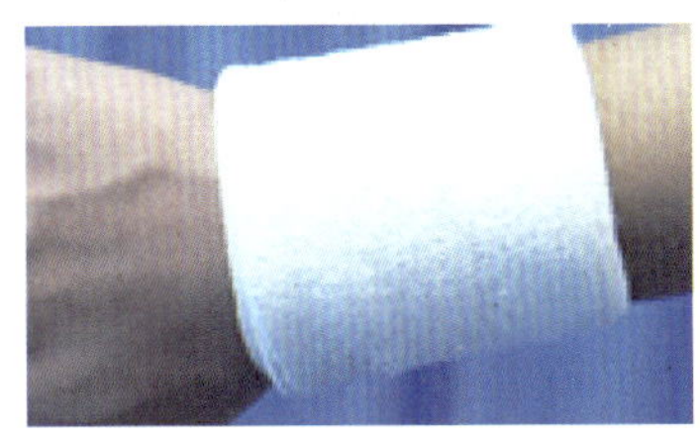
图4-51　环形包扎法

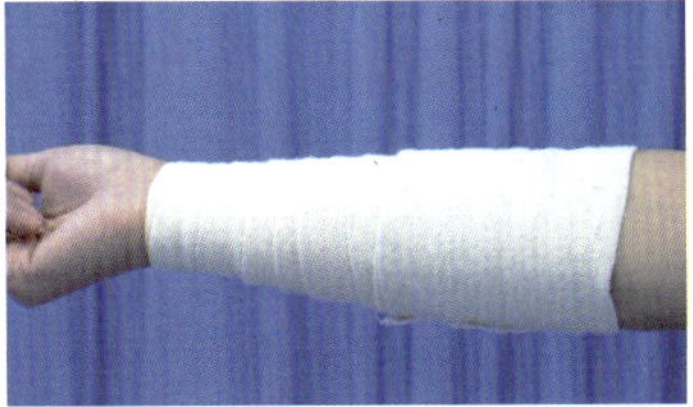
图4-52　螺旋形包扎法

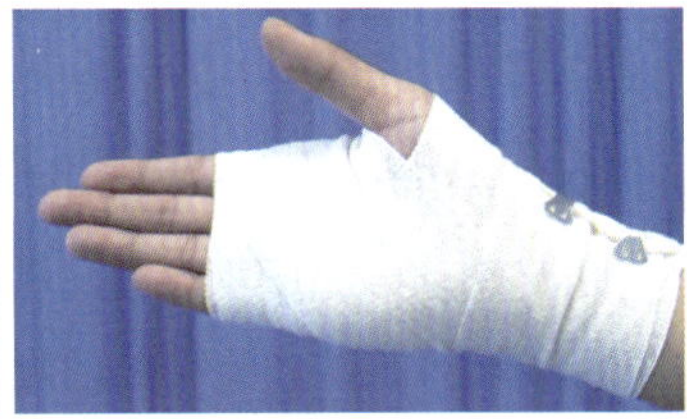
图4-53　“8”字形包扎法

（2）全身各部位绷带包扎法。

①头顶部包扎法：风帽式绷带，先将一条长约0.5 m的绷带放在头上，两端经两耳前方下垂由助手拉住固定。另一绷带绕头一圈。当绷带缠绕到右侧轴带时，绷带绕过轴带经前额上部到左侧轴带，绕过左侧轴带再转向后头部，然后再转向右头部到右侧轴带，再绕过轴带与第二道绷带并行并压盖呈屋瓦状。反复缠扎直到把头发全部盖住为止。最后将绕头绷带绕几圈后固定。风帽式绷带固定性好，伤员运送途中或烦躁不安的伤员均宜选用（图4-54）。

②下颌包扎法：从一侧枕部开始，经枕骨粗隆下方，斜向对侧耳后绕到头顶，再经头顶部到起始部，继续经颈后到下颌部，再到颈后呈“8”字形环绕。如此反复缠绕在下颌部妥善固定（图4-55）。

③肘部“8”字形包扎法：于肘上环绕，斜经肘前向下。环绕肘下部，然后斜经肘内侧及肘后至开始处。如此反复包扎，直至肘内侧均被包盖，最后于开始处环绕打结（图4-56）。

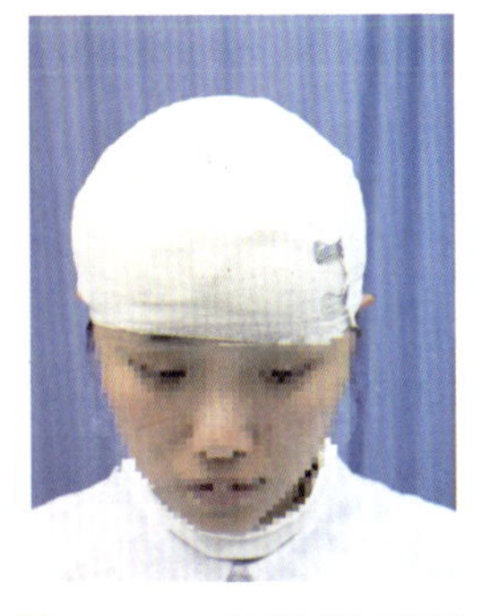
图4-54　头顶部包扎法

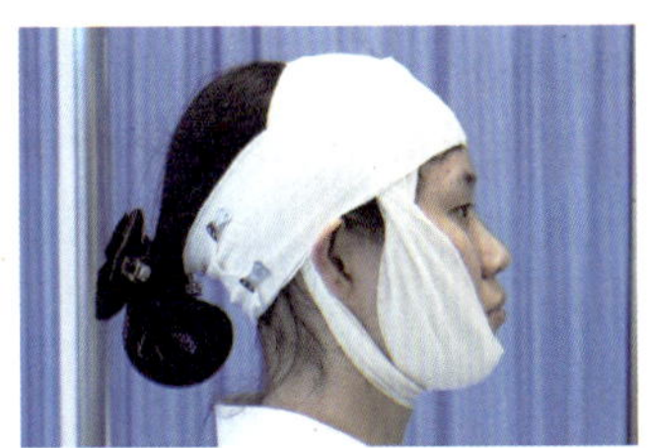
图4-55　下颌包扎法

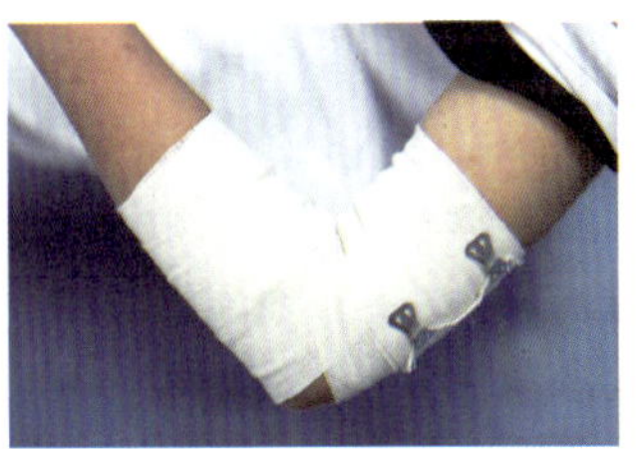
图4-56　肘部“8”字形包扎法

④手部包扎法。

a.半手套式包扎法：先在指部环绕，从小指侧经手背向拇指根部、向掌面绕至背侧，再绕经食指基部，绕到小指侧，如此反复缠绕，每圈覆盖前一圈的1/3~1/2。然后经手背至腕，环绕腕部，在腕部打结（图4-57）。

b.拇指包扎法：先于腕部环绕，经手腕掌侧、拇指桡侧，至手背虎口处，斜绕向拇指端，再经手背至腕，绕经拇指桡侧至拇指。如此反复包扎，直至覆盖完全，最后在腕部打结（图4-58）。

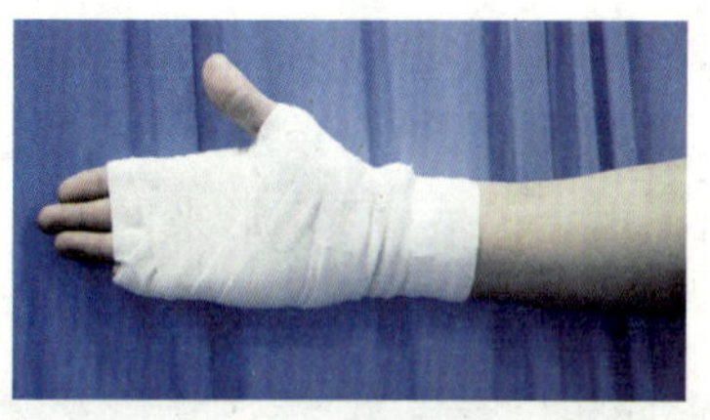
图 4-57　半手套式包扎法

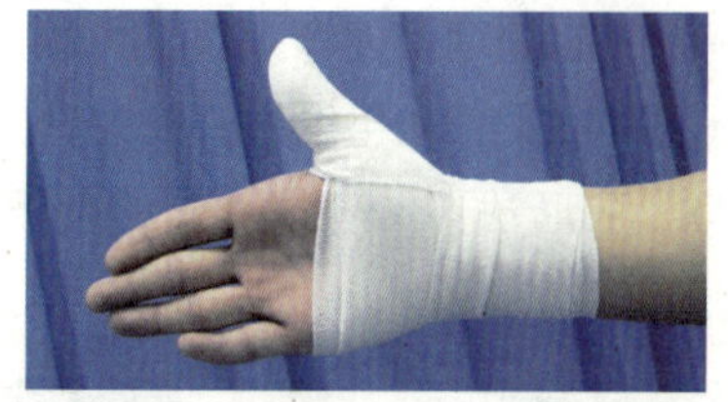
图 4-58　拇指包扎法

⑤足部包扎法：先于踝部环绕 2~3 周，再经足背至拇趾基部，然后环绕足趾基部，斜经足背至开始处。如此反复包扎，覆盖足背与足弓。最后于踝部打结（图 4-59）。

⑥残端包扎法：于残端近侧关节下方用绷带环绕数周后，先以螺旋缠绕法固定包扎残端的敷料，再于关节下侧环绕一圈。然后将绷带反折由近端到远端，再由远端到近端成扇形，如此反复包扎，直至将残端完全覆盖打结（图 4-60）。

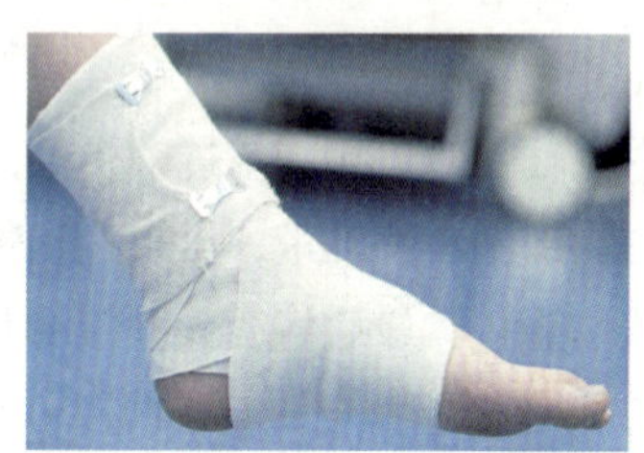
图 4-59　足部包扎法

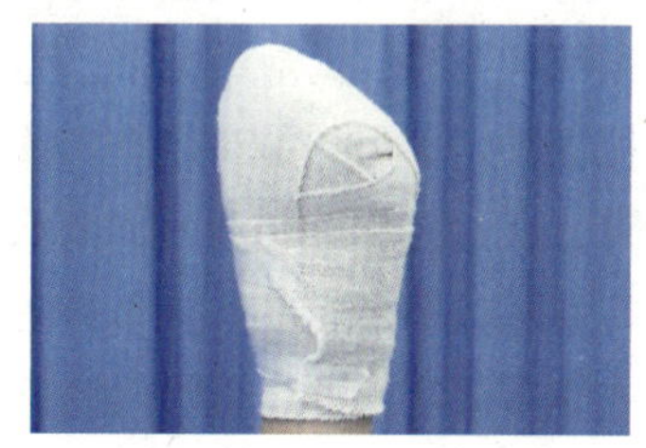
图 4-60　残端包扎法

4. 评价

（1）包扎方法正确，松紧适宜。

（2）动作熟练轻柔，关爱患者。

知识拓展

百岁护士用真情挚爱呵护生命

“作为一名护士，要真正爱你的病人，真正爱生命，要用你自己的心灵去爱……”台上，一位银发老人，身着洁白护士服，目光慈祥，说话慢声细语，娓娓动听，宛如春风拂面；台下，一群年轻学生，凝神屏息，大气都不敢出，生怕漏听一句话……这一幕发生在 2020 年 6 月 4 日的金华职业技术学院医学院。台上讲授的“女神”叫陆月林，现年 100 岁。自 1975 年退休后，她持续教学，奉献至今。

“护理是一门爱的学问，要设身处地考虑病人的需要”

1938 年，陆月林考入上海协和高级护士职业学校护士专业。在学校的三年半时间里，陆月林几乎天天提醒自己“多学习、学扎实点”。在校期间，她扎实的护理基础知识和熟练的操作技术，深得各科老师的赞赏。毕业后不久，她便留校任教。

“护理是一门爱的学问，要设身处地地考虑病人的需要。年轻人不要怕苦，要充满爱心，多做一点，多奉献一点。”这是陆奶奶常常挂在嘴边的一句话。

“好护士的标准很简单，就是要用心真正爱你的病人”

她曾经承诺：每年照顾一位偏瘫孤寡的老人。在 92 岁高龄时，陆月林仍然每天早上

6：30就去赶公交车到学校，在完成一天繁忙的工作后，立即赶往一名叫楼翠娟的偏瘫孤寡老人家中，为她擦身、换药、清洗、按摩。楼翠娟的溃疡面积大，每次都需要清理两个多小时，陆月林一直要忙到下午6点多才能回家。无论刮风下雨，这样的生活节奏都从未间断。

数十年来，每逢双休日，陆月林经常拎着热水，带着扫把、抹布，带学生志愿者们到养老院、福利院去，言传身教如何护理老人和孩子：洗脚、剪指甲、洗头、洗衣、晒被子、搞卫生。

如今，百岁高龄的陆月林，只要身体允许，还会到养老院、孤寡老人家里服务。每次请她讲课，她都认真地戴上护士帽，穿上白大褂。

“我希望在余生，能一直从事护理事业，快乐生活，快乐工作，快乐奉献”

“当一名好护士，必须终身学习。”这是陆月林对自己一生的要求。

多年来，陆月林舍不得订牛奶，却订了5份护理学杂志，还自费给每个科室订阅《护士进修杂志》；科室里的老师参加学术会议带回的材料，她总要借来学习。医学发展迅速，陆月林从未懈怠。碰到不熟悉的知识时，陆月林立刻自学，她的学科知识更新速度很快，常常让年轻人自叹不如。护士们写好的论文让她帮忙修改，根本不用请、不用求，只要放在她办公桌的抽屉里就行。几十年来，经过她修改的论文已有上千篇。

实干忘我，成就不凡

陆月林退休后，仍继续为社会贡献力量，将80余载光阴献身护理事业，帮助许多人恢复了健康，这种持之以恒的奉献情怀值得所有人学习。只有热爱、忘我、坚持不懈，才能在一个行业中做出一番成绩。完成伟大事业不在于体力，而在于坚韧不拔的毅力。陆月林正是用自己的坚持，在平凡中造就了伟大。

（资料来源：人民网）

创新园地

根据兴趣分组，每组8~10人，选择一种包扎用品进行研究。通过查阅收集资料，对现有的三角巾、绷带进行改良（或发明新的包扎用品），使之操作更方便。通过反复穿戴与讨论，说出现有产品的缺点，并提出改良计划（表4－33）。

表4－33 包扎用品创新研究

专业		班级		指导教师	
项目成员（姓名）					

续表

产品设计背景	
产品优缺点对比	
产品设计原理	
产品设计创新点	
产品实施计划	
产品测试报告	
总结	

考核标准

三角巾和绷带包扎技术考核标准分别见表 4-34 和表 4-35。

表 4-34　三角巾包扎技术考核标准（满分 100 分）

班级　　　　　　　　姓名　　　　　　　　学号　　　　　　　　成绩

项目	操作标准	分值	扣分标准	扣分	自评	互评	教师评价
素质要求（5 分）	1.报告姓名、操作项目，语言流畅，仪表大方，轻盈矫健	2	紧张、不自然，语言不流畅	2			
	2.衣、帽、鞋整洁，着装符合要求	3	衣、帽、鞋不整洁	3			

续表

<table>
<tr><th>项目</th><th>操作标准</th><th>分值</th><th>扣分标准</th><th>扣分</th><th>自评</th><th>互评</th><th>教师评价</th></tr>
<tr><td rowspan="6">评估要求（20分）</td><td rowspan="2">1.评估环境是否安全并报告</td><td rowspan="2">2</td><td>未评估</td><td>2</td><td rowspan="2"></td><td rowspan="2"></td><td rowspan="2"></td></tr>
<tr><td>评估不全</td><td>1</td></tr>
<tr><td rowspan="3">2.患者评估：
（1）核对患者，正确评估患者受伤部位、局部情况、全身情况、合作能力及心理状态；
（2）有效和患者及家属沟通，取得配合</td><td rowspan="3">10</td><td>未核对患者</td><td>5</td><td rowspan="3"></td><td rowspan="3"></td><td rowspan="3"></td></tr>
<tr><td>未评估</td><td>5</td></tr>
<tr><td>评估不全，每缺1项</td><td>1</td></tr>
<tr><td>3.用物评估：药品、敷料、医用三角巾数个、衬垫或棉垫</td><td>8</td><td>物品准备不全，每缺1项</td><td>2</td><td></td><td></td><td></td></tr>
<tr><td rowspan="13">实施步骤（65分）</td><td>1.确定需要包扎的位置</td><td>5</td><td>未确定需要包扎位置</td><td>5</td><td></td><td></td><td></td></tr>
<tr><td>2.协助患者松衣，取合适体位，暴露包扎部位</td><td>5</td><td>未协助患者取合适体位</td><td>5</td><td></td><td></td><td></td></tr>
<tr><td rowspan="3">3.清洁伤口，分别用3%过氧化氢消毒液和生理盐水清洗2次，顺序不能颠倒，每次冲洗量大于100 mL。消毒时至少3根棉签由内向外擦拭2次，范围大于伤口5 cm以上，根据伤口情况敷药，或将棉垫、纱布块覆盖伤口</td><td rowspan="3">20</td><td>清洁伤口操作错误</td><td>8</td><td rowspan="3"></td><td rowspan="3"></td><td rowspan="3"></td></tr>
<tr><td>消毒范围、顺序不正确</td><td>6</td></tr>
<tr><td>伤口包扎操作不正确</td><td>6</td></tr>
<tr><td rowspan="2">4.三角巾包扎手法迅速、正确（包扎点正确，打结处避开伤口或较易引起压疮的部位）</td><td rowspan="2">15</td><td>包扎手法不正确</td><td>10</td><td rowspan="2"></td><td rowspan="2"></td><td rowspan="2"></td></tr>
<tr><td>打结没有避开伤口或易引起压疮处</td><td>5</td></tr>
<tr><td>5.松紧适宜，平整</td><td>5</td><td>松紧不适宜</td><td>5</td><td></td><td></td><td></td></tr>
<tr><td>6.固定：胶布粘贴固定或者打结固定，注意避开伤口</td><td>5</td><td>未做固定扣</td><td>5</td><td></td><td></td><td></td></tr>
<tr><td rowspan="2">7.观察询问患者，肢体是否在功能位，是否有不适</td><td rowspan="2">5</td><td>无询问交流</td><td>2</td><td rowspan="2"></td><td rowspan="2"></td><td rowspan="2"></td></tr>
<tr><td>肢体未在功能位</td><td>3</td></tr>
<tr><td rowspan="2">8.健康宣教：指导患者观察血运情况，过紧及时报告</td><td rowspan="2">5</td><td>无健康宣教</td><td>3</td><td rowspan="2"></td><td rowspan="2"></td><td rowspan="2"></td></tr>
<tr><td>交代重点不清晰</td><td>2</td></tr>
<tr><td rowspan="4">评价质量（10分）</td><td>1.技术熟练，符合操作规程</td><td>5</td><td>程序错误，动作不规范</td><td>5</td><td></td><td></td><td></td></tr>
<tr><td rowspan="2">2.动作轻柔，准确，避免造成损伤</td><td rowspan="2">3</td><td>动作粗暴</td><td>2</td><td rowspan="2"></td><td rowspan="2"></td><td rowspan="2"></td></tr>
<tr><td>给患者造成二次损伤</td><td>3</td></tr>
<tr><td>3.体贴患者，有急救意识</td><td>2</td><td>无急救意识</td><td>2</td><td></td><td></td><td></td></tr>
<tr><td colspan="5">总分</td><td></td><td></td><td></td></tr>
</table>

表 4-35　绷带包扎技术考核标准（满分 100 分）

班级　　　　　　　　姓名　　　　　　　　学号　　　　　　　　成绩

项目	操作标准	分值	扣分标准	扣分	自评	互评	教师评价
素质要求（5 分）	1.报告姓名、操作项目，语言流畅，仪表大方，轻盈矫健	2	紧张、不自然，语言不流畅	1			
	2.衣、帽、鞋整洁，着装符合要求	3	衣、帽、鞋不整洁	1			
评估要求（20 分）	1.评估环境是否安全并报告	2	未评估	2			
			评估不全	1			
	2.患者评估： （1）核对患者，正确评估患者受伤部位、局部情况、全身情况、合作能力及心理状态； （2）有效和患者及家属沟通，取得配合	10	未核对患者	5			
			未评估	5			
			评估不全，每缺 1 项	1			
	3.用物评估：药品、敷料、医用三角巾数个、衬垫或棉垫	8	物品准备不全，每缺 1 项	2			
实施步骤（65 分）	1.确定需要包扎的位置	5	对包扎部位无评估	5			
	2.选择合适宽度的绷带	5	绷带宽度不合适	5			
	3.协助患者松衣，取合适的体位，暴露包扎部位	5	未协助患者取合适体位	5			
	4.清洁伤口，分别用 3% 过氧化氢消毒液和生理盐水清洗 2 次（顺序不能颠倒），每次冲洗量 > 100 mL。消毒时至少 3 根棉签由内向外擦拭 2 次，范围大于伤口 5 cm 以上，根据伤口情况敷药，或将棉垫、纱布块覆盖伤口	15	清洁伤口操作不正确	5			
			消毒范围、顺序不正确	5			
			伤口包扎不正确	5			
	5.用绷带加压包扎，压力均匀，范围超出伤口 3 cm，手法正确（关节处用“8”字形包扎法、粗细变化不大时用螺旋包扎法、粗细变化大时用螺旋反折包扎法）	15	绷带包扎范围不正确	5			
			包扎手法不正确	10			
	6.包扎松紧适宜，平整	5	松紧不适宜	5			
	7.固定：胶布粘贴固定或者剪开绷带中部固定，注意避开伤口	5	未做固定扣	5			

续表

项目	操作标准	分值	扣分标准	扣分	自评	互评	教师评价
实施步骤（65分）	8.观察询问患者，肢体是否在功能位，是否有不适	5	无询问交流	2			
			肢体未在功能位	3			
	9.健康宣教：指导患者观察血运情况，过紧及时报告	5	无健康宣教	3			
			交代重点不清晰	2			
评价质量（10分）	1.技术熟练，符合操作规程	5	程序错误，动作不规范	5			
	2.动作轻柔，准确，避免造成损伤	3	动作粗暴	2			
			给患者造成二次损伤	3			
	3.体贴患者，有急救意识	2	无急救意识	2			
总分							

评价反思

包扎技术评价与反思见表4-36。

表4-36 包扎技术评价与反思

小组成员操作观察与记录
自我操作反思

课后练习

包扎技术课后练习见表4-37。

表4-37 包扎技术课后练习

课程名称	临床护理技能实训	专业		码上刷题
学习任务	模块四 急危重症护理	班级		
学习内容	包扎技术	姓名		
1.简述腹腔内脏脱出的包扎方法。 2.简述异物刺入体内的包扎方法。				

（刚海菊）

参考文献

[1] 周春美，陈焕芬.基础护理技术[M].2 版.北京：人民卫生出版社，2019.

[2] 张连辉，邓翠珍.基础护理学[M].4 版.北京：人民卫生出版社，2019.

[3] 李小寒，尚少梅.基础护理学[M].6 版.北京：人民卫生出版社，2017.

[4] 姜安丽，钱晓路.新编护理学基础[M].3 版.北京：人民卫生出版社，2018.

[5] 全国护士职业资格考试用书编写专家委员会.2019 年全国护士执业资格考试指导[M].北京：人民卫生出版社，2018.

[6] 全国护士职业资格考试用书编写专家委员会.2020 年全国护士执业资格考试指导[M].北京：人民卫生出版社，2019.

[7] 全国护士职业资格考试用书编写专家委员会.2021 年全国护士执业资格考试指导[M].北京：人民卫生出版社，2020.

[8] 全国护士职业资格考试用书编写专家委员会.2022 年全国护士执业资格考试指导[M].北京：人民卫生出版社，2021.

[9] 罗先武，王冉.2022 全国护士执业资格考试轻松过[M].北京：人民卫生出版社，2021.

[10] 罗先武，王冉.2021 全国护士执业资格考试轻松过[M].北京：人民卫生出版社，2020.

[11] 季诚，罗仕蓉.基础护理技术[M].4 版.北京：科学出版社，2016.